HANDBUCH DER NEUROLOGIE

BEGRÜNDET VON

M. LEWANDOWSKY

ERGÄNZUNGSBAND

BEARBEITET VON

K. BIRNBAUM-BERLIN · O. BUMKE-MÜNCHEN · O. FOERSTER-BRESLAU
M. GOERKE-BRESLAU · F. KEHRER-MÜNSTER I. W. · F. KRAMER BERLIN
F. LANGE-BRESLAU · G. LENZ-BRESLAU · B. PFEIFER-HALLE A. S.
E. REDLICH-WIEN · G. STERTZ-KIEL

HERAUSGEGEBEN VON

O. BUMKE UND O. FOERSTER

ZWEITER TEIL

1. ABSCHNITT

MIT 92 ZUM TEIL FARBIGEN ABBILDUNGEN

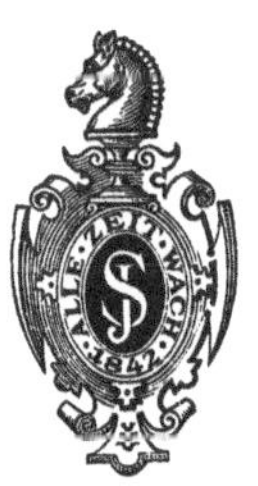

BERLIN
VERLAG VON JULIUS SPRINGER
1928

Inhaltsverzeichnis.

Seite

Spezielle Anatomie und Physiologie der peripheren Nerven. Von Professor
Dr. O. FOERSTER-Breslau 785

ISBN 978-3-642-50475-4   ISBN 978-3-642-50784-7 (eBook)
DOI 10.1007/978-3-642-50784-7

Spezielle Anatomie und Physiologie der peripheren Nerven[1].

Von

O. Foerster - Breslau.

Mit 92 Abbildungen.

I. Anormale motorische Innervationen und motorische Nervenanastomosen.

Die deskriptive Anatomie der peripheren Nerven stellte vor dem Kriege ein scheinbar abgeschlossenes Kapitel dar; es galt für jeden peripheren Nerven als fast dogmatisch feststehend, welche einzelnen Muskeln von ihm innerviert werden; die zahlreichen Hinweise, welche bereits ältere Anatomen und besonders auf Grund klinischer Erfahrungen Leti évant über abnorme motorische Innervationen und Nervenanastomosen gegeben hatten, waren nicht Allgemeingut der Neurologen geworden. Erst unter dem Einflusse der bei Kriegsverletzungen so oft festgestellten Unstimmigkeiten zwischen totaler Durchtrennung eines Nerven einerseits und der totalen oder partiellen funktionellen Integrität einer Reihe seiner Domäne unterstellter Muskeln andererseits, hat neurologischerseits ein eifriges Studium über die abnormen Nervenversorgungen der Muskeln eingesetzt. Es ist hervorzuheben, daß einmal zwischen zwei Nerven Anastomosen bestehen können, durch welche dem einen motorische Fasern von einem anderen in mehr oder weniger großer Zahl zugeführt werden, und ferner daß ein Nerv direkte Äste an Muskeln abgeben kann, die normalerweise von einem anderen Nerven innerviert werden. Auf diese Weise kann ein Muskel von zwei verschiedenen Nerven gleichzeitig, oder aber von einem ihm normaliter nicht übergeordnetem Nerven ausschließlich innerviert werden. Diese Doppelinnervation bzw. anormale Innervation bildet im Falle der Durchtrennung eines bestimmten Nerven die Ursache für das Erhaltensein der Funktion derjenigen Muskeln, welchen durch die Anastomose oder die anormalen Äste motorische Fasern zugeführt werden; sie spielt auch eine bedeutende Rolle bei dem Zustandekommen der sogenannten Schnellheilungen nach Nervennaht, indem die rasche Wiederkehr der Funktion gewisser Muskeln nur dem Vorhandensein einer Anastomose oder anormaler Äste zu danken ist. Warum in solchen Fällen die durch die Anastomose versorgten Muskeln oft nicht von vornherein ihre Funktion beibehalten, sondern dieselbe erst allmählich, oft erst nach Ausführung der Nervennaht, mehr oder weniger rasch wieder erlangen, kann hier nicht erörtert werden.

Ich gebe zunächst eine tabellarische Übersicht über die bisher festgestellten anormalen und Doppelinnervationen. In der Tabelle sind in der ersten Kolonne die einzelnen Muskeln, in der zweiten Kolonne der Nerv, welcher den betreffenden Muskel normalerweise innerviert, in der dritten und vierten Kolonne die Nerven, welche eine anormale Innervation leisten können, verzeichnet.

---

[1] In den folgenden Kapiteln soll die durch die Kriegserfahrungen gewonnene Erweiterung unserer Kenntnisse auf dem Gebiete der speziellen Anatomie und Physiologie der peripheren Nerven dargestellt werden.

Tabelle 1.

Gaumensegel	Accessorius vagi	Fazialis	Trigeminus, Glossopharyngeus Hypoglossus
Pharynx	Glossopharyngeus	Vagus	
Platysma	Fazialis	3. u. 4. Zervikalnerv	
Kukullaris	Accessorius spinalis	3. u. 4. Zervikalnerv	
Sternokleidomastoideus	Accessorius spinalis	2. u. 3. Zervikalnerv	
Levator scapulae	Dorsalis scapul.	3. u. 4. Zervikalnerv	
Diaphragma	Phrenikus	Subklavius	Interkostalnerven?
Deltoideus port. ant.	Axillaris	Thoracicus ant.	
Subskapularis	Nn. subscapulares	Axillaris	
Teres minor	Axillaris	Supraskapularis	
Infraspinatus	Supraskapularis	Axillaris	
Serratus anticus port. sup.	Thoracicus long.	Dorsalis scapul.	
Pectoral. major port. clavic.	Thoracic. anter.	Axillaris	
Latissimus dorsi	Thoraco dorsalis	Axillaris	Radialis
Biceps brachii	Muskulokutaneus	Medianus	—
Brachialis internus	Muskulokutaneus	Medianus	Radialis
Triceps caput mediale	Radialis	Ulnaris	—
Pronator teres	Medianus	Muskulokut.	Ulnaris
Flexor carpi radialis	Medianus	Muskulokut.	—
Palmaris longus	Medianus	Muskulokut.	—
Flexor digitor sublimis	Medianus	Muskulokut.	Ulnaris
Flexor digitor. profd. II u. III	Medianus	Muskulokut.	Ulnaris
Flexor pollicis longus	Medianus	Muskulokut.	—
Flexor pollicis brevis caput radiale	Medianus	Ulnaris	Muskulokut.
Opponens pollicis	Medianus	Ulnaris	Muskulokut.
Abduct. pollicis brevis	Medianus	Ulnaris	Muskulokut.
Lumbrikalis I und II	Medianus	—	Muskulokut.
Flexor carpi ulnaris	Ulnaris	Medianus	—
Flexor digit. profd. IV u. V	Ulnaris	Medianus	—
Flexor pollicis brevis caput ulnare	Ulnaris	Medianus	—
Adductor pollicis	Ulnaris	Medianus	—
Lumbrikales III und IV	Ulnaris	Medianus	—
Interossei	Ulnaris	Medianus	—
Interosseus adduct. digiti V	Ulnaris	Medianus	—
Kleinfingerballen	Ulnaris	Medianus	—
Seitliche Bauchmuskeln, portio infim.	Intercostales inf.	Ileohypogastrikus	Ileoinguin.
Ileopsoas	Plexus lumbalis kurze Äste	Kruralis	—

Tabelle 1 (Fortsetzung).

Pektineus	Kruralis	Obturatorius	Obturator. accessorius
Adductor magnus	Obturatorius	Tibialis	—
Übrige Adduktores	Obturatorius	Obturat. access.	—
Tensor fasciae	Glutaeus super.	Kruralis	—

Im einzelnen ist dazu folgendes zu bemerken:

Von den Muskeln des Gaumensegels werden nach der im allgemeinen herrschenden anatomischen Lehre durch den Accessorius vagi besonders der Glossopalatinus und der Pharyngopalatinus innerviert. Der Musculus uvulae und der Levator veli palatini werden in offenbar individuell recht verschiedener Stärke teils durch den Accessorius vagi, teils durch den Fazialis versorgt, welch letzterer den beiden genannten Muskeln Fasern durch den N. petrosus superficialis major, über das Ganglion sphenopalatinum und den N. palatinus posterior zuführt. Der M. tensor veli palatini wird vom N. mandibularis trigemini innerviert. Die entsprechenden Fasern gehen teils vom Ganglion oticum, teils vom N. pterygoideus internus direkt ab. Praktisch liegen nun aber die Verhältnisse so, daß der Trigeminus im allgemeinen keinen nennenswerten Einfluß auf die motorische Gaumensegeltätigkeit haben kann. Die in der Literatur gelegentlich auftauchenden Angaben, daß bei Unterbrechung des Trigeminus das Gaumensegel infolge der Lähmung des Tensor veli palatini auf der entsprechenden Seite höher stehen, oder gar eine Atrophie aufweisen soll, habe ich bisher in keinem Falle von totaler Trigeminusausschaltung (Exstirpation des Ganglion Gasseri, Durchschneidung der Trigeminuswurzel) bestätigt gefunden. Ich sah hierbei weder eine Abweichung des Gaumensegels oder der Uvula von der gewöhnlichen Ruhelage, noch irgendeine Störung in der Bewegung des Velums. Das wird auch besonders von Vernet hervorgehoben. Andererseits habe ich bei kombinierter Vagus-Fazialisunterbrechung trotz der Integrität des Trigeminus stets völlige Lähmung des Gaumensegels mit totaler Entartungsreaktion beobachtet. Während nun aber die meisten Autoren (Lermoyez, Gowers, Beevor und Horsley, Ephraim, Guillain und Laroche, Hoffmann, Souques und Heller, Marfan und Delille, Bériel, Vernet u. a.) behaupten, daß auch der Fazialis an der motorischen Versorgung des Gaumensegels überhaupt nicht beteiligt sei, und Jacoby den Standpunkt vertritt, daß zwar unmittelbar nach der Unterbrechung des Fazialis immer eine Gaumensegelparese zu beobachten sei, daß sich dieselbe aber später stets vollkommen ausgleiche, habe ich bei totaler Durchtrennung des Fazialisstammes in seinem intrakraniellen Verlaufe oder im Bereiche des Felsenbeines wiederholt eine deutliche Gaumensegelparese festgestellt, die sich manchmal rasch zurückbildete, manchmal aber auch dauernd fortbestand. In anderen Fällen von intrakranieller Totaltrennung des Fazialis habe ich allerdings nicht die geringste Gaumensegelparese beobachtet. Bei isolierter Vaguslähmung liegen die Verhältnisse ganz analog. Bei akuter Unterbrechung des Nerven ist zunächst fast immer eine ausgesprochene Gaumensegellähmung vorhanden, die sich aber später mehr oder weniger ausgleichen kann, aber sehr oft dauernd bestehen bleibt. In einzelnen Fällen von völliger Vagusunterbrechung kann aber auch jegliche Parese des Gaumensegels von Anfang an vollkommen fehlen. Daraus geht meines Erachtens hervor, daß an der Innervation des Gaumensegels zumeist der Accessorius vagi und der Fazialis gleichzeitig beteiligt sind und daß sie sich gegenseitig in einem individuell wechselndem Grade vertreten können. Selten untersteht die motorische Versorgung des Gaumensegels allein dem Vagus, noch seltener allein dem Fazialis. Inwieweit auch der Glossopharyngeus motorische Fasern für das Gaumensegel führt, ist vorerst noch unentschieden. Dagegen sprechen manche Beobachtungen, besonders solche von Mingazzini, dafür, daß der Hypoglossus gelegentlich an der motorischen Innervation des Velums beteiligt ist.

Von den Muskeln des Pharynx werden der Stylopharyngeus und der Constrictor pharyngis superior vom N. glossopharyngeus, die Constrictores medius et inferior vom Accessorius vagi, der Palatopharyngeus in der Hauptsache vom Accessorius vagi und nur in einem individuell wechselndem Grade teilweise auch von Glossopharyngeus innerviert. Besonders Vernet hat nachdrücklich darauf hingewiesen, daß bei Glossopharyngeusunterbrechung infolge der Lähmung des Stylopharyngeus und Constrictor superior das Schlucken von festen Bissen sehr erschwert, ja unmöglich ist und daß sich beim Phonieren die hintere Rachenwand nach der gesunden Seite zu seitwärts verschiebt (Phénomène de rideau). Meine eigenen Erfahrungen sprechen ganz in dem Sinne, daß der Glossopharyngeus weitaus der wichtigste motorische Nerv für den Schluckakt ist.

Von den Muskeln der Zunge werden der Mylohyoideus und der vordere Bauch des Digastrikus durch den Trigeminus, der Stylohyoideus und der hintere Bauch des Digastrikus durch den Fazialis, alle übrigen Muskeln durch den Hypoglossus und die Ansa hypoglossi innerviert. Letztere stellt eine wichtige Anastomose des Hypoglossus und der oberen Zervikalnerven dar (vgl. Abb. 1). Zunächst erhält der Hypoglossusstamm dicht unterhalb seines Austrittes aus dem Schädel einen Verstärkungszweig, der aus dem ersten und zum Teil auch aus dem zweiten Zervikalnerven hervorgeht und der dem Hypoglossus Fasern für den M. geniohyoideus und thyreohyoideus zuführt. Aus dem zweiten und dritten und zum Teil auch aus dem ersten und vierten Zervikalnerven geht der N. cervicalis descendens inferior hervor, der mit dem aus dem Hypoglossusstamm absteigenden N. cervicalis descendens superior (Hypoglossus descendens) die bekannte Ansa hypoglossi bildet. Aus dieser entspringen Äste für den Omohyoideus, Sternohyoideus und Sternothyreoideus. Die Ansa hypoglossi führt aber auch Fasern, welche aus den Zervikalnerven stammen, im N. cervicalis descendens inferior absteigen, die Ansa passieren, im N. cervicalis descendens superior aufsteigen, sich alsdann dem Hauptstamm des Hypoglossus anlegen und schließlich in den M. geniohyoideus und thyreohyoideus gelangen. Der N. cervicalis descendens superior seu descendens hypoglossi führt also absteigende und aufsteigende motorische Fasern, eine Tatsache, welche für die Verwendung dieses Nerven als Neurotisator bei der Fazialislähmung beachtet werden muß und welche in Fällen, in denen die Zahl der absteigenden motorischen Fasern im Descendens hypoglossi hinter der Zahl der aufsteigenden Fasern erheblich zurücksteht, die Verwendung des zentralen Endes dieses Nerven für eine Neurotisation wenig aussichtsreich erscheinen läßt.

Das Platysma, das in erster Linie dem Fazialis untersteht, wird gelegentlich auch durch den dritten und vierten Zervikalnerven innerviert. Dies geschieht zumeist durch den N. cutaneus colli, der entweder eine Anastomose in den zum Platysma absteigenden Fazialisast abgibt oder direkte Endäste in das Platysma entsendet. Ich bemerke, daß ich mehrfach bei Läsionen des obersten Halsmarkes eine totale Lähmung des Platysma beobachtet habe, daß also in diesen Fällen der Fazialis an der Innervation des Muskels überhaupt nicht beteiligt war. In mehreren Fällen, in denen ich wegen Caput obstipum die erste bis vierte vordere Zervikalwurzel durchschnitten habe, zeigte das Platysma auf der korrespondierenden Seite eine merkliche Parese und Herabsetzung der elektrischen Erregbarkeit. Andererseits fand sich in einem Falle von bioptisch erwiesener Totaltrennung des Fazialis das Platysma nicht vollkommen gelähmt und faradisch erregbar.

Ein wichtiges Beispiel von Doppelversorgung stellt der M. trapezius dar. Er wird sowohl von N. accessorius als auch von den oberen Zervikalnerven (C_3 und C_4) innerviert. Die letzteren führen ihm ihre Fasern meist auf dem Wege der Nn. supraclaviculares zu, die entweder einen ansehnlichen Ast direkt in den Muskel oder eine Anastomose in den N. accessorius entsenden. Diese aus den Zervikalnerven stammenden motorischen Fasern für den Kukullaris begeben sich hauptsächlich nur zu der oberen Portion des Muskels. Nach Schulz, Kaiser u. a. soll nur die untere Portion des Trapezius dem Akzessorius allein unterstellt sein. Nach C. Hasse hingegen wird gerade die oberste klavikuläre Portion vom Akzessorius, der mittlere und untere Abschnitt des Muskels aber von den Zervikalnerven innerviert. Curnow hat eine Beobachtung mitgeteilt, in welcher der Akzessorius beiderseits im Sternokleidomastoideus endete und der gesamte Trapezius ausschließlich von dem Zervikalnerven innerviert wurde. Ich habe in 20 Fällen, in denen ich den N. accessorius, teils zur Beseitigung eines Torticollis spasticus, teils zum Zwecke der Neurotisation des gelähmten N. facialis operativ durchtrennt habe, und in zahlreichen Fällen von traumatisch bedingter Totaltrennung des N. accessorius, mit einer einzigen Ausnahme, stets die mittlere und untere Portion des Trapezius völlig gelähmt und faradisch unerregbar gefunden. Die mittlere und untere Portion verliert auch nach einem Stadium, in dem die Zeichen der totalen Entartungsreaktion bestehen, fast stets ihre direkte galvanische Erregbarkeit auffallend schnell vollkommen. Hingegen zeigte die obere Portion des Kukullaris

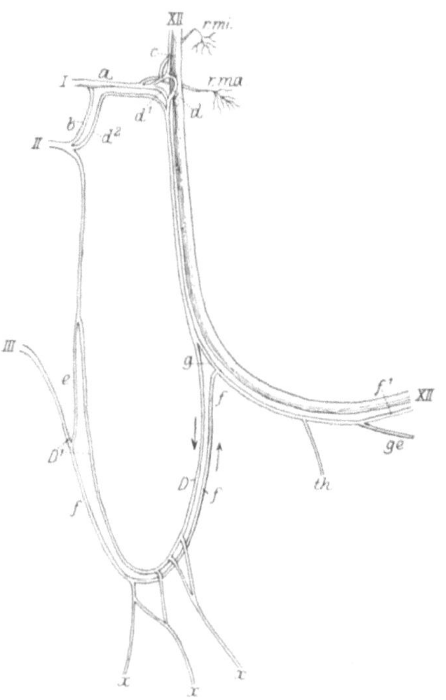

Abb. 1. Verbindungen des N. hypoglossus mit den Zervikalnerven. (M. Holl.)

XII N. hypoglossus; I vorderer Ast des ersten, II zweiten, III dritten Zervikalnerven; D N. cervicalis descendens superior; D^1 N. cervicalis descendens inferior; a Ast des ersten Zervikalnerven, der mit dem Bündel c zentralwärts verläuft, die Fäden r.mi und r.ma für die Mm. rectus capitis anterior und longus capitis entsendet, endlich d und d^1 in absteigender Richtung in den N. cervicalis descendens übertreten läßt; b Verbindung zwischen erstem und zweitem Zervikalis; d^2 Ast vom zweiten Zervikalnerven für den N. cervicalis descendens superior; e Verbindung zwischen zweitem und drittem Halsnerven; f.f Ansa cervicalis profunda, gebildet vom N. cervicalis descendens superior (D) und inferior (D^1); x, x, x Zweige für die Unterzungenbeinmuskeln; g in die periphere Bahn des Hypoglossus gelangendes Bündel des ersten und zweiten Zervikalnerven; f^1 ebenso des dritten; th Nerv für den M. thyreohyoideus; ge Nerv für den M. geniohyoideus. (Aus Rauber Kopsch: Lehrbuch der Anatomie des Menschen. 7. Auflage, Abt. 5. Nervensystem. S. 685. Abb. 732.)

in meinen Fällen keine völlige Lähmung, sondern nur eine individuell allerdings verschieden hochgradige Atrophie und Parese und sie war faradisch stets mehr oder weniger gut erregbar. In einzelnen Fällen war die Atrophie und Parese der oberen Kukullarisportion überhaupt kaum nachweisbar. Umgekehrt fand ich bei operativer Unterbrechung der oberen Zervikalnerven und Integrität des Akzessorius die obere Portion des Trapezius entweder gar nicht geschädigt oder nur ganz leicht atrophisch und paretisch, die mittlere und untere Portion aber stets ganz intakt. Eine völlige Lähmung des gesamten Kukullaris habe ich nur bei kombinierter Unterbrechung des N. accessorius und der Zervikalnerven beobachtet. Die Kenntnis dieser doppelten Innervation der oberen Portion des Kukullaris durch den N. accessorius und die Zervikalnerven ist von großer Wichtigkeit, wenn es gilt den Muskel operativ, z. B. beim Torticollis spasticus oder denjenigen Krampfformen, bei denen der Kopf nach einer Seite geneigt und die entsprechende Schulter hochgezogen ist, völlig zu deefferentieren. Hierbei genügt die einfache Akzessoriusausschaltung nicht, sondern es müssen auch die Zweige der Zervikalnerven zum Kukullaris durchtrennt werden. Nur in einem einzigen Falle von operativer Durchtrennung des Akzessorius fand ich neben der völligen Lähmung der mittleren und unteren Portion auch eine fast völlige Lähmung der oberen Portion der Kukullaris. Das ist aber, wie gesagt, nach meinen umfänglichen Erfahrungen eine Ausnahme, und ich muß die Angabe von Pitres, der sich auf Untersuchungen von Lesbre und Maignon bezieht und behauptet, daß der M. trapezius seine gesamte motorische Innervation stets durch den N. accessorius allein beziehe, und die Angabe Stookeys, daß der Kukullaris außerordentlich selten eine für eine Funktionsleistung ausreichende Innervation durch die Zervikalnerven erhalte, als irrig bezeichnen. Individuelle Verschiedenheiten bestehen sicher bezüglich des Grades der Innervation der oberen Portion des Kukullaris durch die Zervikalnerven, aber eine völlige Lähmung derselben bei alleiniger Unterbrechung des Akzessorius ist jedenfalls selten.

Anders liegen die Verhältnisse beim M. sternocleidomastoideus. Er erhält zwar außer durch den N. accessorius auch noch Fasern aus dem zweiten und dritten Zervikalnerven, die entweder durch den N. occipitalis minor, Auricularis magnus oder Cutaneus colli direkt in den Muskel eintreten oder durch eine Anastomose von den oberen Zervikalnerven zum Akzessorius und mit letzterem in den Muskel gelangen. Aber praktisch scheint·mir der Anteil dieser Zervikalnervenäste an der Innervation des Sternokleidomastoideus nur gering, meist gleich Null zu sein. Ich fand bei der Totaltrennung des Akzessorius fast stets eine völlige, mit starker Atrophie und totaler Entartungsreaktion einhergehende Lähmung des M. sternocleidomastoideus. Das betont auch Stookey. Daß wir aber auch bezüglich des Anteils, den die Zervikalnerven an der Innervation des Sternokleidomastoideus haben, mit individuellen Verschiedenheiten rechnen müssen, lehrt ein Fall meiner Beobachtung, in dem ich wegen Torticolli spasticus die völlige Deefferentierung des Kopfnickers vorgenommen habe. In diesem Falle erhielt der an sich sehr stark entwickelte hypertrophische Muskel außer den Zweigen des Akzessorius zwei starke Äste aus dem Zervikalplexus, von denen der eine etwa in der Mitte des Muskels, der andere im unteren Drittel desselben in ihn eintrat; beide erwiesen sich als sicher motorisch, da bei ihrer elektrischen Reizung eine starke Kontraktion des Sternokleidomastoideus erfolgte.

Der M. levator scapulae erhält seine. Innervation erstens durch den N. dorsalis scapulae, der außerdem noch den Rhomboideus versorgt, zweitens aber bisweilen auch durch ein oder zwei aus dem dritten oder dritten und vierten Zervikalnerven stammende kurze Äste, welche oberhalb des N. dorsalis scapulae aus dem Zervikalplexus entspringen und quer über den Scalenus medius nach außen hinten zum M. levator scapulae ziehen, während der N. dorsalis scapulae selbst den M. scalenus medius durchbohrt und dann zwischen dem Scalenus posticus und Levator scapulae zu letzterem hinzieht.

Das Diaphragma untersteht in erster Linie dem N. phrenicus, der in der Hauptsache aus dem vierten, zum Teil aber auch aus dem dritten und fünften Zervikalnerven seinen Ursprung nimmt. Die aus dem dritten Zervikalnerven stammende Phrenikuswurzel kann eine Strecke im N. cervicalis descendens inferior verlaufen, in die Ansa hypoglossi gelangen und bei ihrem Abgang geradezu als ein Ast des Hypoglossus erscheinen. Besonders aber haben die in dem letzten Dezennium gewonnenen Erfahrungen über die zum Zwecke der künstlichen Zwerchfellähmung, besonders bei Lungentuberkulose und bei schwerem Singultus vorgenommenen operativen Durchtrennungen des Phrenikus (Sauerbruch, Stuertz, Felix, Goetze, Frisch, Alexander, Walther, Lange, Oehlecker, Haucke, Küttner, Oehler, Kremer, W. Lehmann u. a.) gelehrt, daß neben dem eigentlichen Hauptstamm des Phrenikus in etwa einem Viertel der Fälle auch noch ein sogenannter Nebenphrenikus an der Innervation des Zwerchfelles beteiligt ist. Dieser stammt aus dem N. subclavius, welcher eine Anastomose in den N. phrenicus entsendet (Abb. 84, S. 930). Diese Anastomose kann sehr rasch, noch während des Verlaufes des Phrenikus an der Vorderseite des M. scalenus anticus, in den Phrenikus einmünden, sie kann aber auch einen relativ langen, selbständigen Verlauf nehmen und sich erst etwas oberhalb des Lungenhilus dem Phrenikus selbst beimengen. Tatsache ist, daß nach der einfachen Durchtrennung des N. phrenicus an der Vorderfläche des Scalenus anticus die Lähmung des Zwerchfelles nicht selten unvollkommen, ja manchmal kaum nachweisbar ist, während nach der gleichzeitigen Ausschaltung des Phrenikus und der vom Subklavius zu ihm hinziehenden Anastomose, fast stets völliger Stillstand des Zwerchfells beobachtet wird. Die kostale Portion des Zwerchfells soll nach Ramström auch durch die unteren Thorakalnerven innerviert werden. Es steht aber bisher meines Wissens noch nicht fest, ob auf diesem Wege wirklich motorische Bahnen zum Zwerchfell gelangen. Die gelegentlich nach totaler Ausschaltung des Phrenikus und des Nebenphrenikus noch zu beobachtenden geringen Exkursionen des Zwerchfells sind noch kein Beweis für eine aktive Kontraktion des Diaphragmas (Haucke).

Das Gegenstück zu der Anastomose des N. subclavius zum N. phrenicus bildet eine nicht selten vom N. phrenicus zum N. subclavius hinziehende Anastomose, durch welche der M. subclavius motorische Fasern vom N. phrenicus erhält.

Der M. serratus anticus, welcher durch den N. thoracicus longus innerviert wird, erhält nach Rieländer häufig eine akzessorische Innervation durch den N. dorsalis scapulae, welcher einen Ast in die obersten Zacken des Serratus abgibt. Praktisch spielt diese akzessorische Innervation keine allzu große Rolle, was verständlich ist, wenn man bedenkt, daß die obersten Zacken des Serratus an der Hauptaufgabe dieses Muskels, bei der Erhebung des Armes das Schulterblatt im Akromioklavikulargelenk nach vorne zu drehen, keinen Anteil haben. Dagegen fällt der obersten Portion des Serratus die Aufgabe zu, den Schulterstumpf im Sternoklavikulargelenk nach vorne zu bewegen und gleichzeitig etwas zu heben. Wir beobachten bei totaler Lähmung des Serratus in der Ruhe nicht selten eine leichte Annäherung des Margo vertebralis der Skapula an die Wirbelsäule und die Kraft, mit der der Schulterstumpf nach vorne geführt werden kann, ist bei totaler Serratuslähmung stets beträchtlich vermindert; das ist in erster Linie auf den Ausfall der obersten Serratus-

portion zurückzuführen. Gerade diese beiden zum Bilde der totalen Serratuslähmung gehörenden Symptome habe ich an mehreren Fällen von erwiesener
Totaltrennung des N. thoracicus longus vermißt, während die anderen altbekannten Zeichen der Serratuslähmung (flügelförmiges Abstehen des Margo
vertebralis in der Ruhe, Fehlen der Drehung der Skapula im Akromioklavikulargelenk und Zunahme des flügelförmigen Abstehens des Margo vertebralis vom

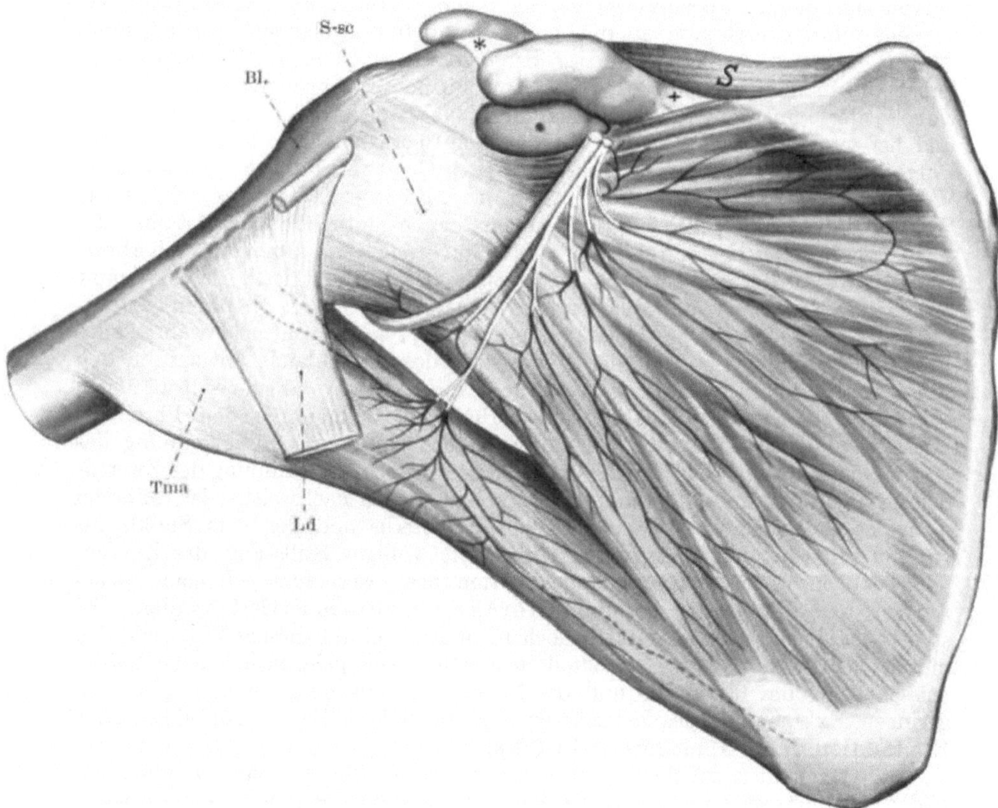

Abb. 2. M. subscapularis und Teres major, Nervenbild. Der dicke über den Subscapularis
hinweglaufende lateral gelegene Nervenstamm ist der N. axillaris, der dünne, medial gelegene
Nerv stellt die Nn. subscapulares dar. Vom N. axillaris geht ein Ast ab in die untere
Portion des M. subscapularis. S M. supraspinatus, S-sc M. subscapularis, Tma M. teres
major, Ld Sehne des Latissimus dorsi. (Nach Frohse und Fränkel: Die Muskeln des
menschlichen Armes. Jena 1908.)

Thorax bei der Erhebung des Armes nach vorne) voll ausgebildet waren, ein
Hinweis darauf, daß die obere Portion des Muskels nicht deefferentiert war,
während die mittlere und untere Portion völlig gelähmt waren. In einem meiner
Fälle konnte ich bei der Biopsie die Innervation der obersten Serratuspartie
durch den N. dorsalis scapulae direkt durch die elektrische Reizung nachweisen.

Recht interessant sind die anormalen Innervationen der klavikularen Portion des Pectoralis major und der vorderen Portion des Deltoideus.
Stookey hat darauf aufmerksam gemacht, daß die klavikulare Portion des
Pectoralis major nur beim Menschen und den Anthropoiden, speziell beim

Gibbon und Schimpansen vorhanden ist, daß sie hingegen bei allen anderen Affen und Säugetieren fehlt; statt dessen reicht bei letzteren die vordere Portion des Deltoideus an der Klavikula weit medialwärts bis an die Insertion des Sternokleidomastoideus heran; die klavikulare Portion des Pektoralis des Menschen und der Anthropoiden hat sich also aus der vorderen Portion des Deltoideus der Säugetiere herausdifferenziert. Diese phylogenetische Zusammengehörigkeit der vorderen Portion des Deltoideus und der klavikularen Portion des Pectoralis major gibt sich nun beim Menschen darin zu erkennen, daß letztere gelegentlich nicht vom N. thoracicus anterior, sondern von einem Endzweig des N. axillaris versorgt wird. Umgekehrt kommt es vor, daß die vordere Portion des Deltoideus und die klavikulare Portion des Pektoralis verschmolzen sind (die Vena cephalica fehlt in diesen Fällen) und beide von einem gemeinsamen Aste des N. thoracicus anterior innerviert werden. Wegen dieser phylogenetisch engen Zusammengehörigkeit der vorderen Portion des Deltoideus und der klavikulären Portion des Pectoralis major, die sich übrigens auch beim Menschen in einer engen Kooperation beim Erheben des Armes gerade nach vorn zu erkennen gibt, verwende ich den zur klavikularen Portion des Pektoralis hinziehenden N. thoracicus anterior sehr gern bei der Neurotisation des gelähmten N. axillaris.

Gelegentlich wird der Teres minor nicht allein vom N. axillaris, sondern auch von einem Ast des N. suprascapularis versorgt (Eisler). Frohse und Fränkel sind allerdings einer solchen Doppelversorgung des M. teres minor niemals begegnet.

Dagegen erwähnen diese Autoren ausdrücklich, daß der M. infraspinatus, und zwar dessen untere Portion außer durch den N. suprascapularis gelegentlich auch durch den N. axillaris versorgt wird. Ferner weisen sie darauf hin, daß die unterste Portion des M. subscapularis außer ihrer Versorgung durch die Nn. subscapulares sehr oft auch einen dünnen Ast des N. axillaris erhält (Abb. 2).

Zu erwähnen ist ferner, daß manchmal der N. thoracodorsalis (M. latissimus dorsi) und der untere N. subscapularis (M. subscapularis, Teres major) aus dem N. axillaris, der erstere gelegentlich auch aus dem N. radialis hervorgehen (Rauber Kopsch, Villiger).

Weitaus die wichtigsten Innervationsanomalien an der oberen Extremität betreffen die Domäne des Muskulokutaneus, Medianus und Ulnaris, erheblich seltener sind solche in der Sphäre des Radialis.

Der Muskulokutaneus, welcher noch bei niederen Säugetieren (Ruminantier) ein einfacher Zweig des N. medianus ist (v. Bardeleben, Ranschburg, Stookey), kann gelegentlich auch beim Menschen statt aus dem Fasciculus lateralis des Plexus brachialis, aus dem aus der Vereinigung des Fasciculus lateralis mit der medialen Medianuswurzel hervorgegangenen Medianusstamm hervorgehen (Hürtl, Arnold). Der Fasciculus lateralis ist in diesem Falle mit der lateralen Medianuswurzel identisch. Das Übergreifen des Medianus in die Sphäre des Muskulokutaneus war schon den älteren Anatomen genau bekannt (Gruber, Gegenbaur, Krause, Cruveilhier, Henle). Bisweilen beschränkt sich der Muskulokutaneus auf die Innervation des Korakobrachialis (Gegenbauer); er stellt dann einen einfachen dünnen, aus dem Fasciculus lateralis hervorgehenden Ast für diesen Muskel dar, während der Hauptteil des Fasciculus lateralis die laterale Medianuswurzel bildet; die Äste für den Bizeps und Brachialis internus entspringen in diesem Falle aus dem N. medianus (Stookey). Ja es kann der gesamte Fasciculus lateralis in den Medianus übergehen und Korakobrachialis, Bizeps und Brachialis internus erhalten ihre Äste alle vom Medianus (Cruveilhier, Gegenbauer, Stookey) (vgl. Abb. 3). Gar nicht selten zieht eine Anastomose vom Medianus schräg nach abwärts zum Muskulokutaneus herab (vgl. Abb. 4). Sie soll nach Borchardt und Wjasmenski rein sensibler Natur sein. Ich habe aber mehrfach bei Operationen, bei denen ich diese Anastomose antraf, durch elektrische Reizung derselben kräftige Kontraktionen entweder des Bizeps allein oder des Bizeps und Brachialis internus oder nur des Brachialis internus auslösen können. Das beweist, daß diese Anastomose auch motorische Fasern führen kann. Die Anastomose kann sich nach meinen Erfahrungen hoch oben, dicht unterhalb des Abganges der Äste für den Korakobrachialis in den Muskulokutaneus einsenken, oder aber weiter distal nach Abgang

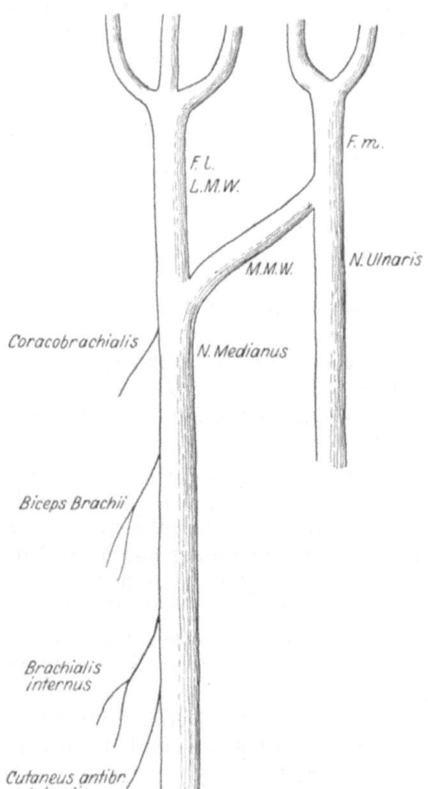

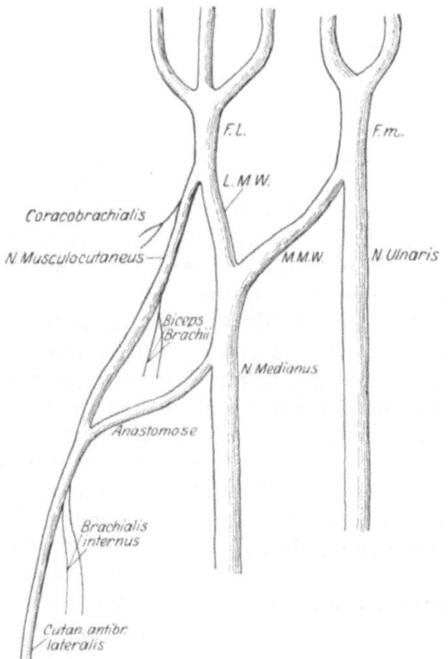

Abb. 3. Muskulokutaneus und Medianus zu einem gemeinsamen Stamm vereint, von dem alle Äste zu den vom Muskulokutaneus versorgten Muskeln entspringen. F. l. Fascic. lateralis; F. m. Fasciculus medialis; L. M. W. laterale Medianuswurzel; M. M. W. mediale Medianuswurzel.

Abb. 4. Anastomose vom Medianus zum Muskulokutaneus. F. l. Fascic. lat.; F. m. Fascic. medialis; L. M. W. laterale Medianuswurzel; M. M. W. mediale Medianuswurzel. Die Anastomose versorgt in diesem Falle nur den Brachialis internus.

der Äste für den Bizeps und proximal vom Abgang des Astes für den Brachialis internus in den Muskulokutaneus übergehen. Sie kann schließlich letzteren auch noch weiter distal nach Abgang des Astes für den Brachialis internus erreichen; in diesem Falle führt sie in der Tat nur sensible Fasern für den Cutaneus antibrachii lateralis (vgl. Abb. 28, S. 829). Mehrfach habe ich ferner bei Operationen festgestellt, daß entweder nur der Bizeps oder nur der Brachialis internus oder alle beide Muskeln direkte Äste aus dem N. medianus erhielten. In einem Falle fand ich, daß der Medianus regelrecht gedoppelt war, und daß der laterale Teil den Bizeps und Brachialis internus versorgte; der Muskulokutaneus stellte nur einen sehr dünnen Strang dar, aus dem hoch oben die Äste für den Korakobrachialis entsprangen; und der nach Abgang dieser Äste lediglich den Cutaneus antibrachii lateralis bildete.

Einen kräftigen anormalen Ast des Medianus zum medialen unteren Teil des Brachialis internus und einen ganz hoch vom Medianus abgehenden doppelten Ast, teils zur oberen und unteren Hälfte des M. brachialis, teils zum Bizeps konnte auch Ranschburg feststellen; ersteren fanden auch Borchardt und Wjasmenski, die ihn mit dem von Frohse und Fränkel als häufiges Vorkommnis beschriebenen, der Innervation des Brachialis internus dienenden Ramus collateralis nervi mediani identifizieren (Abb. 5).

Das gelegentliche Übergreifen des Medianus in die Domäne des Muskulokutaneus ist also sowohl der Extensität wie der Intensität nach recht variabel. Es können einzelne der normaliter vom Muskulokutaneus versorgten Muskeln ganz vom Medianus oder sowohl vom Muskulokutaneus als auch vom Medianus, also doppelt versorgt werden, und die Versorgung durch den Medianus kann alle drei normaliter dem Muskulokutaneus unterstellten Muskeln, Korakobrachialis, Bizeps und Brachialis betreffen, erstreckt sich aber zumeist nur auf den Bizeps oder den Brachialis internus oder beide letzteren zusammen. Das Übergreifen des Medianus in die Sphäre des Muskulokutaneus findet sich nach Stookey besonders dann, wenn der Plexus brachialis eine sogenannte präfixierte Anlage zeigt. Klinisch spielt die anormale Innervation des Korakobrachialis, Bizeps und Brachialis internus durch den Medianus eine große Rolle, insofern als in den Fällen, in welchen sie besteht, trotz totaler Unterbrechung des Muskulokutaneus die von ihm normaliter versorgten Muskeln gar nicht gelähmt sind oder nur eine mehr oder weniger geringe Parese aufweisen. Das gilt in erster Linie für den Brachialis internus, demnächst auch für den Bizeps, höchst selten auch noch für den Korakobrachialis.

Der Brachialis internus erhält nun nicht selten auch vom N. radialis einen, seltener sogar zwei Äste (Abb. 5); diese treten da, wo der Nerv zwischen Supinator longus und Brachialis internus eingebettet liegt, in den unteren lateralen Teil des letzteren ein. Frohse und Fränkel fanden diese Äste des Radialis zum Brachialis internus in etwa 75 $^0/_0$ ihrer Fälle, Ranschburg traf sie unter 13 untersuchten Fällen 4mal an, Borchardt und Wjasmenski konnten sie hingegen in über 50 Fällen nur ein einziges Mal auffinden. Nach Eisler soll gelegentlich der gesamte Brachialis internus vom N. radialis versorgt werden. Ich habe den soeben erwähnten Ast des Radialis zum Brachialis internus bei zahlreichen Operationen am Radialis angetroffen; seine elektrische Reizung ergab aber meist nur eine schwache Kontraktion des Muskels. Immerhin hat diese akzessorische Innervation des Brachialis durch den Radialis eine praktische Bedeutung. Ihr ist es wenigstens teilweise zu danken, daß nicht selten bei totaler Muskulokutaneusunterbrechung der Brachialis seine Funktion in gewissem Grade bewahrt (O. Foerster, Ranschburg, F. Kramer), wenn auch in erster Linie hierbei zunächst stets an eine abnorme Innervation durch den Medianus zu denken ist. Ich konnte aber auch in mehreren Fällen von bioptisch erwiesener Totaltrennung des Medianus und Muskulokutaneus oder des gesamten Fasciculus lateralis und medialis feststellen, daß der Brachialis internus noch eine leidliche Funktionstüchtigkeit und faradische Erregbarkeit besaß, die in diesen Fällen nur der akzessorischen Innervation durch den Radialis zugeschrieben werden konnte.

Das Caput mediale tricipitis erhält, wie ich gelegentlich feststellen konnte, im unteren Drittel des Humerus einen oder zwei Zweige vom N. ulnaris. Ranschburg, der diese Äste ebenfalls fand, gibt an, daß die Fasern aus dem Radialis stammen, hoch am Oberarm in den Ulnaris übertreten und in dessen Nervenscheide bis zu ihrem Abgang in den medialen Trizepskopf verlaufen. Das stimmt aber nicht für alle Fälle; denn ich fand bei einer totalen Durchtrennung des ganzen Fasciculus posterior den unteren Teil des Caput

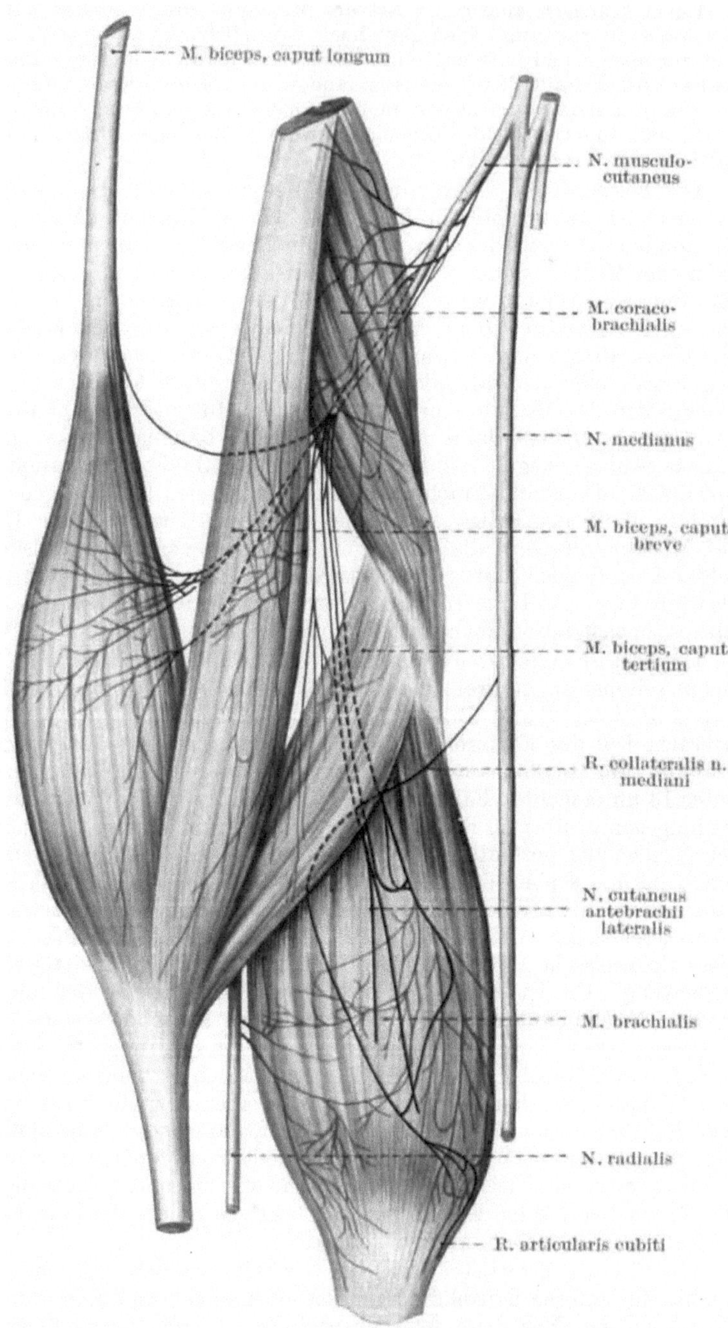

Abb. 5. Tripelinnervation des M. brachialis internus durch den Muskulokutaneus, N. medianus (ramus collateralis) und den N. radialis. (Nach Frohse und Fränkel.)

mediale tricipitis funktionstüchtig und vom Ulnaris aus erregbar. Diese durch
eine Anastomose vom Radialis dem Ulnaris zugeführten oder vom Ulnaris
direkt an das Caput mediale tricipitis abgegebenen Fasern dürfen nicht verwechselt werden mit dem normaliter in der ganzen unteren Hälfte des Oberarms dem N. ulnaris nahe angelagerten Aste des Radialis zum Caput mediale
des Trizeps; auf die enge Nachbarschaft dieses Ramus collateralis ulnaris
des N. radialis (vgl. Abb. 6) mit dem Stamm des N. ulnaris hat F. Kramer
besonders hingewiesen und das gelegentliche gleichzeitige Ergriffensein beider
betont. Dieser normale Radialisast hat, wie gesagt, mit den von mir erwähnten
anormalen Zweigen des Ulnaris zum medialen Trizepskopf nichts zu tun.
Diese letzteren aus dem Ulnaris direkt stammenden Zweige stellen übrigens
die einzige Hilfsinnervation dar, welche den vom Radialis versorgten Muskeln
von einem anderen Nerven zugeführt wird. Die von Donath und Makai
vertretene Ansicht, daß das Radialisgebiet ganz allgemein durch andere Nerven
versorgt werden könne, entbehrt bisher jedes genügenden Beweises.

Was die Versorgung der normaliter dem N. medianus unterstellten Muskeln
anlangt, so ist zunächst auf die den Anatomen seit langem bekannte, z. B. von
Gegenbauer, Henle, v. Bardeleben erwähnte Anastomose vom Muskulokutaneus zum Medianus hinzuweisen (vgl. Abb. 6). Nach Spalteholz
ist sie in einem Drittel aller Fälle vorhanden, Gegenbauer fand sie unter
48 Fällen 28mal, 5mal sogar doppelt. Während Ranschburg die motorische
Natur dieser Anastomose nicht für erwiesen erachtet, konnten Borchardt
und Wjasmenski dieselbe durch sorgfältige Auffaserung teils in die Pronatorbahn des Medianus, teils in das Bündel, welches die Daumenballenmuskulatur
versorgt, verfolgen. Die gelegentliche Versorgung des Pronator teres durch
den Muskulokutaneus halten Borchardt und Oppenheim auf Grund eines
Falles von Schußverletzung des Medianusstammes mit Unversehrtheit des
genannten Muskels für erwiesen. Auch Dimitz und Erlacher erwähnen die
Innervation des Pronator teres durch den Muskulokutaneus. Ich konnte in
zwei Fällen von bioptisch erwiesener Totaltrennung des Medianus und Ulnaris
durch elektrische Reizung der vom Muskulokutaneus zum Medianus führenden
Anastomose ausgesprochene Kontraktion des Pronator teres erzielen. Einen
weiteren Fall von totaler Leitungsunterbrechung des Medianus und Ulnaris,
in welchem der Pronator teres nicht gelähmt war und bei der Operation die
erwähnte Anastomose von mir aufgefunden wurde, hat Schwab mitgeteilt.
Zweimal konnte ich feststellen, daß vom Muskulokutaneus im untersten
Drittel des Oberarms ein direkter Ast in den Pronator teres abging, dessen
Reizung kräftige Kontraktion dieses Muskels erzeugte. Bei der elektrischen
Reizung der obengenannten Anastomose vom Muskulokutaneus zum
Medianus erzielte ich außer der Kontraktion des Pronator teres einmal auch
eine solche des Flexor carpi radialis. Daß dieser Muskel gelegentlich auch
vom Muskulokutaneus innerviert werden kann, erwähnt auch Dimitz, ohne
nähere Unterlagen zu geben. Einmal erhielt ich bei Reizung der Anastomose
eine ausgesprochene Wirkung sämtlicher vom Medianus versorgten
Muskeln mit Ausnahme der Muskeln des Daumenballens. In diesem
letzteren Falle war der Muskulokutaneus abnorm dick, der Medianus hingegen
sehr schwach entwickelt und oberhalb der Anastomose durchtrennt; klinisch
bestand nur Lähmung der Opposition. In einem anderen Falle von Totaltrennung des Medianus und Ulnaris, in welchem außer der totalen Ulnarislähmung nur eine völlige Lähmung der Opposition des Daumens bestand, während alle anderen sonst vom Medianus versorgten Muskeln unversehrt waren,
habe ich bei der Biopsie keine Anastomose vom Muskulokutaneus zum Medianus
gefunden. Der Medianus bildete nur einen schmalen Strang, welcher die Fasern für

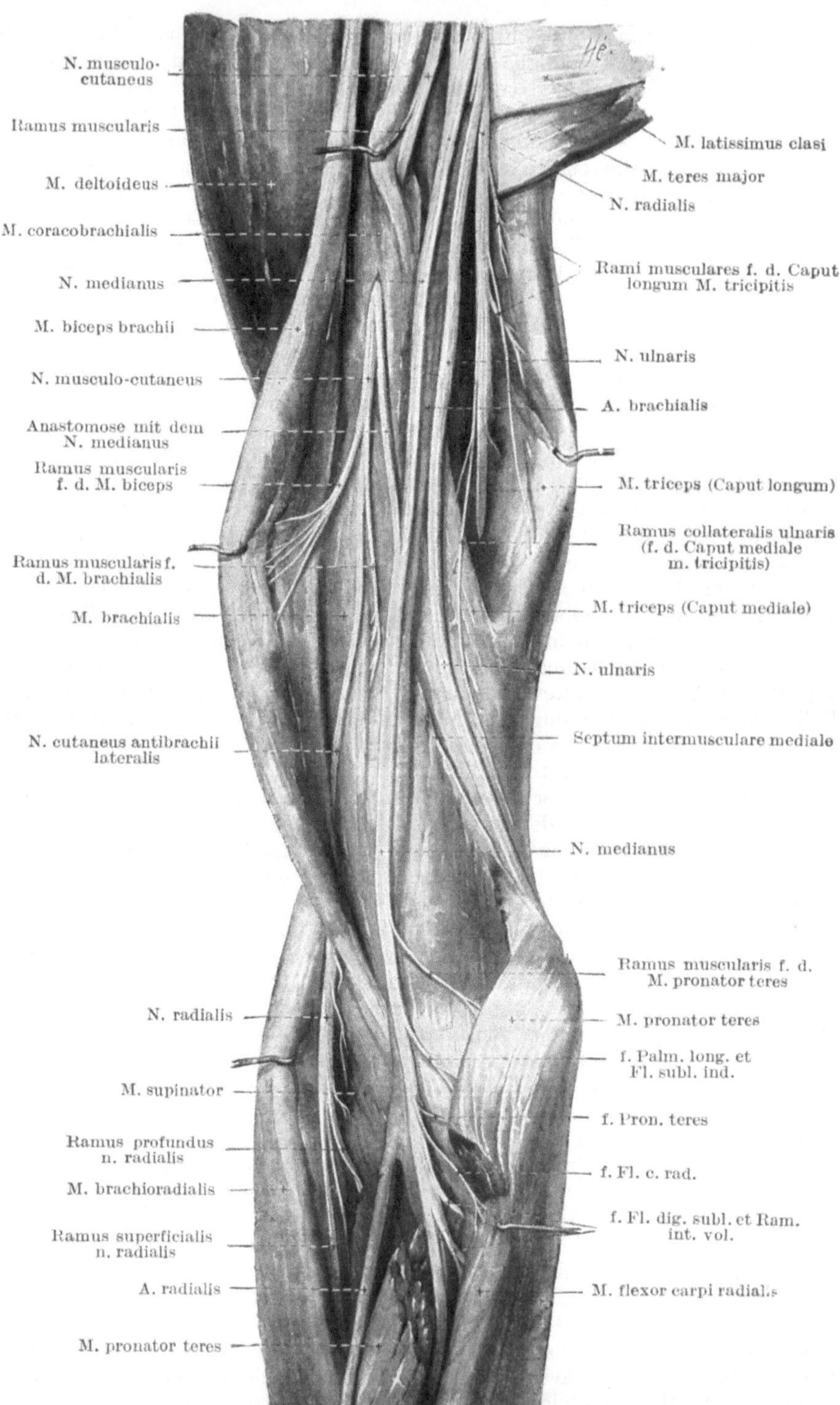

Abb. 6. Anastomose des Muskulokutaneus zum Medianus.
(Nach Spalteholz: Handatlas Bd. III. 1903.)

die gelähmten Muskeln des Daumenballens und die sensiblen Fasern für die Hand enthielt. Die Bahnen für die anderen Muskeln des Medianusgebietes waren alle in dem abnorm stark entwickelten Muskulokutaneus enthalten, und die Muskeln konnten durch elektrische Reizung des Muskulokutaneus zur Kontraktion gebracht werden. Der Muskulokutaneus vereinigte sich etwa in der Ellbeuge mit dem dünnen, dem Medianus entsprechenden Strange (vgl. Abb. 7 und vgl. ferner Stookey, l. c. S. 307). Der Fall erinnert in mancher Beziehung an eine von Borchardt und Wjasmenski angeführte seltene Beobachtung Hyrtls, in dessen Präparat „der Muskulokutaneus fast ganz den Medianus vertrat, der Muskulokutaneus dreimal so stark als gewöhnlich war und sich unterhalb des M. coracobrachialis in zwei Äste teilte; der eine laterale wurde zum gewöhnlichen Hautaste, während der mediale den Pronator teres versorgte und sich dann mit dem sehr zarten Medianus vereinigte. Die Verbindung beider Nerven ließ sich leicht trennen und es zeigte sich, daß die motorischen Fasern für die tiefen Flexoren, den Daumenballen und die ersten beiden Lumbrikales nicht dem Medianus, sondern dem Muskulokutaneus entstammten." F. Kramer hat eine größere Zahl von Medianuslähmungen beobachtet, bei denen der Pronator teres, Flexor c. rad. und mehr oder weniger auch der Flexor pollicis longus intakt waren und sucht diese Integrität durch die oben erwähnte Muskulokutaneus—Medianus-Anastomose zu erklären. Auch die gelegentliche partielle Integrität des Daumenballens bei Medianuslähmungen will er in Anlehnung an Borchardts anatomische Studien auf diese Anastomose zurückführen. Andere Autoren stehen auf demselben Standpunkt. Bioptisch verifiziert sind aber diese Kramerschen Fälle nicht, sie lassen daher auch eine andere Interpretation zu. Ich

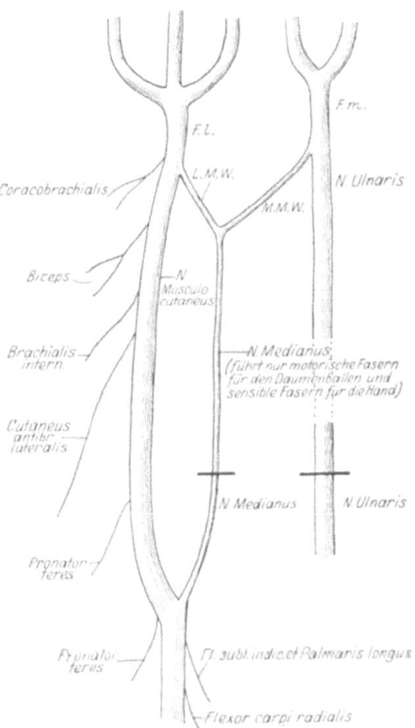

Abb. 7. Abnormes Verhalten des Medianus am Oberarm. Der Hauptteil der Nerven ist im Muskulokutaneus enthalten. Der schmale, dem N. medianus entsprechende Teil führt nur motorische Fasern für die Muskeln des Daumenballens und sensible Fasern für die Hand.

habe aber einen Fall beobachtet, in dem der Medianus in der Achselhöhle total durchtrennt war, alle von ihm versorgten Muskeln waren völlig gelähmt, nur die Opposition des Daumens war ganz intakt und dies war darauf zurückzuführen, daß der Muskulokutaneus die Bahnen für die Daumenballenmuskeln führte, was durch die elektrische Reizung desselben einwandfrei nachgewiesen werden konnte. Wahrscheinlich traten diese Bahnen weiter distal durch eine Anastomose vom Muskulokutaneus in den Medianus über. In einem anderen Falle meiner Beobachtung, in welchem außer einer vollkommenen Ulnarislähmung eine Lähmung aller vom Medianus versorgten Muskeln bestand und nur die Opposition des Daumens ganz unversehrt war, fand ich eine Totaltrennung des Ulnaris und Medianus in der Achselhöhle. Auch hier erfolgte bei elektrischer Reizung des Muskulokutaneus eine prompte Oppositionsbewegung des Daumens. Die Muskeln des Daumenballens können also tatsächlich gelegentlich durch den Muskulokutaneus innerviert werden. Ich betone aber, daß dieses Vorkommnis doch selten ist, während die Innervation des Pronator teres und Flexor carp. radialis durch den Muskulokutaneus offenbar viel häufiger beobachtet wird. Da das Kerngebiet der Muskeln des Daumenballens stets tief im Halsmark, im achten Zervikal- und ersten Dorsalsegment gelegen ist, so können die Bahnen dieser Muskeln meines Erachtens nur auf dem Wege einer Anastomose vom unteren Primärstrang des Plexus in den mittleren Primärstrang und aus diesem in den Fasciculus lateralis und in den Muskulokutaneus gelangen (vgl. das Kapitel: Plexus brachialis).

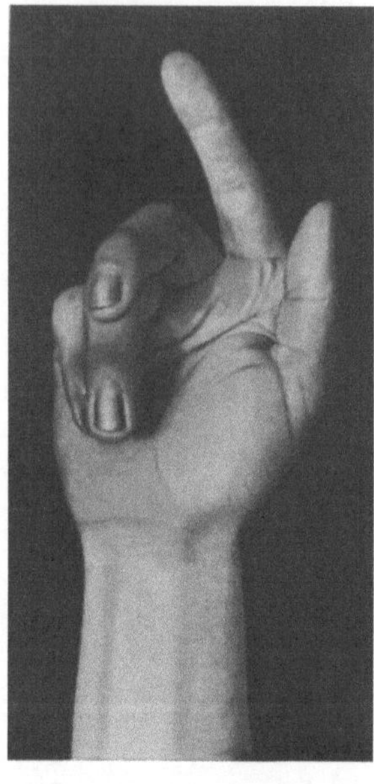

Abb. 8. Totale Unterbrechung des N. medianus, völlige Lähmung des ·Flexor pollicis longus, Flexor profundus indicis, partielle Lähmung des Flexor profundus digiti medii, Integrität des Flexor profundus quarti et quinti. Durchschnittliches Verhalten bei Medianuslähmungen.

Die normaliter dem Medianus unterstellten Muskeln können nun auch durch den N. ulnaris innerviert werden. Zunächst erwähnt Ranschburg eine von Villars bereits 1888 beschriebene Anastomose zwischen Medianus und Ulnaris am Oberarm. Er selbst konnte diese aber ebensowenig wie Borchardt und Wjasmenski an anatomischen Präparaten nachweisen. Auch ich bin dieser Anastomose bei meinen zahlreichen, Medianus und Ulnaris in der ganzen Länge ihres Verlaufes am Oberarm darstellenden, Operationen kein einziges Mal begegnet. Es ist auch nichts darüber bekannt, ob diese Anastomose motorische Fasern vom Ulnaris in den Medianus leitet. Eine bei Reizung des N. ulnaris am Ellbogen erfolgende kräftige Pronation in einem Falle von Totaltrennung des N. medianus am Oberarm mit erhaltener Funktion des Pronator teres beschreibt Ranschburg, ohne sich aber über den Weg, wie die Ulnarisfasern in den Pronator gelangen, näher zu äußern. Von der Möglichkeit einer Innervation des Flexor carpi radialis durch den Ulnaris ist bisher nichts bekannt. Eine unbedeutende Anastomose zwischen Ulnaris und Medianus am Vorderarm hat Henle (zitiert nach Borchardt und Wjasmenski) beschrieben, nämlich ein feines Ästchen des N. ulnaris, das im oberen Drittel des Unterarms in einen vom N. medianus stammenden Ast für den Flexor sublimis führt. Fränkel und Frohse erwähnen, daß sie einmal ausnahmsweise einen aus dem Ulnaris stammenden Ast antrafen, der den Flexor sublimis des Zeigefingers mitversorgte. Die ohne jeden näheren Beleg gemachte Angabe Thoeles, daß der gesamte Flexor sublimis manchmal vom Ulnaris versorgt werden könne, wird von Oppenheim sowie von Borchardt und Wjasmenski in Frage gestellt. Ranschburg konnte diese Innervation kein einziges Mal feststellen. Auch ich habe sie nie beobachtet. Anders steht es mit dem Flexor digitorum profundus. Normalerweise versorgt der Medianus den tiefen Beuger des Zeige- und Mittelfingers; der letztere wird aber zweifellos in der Mehrzahl der Fälle auch vom Ulnaris in einem individuell wechselndem Grade mitinnerviert; das geht einmal daraus hervor, daß bei Totaltrennung des Medianus die Beugung der Mittel- und Endphalangen des Mittelfingers zumeist nur reduziert ist (Abb. 8), manchmal sogar in vollem Umfang und mit großer Kraft geschieht, höchst selten ganz fehlt. Vor allem aber habe ich bei elektrischer Reizung des freigelegten N. ulnaris zahlreiche Male eine mehr oder weniger ausgiebige Beugung des Mittelfingers erzielt. Während nun aber

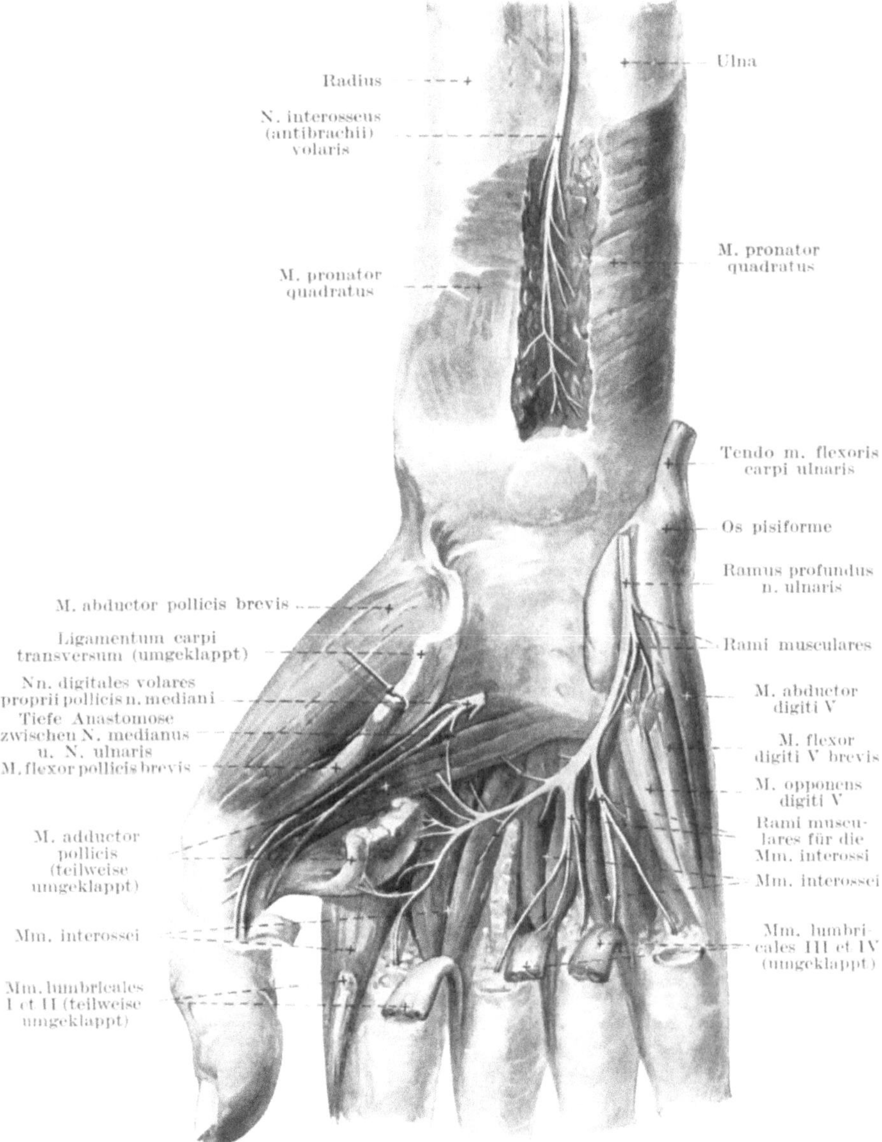

Abb. 9. Tiefe Anastomose vom Ramus profundus n. ulnaris zum N. medianus. (Nach Spalteholz.)

Oppenheim, Borchardt und Wjasmenski und Stookey angeben, daß der Ulnaris niemals an der Versorgung des tiefen Beugers des Zeigefingers teilnehme, habe ich bei erwiesener Totaltrennung des Medianus wiederholt die Beugung des Zeigefingers erhalten gefunden (cf. auch Thoele) und bei Reizung des operativ freigelegten Ulnaris die Flexion der Mittel- und Endphalange des Zeigefingers festgestellt. Die Innervation erfolgt wahrscheinlich dadurch, daß von den Ästen des N. ulnaris für den Flexor profundus intramuskuläre

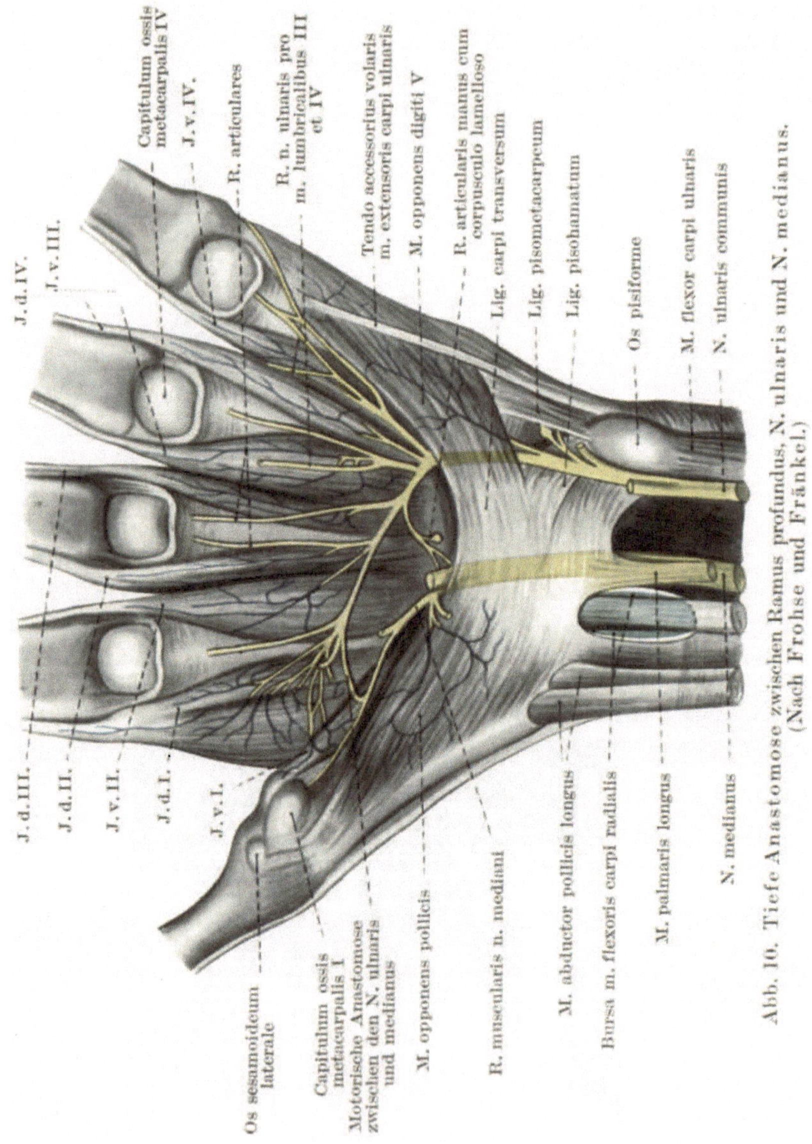

Abb. 10. Tiefe Anastomose zwischen Ramus profundus, N. ulnaris und N. medianus. (Nach Frohse und Fränkel.)

Verzweigungen auch in den tiefen Beuger des Zeigefingers gelangen. Eine Innervation des Flexor pollicis longus durch den Ulnaris habe ich dagegen niemals feststellen können.

Recht häufig und praktisch bedeutsam ist die Teilnahme des N. ulnaris an der Innervation der Daumenballmuskeln. In der Hohlhand findet sich eine tiefe Anastomose zwischen Medianus und Ulnaris. Sie ist, wie Ransch-

burg angibt, bereits von früheren Anatomen, Turner, Spourgitis, Riche
und Cannieu, Fr. Frohse und von Spalteholz beschrieben worden
(vgl. Abb. 9, 10 u. 11). Die aus dem Ulnaris kommende Anastomose verläuft

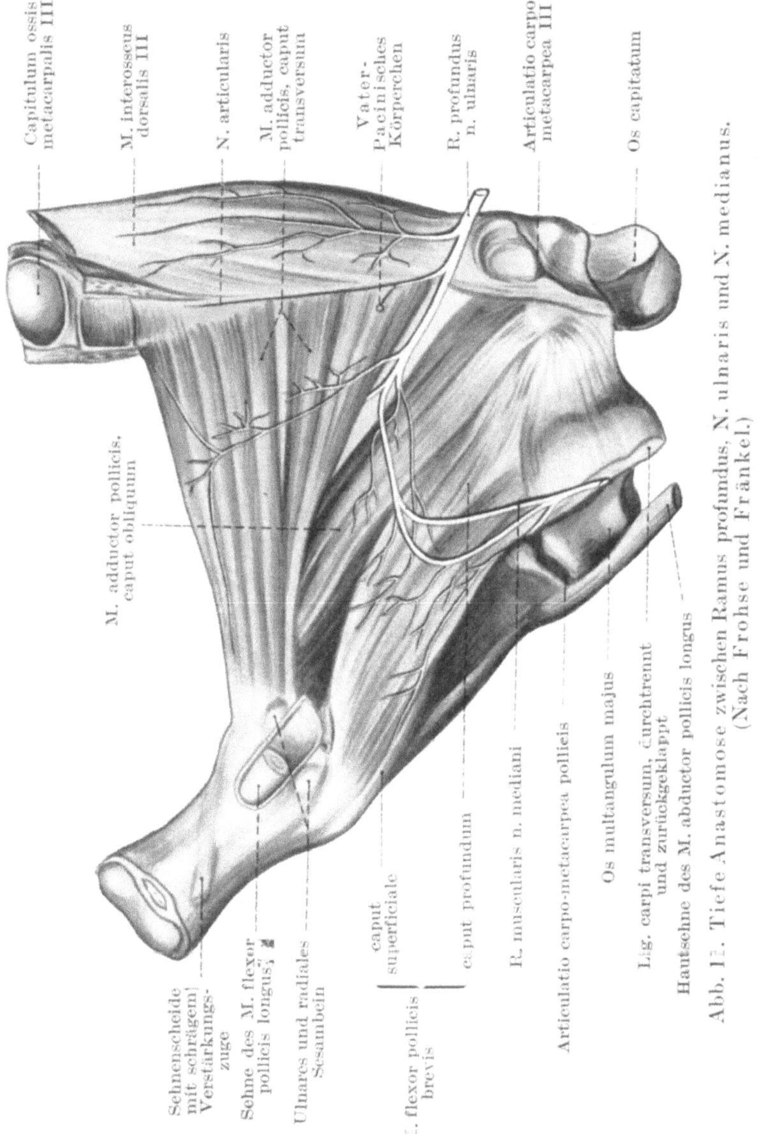

Abb. 12. Tiefe Anastomose zwischen Ramus profundus, N. ulnaris und N. medianus. (Nach Frohse und Fränkel.)

nach Frohse und Fränkel bogenförmig über das Caput obliquum des M.
adductor pollicis und den Flexor pollicis brevis zum Ramus muscularis nervi
mediani. Frohse und Fränkel heben ausdrücklich hervor, daß ihnen die
Auffaserung dieser feinen Anastomose unmöglich war und man nicht angeben
könne, wieviel Nervenmasse in derselben überhaupt dem N. medianus oder
ulnaris zukommt, und erst recht nicht, ob und welche Muskeln oder Muskel-

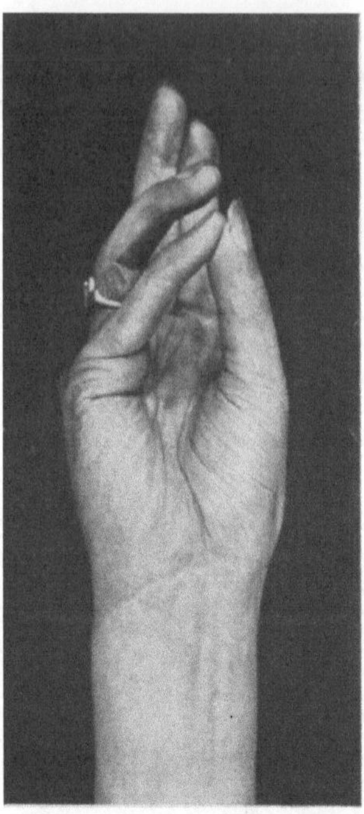

Abb. 12. Innervation aller Muskeln des
Daumenballens in einem Falle von Total-
trennung des Medianus durch den Ulnaris.
Die Opposition gelingt in vollem Ausmaß.

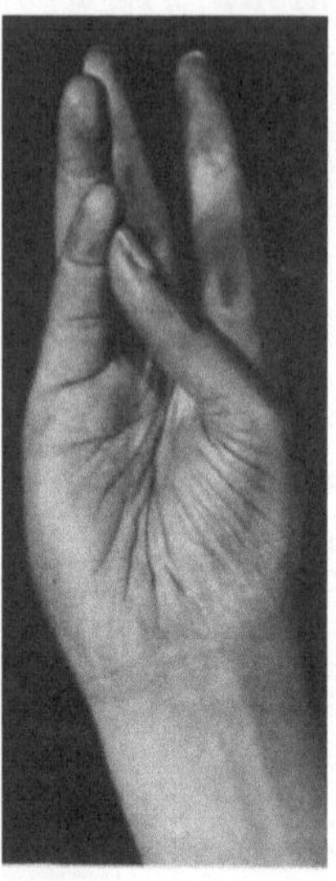

Abb. 13. Innervation aller Muskeln des
Daumenballens bei Totaltrennung des Medianus durch den Ulnaris. Trotz der deutlich erkennbaren Atrophie des Abductor
pollicis brevis und der in ihm nachweisbaren
partiellen E R ist die Funktion dieses
Muskels nur wenig beeinträchtigt.

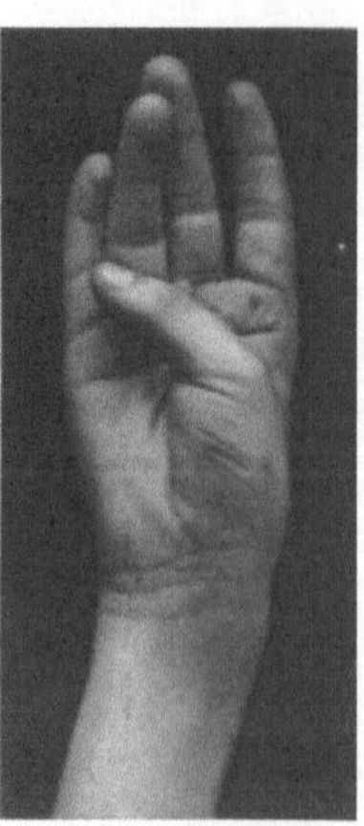

Abb. 14. Innervation des Opponens und
Flexor pollicis brevis cap. radiale durch
den N. ulnaris in einem Falle von Totaltrennung des Medianus. Der Abductor
pollicis brevis fällt vollkommen aus und
zeigt totale E R.

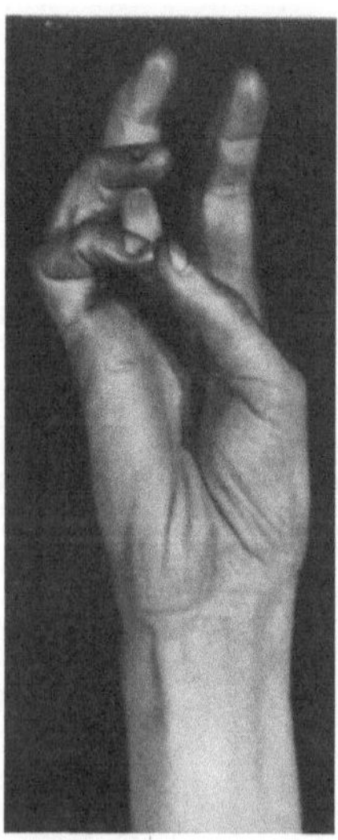

Abb. 15. Innervation des Opponens und
Flexor pollic. brevis cap. rad. durch den
Ulnaris in einem Falle von Totaltrennung
des Medianus. Völliger Ausfall des Abductor
pollic. brevis und totale E R desselben.

abschnitte von ihr versorgt werden. Ranschburg sowie Borchardt und Wjasmenski konnten sie im Gegensatz zu Frohse, der sie geradezu als konstant bezeichnet, bei ihren anatomischen Nachforschungen kein einziges Mal auffinden. Außer dieser Anastomose sind von Cannieu und Gentes und Brooks direkte Äste des Ramus profundus N. ulnaris zu einzelnen oder sämtlichen Muskeln des Thenar beschrieben worden. Namentlich wird der Flexor pollicis brevis caput radiale in einer individuell wechselnden Weise vom Medianus und Ulnaris gleichzeitig versorgt. Es existieren also jedenfalls anatomische Unterlagen für die Erklärung der bereits 1897 von Bernhardt, dann während des Krieges von Oppenheim, Borchardt, Kalischer, Ranschburg, Spielmeyer, O. Foerster und zahlreichen anderen Autoren gemachten Erfahrung, daß trotz erwiesener Totaltrennung des N. medianus die Opposition des Daumens mehr oder weniger vollkommen erhalten gefunden wurde. Von Bernhardt, Oppenheim, Ranschburg, Spielmeyer und O. Foerster konnte in diesen Fällen auch durch elektrische Reizung des N. ulnaris die Opposition erzielt werden. Ich konnte dieses Verhalten auch auf der gesunden Seite nachweisen. Bruns sah umgekehrt bei totaler Unterbrechung des Ulnaris gelegentlich Atrophie des Thenar. Die vollkommene Integrität aller die Opposition bewirkenden Muskeln ist bei Totaltrennung des Medianus aber doch selten (vgl. Abb. 12 u. 13). Häufiger kommt es vor, daß von den Muskeln des Daumenballens nur der Flexor pollicis brevis c. radiale und der M. opponens vom Ulnaris versorgt werden; der Abductor pollicis brevis aber, als vom Medianus innerviert, gelähmt ist (vgl. Abb. 14 u. 15). Auf diesen Punkt ist von den meisten Autoren nicht genügend geachtet worden, offenbar weil sie sich über die verschiedene Funktion dieser einzelnen Muskeln und ihren speziellen Anteil an der Oppositionsbewegung des Daumens nicht genügend klar waren. So fehlt z. B. in einem von Ranschburg abgebildeten Falle von „kräftiger Oppositionsbewegung" des Daumens durch elektrische Reizung des Ulnaris die Mitwirkung des Abductor pollicis brevis vollkommen. Ich betone aber, daß ich wiederholt die volle Integrität aller drei bei der Opposition kooperierenden Muskeln, des Opponens, des Flexor pollici brevis c. radiale und auch des Abductor pollicis brevis bei Totaltrennung des Medianus beobachtet habe (vgl. Abb. 12 u. 13). Von einer Innervation des Lumbrikalis I und II durch den Ulnaris ist durch die Kriegserfahrungen nichts Sicheres festgestellt worden.

Nun war früher von anatomischer Seite noch das gelegentliche Vorkommen einer Innervation des Abductor pollicis brevis durch den N. radialis superficialis erwähnt worden (Vogt, Kasper, Etzold, Lejars). Nach Frohse und Fränkel handelt es sich hier aber nicht um motorische, sondern um sensible, intramuskulär an Vater Pacinischen Körperchen endende Fasern. Die reichen im Kriege gewonnenen Erfahrungen beweisen auf das bestimmteste, daß der Radialis nichts mit der motorischen Innervation des Daumenballens zu tun hat.

Wir kommen nunmehr zu den normaliter vom N. ulnaris versorgten Muskeln. Diese können teilweise auch vom N. medianus innerviert werden. Ob durch die jedenfalls sehr seltene, von Villars beschriebene Anastomose zwischen Medianus und Ulnaris im Bereiche des Oberarms motorische Fasern vom ersteren dem letzteren zugeführt werden, konnte bisher nicht erwiesen werden. In einem Falle von Wexberg, in dem Flexor c. ulnaris und Flexor dig. profd. IV und V nicht gelähmt waren und bei der Operation der N. ulnaris im oberen Teil des Humerus total durchtrennt gefunden wurde, ergab Reizung des N. ulnaris am Epicondylus internus, Kontraktion des Flexor carpi ulnaris und Flexor digitorum profundus des vierten und fünften Fingers; es müssen

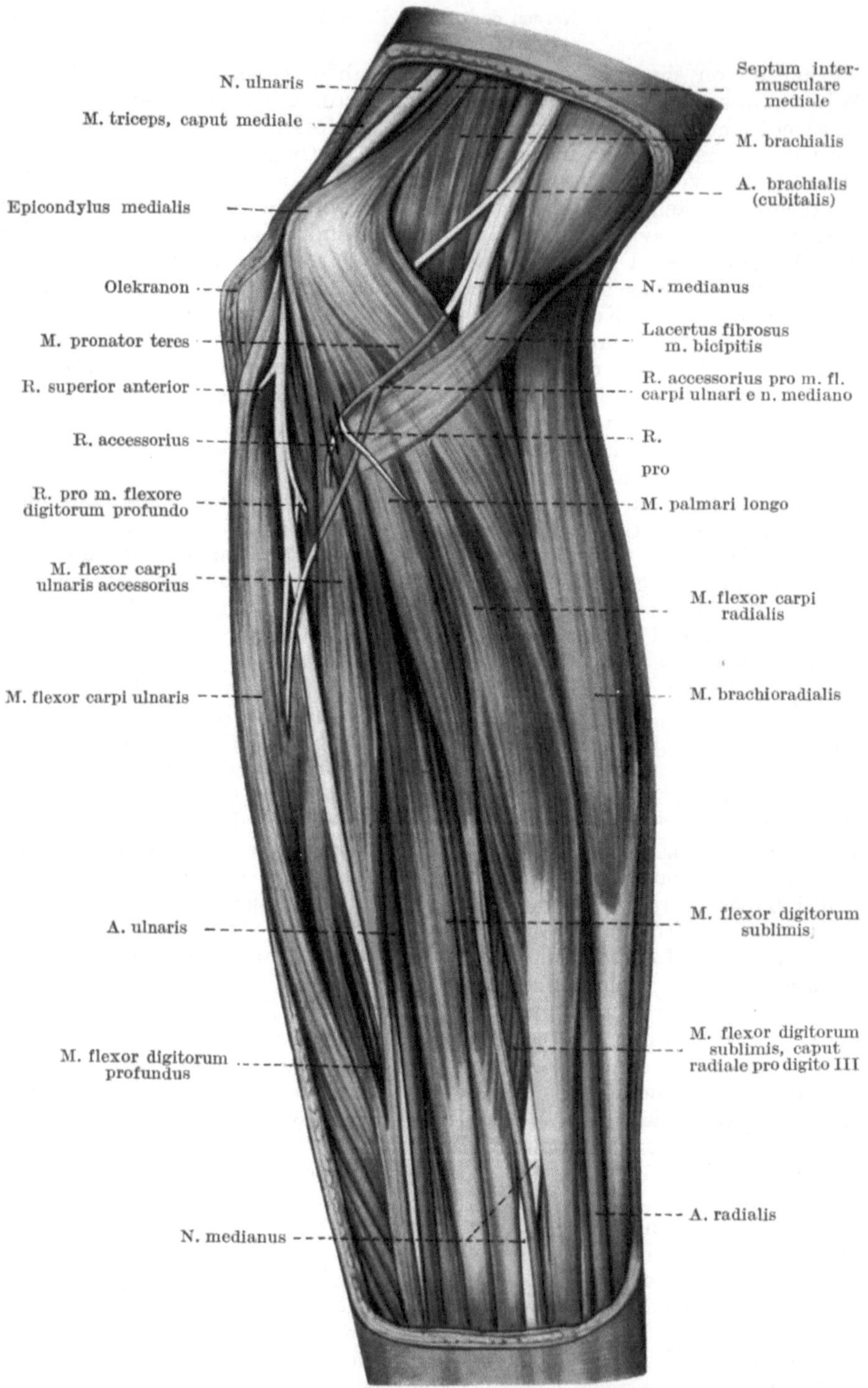

Abb. 16. Doppelinnervation des M. flexor carpi ulnaris durch Ulnaris und Medianus. Der aus dem Medianus stammende Ramus accessorius versorgt sowohl den Hauptteil des Muskels wie einen besonderen Abschnitt desselben (Flexor carp. ulnar. accessorius), der sich erst weit distal mit der Sehne des Hauptteils vereinigt. (Nach Frohse und Fränkel.)

also dem Ulnarisstamm Fasern unterhalb der Verletzung und oberhalb des Epicondylus internus zugeführt worden sein. Ich habe analoge Beobachtungen niemals gemacht.

Wie Frohse und Fränkel nachgewiesen haben, wird der Flexor carpi ulnaris bisweilen von einem Zweig des für den Flex. subl. indic. und Palm. long. bestimmten Astes des N. medianus versorgt (vgl. Abb. 16). Ebenso fanden sie, daß der Medianus öfters feine Äste zum Flexor digitor. profundus des vierten und fünften Fingers entsendet; außerdem bestehen innerhalb des Flexor digitor. profundus Anastomosen von den intramuskulären Verzweigungen des Medianus zu denen des Ulnaris, eine Tatsache, die nach Borchardt und Wjasmenski bereits älteren Anatomen wie Bock, Blaudin, Sween und Gruber bekannt war. Diese gelegentliche Versorgung des Flexor carpi ulnaris und Flexor digitor. profundus des vierten und fünften Fingers durch direkte Medianusäste erklärt es, daß bei Totaltrennung des N. ulnaris am Oberarm die beiden genannten Muskeln manchmal erhalten sind, selbst wenn keine Anastomose vom Medianus zum Ulnaris vorhanden ist. Ich fand in zwei solchen Fällen von Ulnarisdurchtrennung im unteren Drittel des Oberarms mit Integrität des Flexor carpi ulnaris und Flexor digitor. profundus IV u. V diese Muskeln vom Ulnaris am Epicondylus internus unerregbar, dagegen vom Medianus dicht oberhalb der Ellbeuge her erregbar. Auch Dimitz erwähnt einen Fall von Totaltrennung des Ulnaris mit Integrität des Flexor carpi ulnaris und Flexor digit. profundus IV und V, Ranschburg einen analogen Fall mit Integrität des Flexor carpi ulnaris.

Das Übergreifen des Medianus in die Domäne des Ulnaris geht aber manchmal noch erheblich weiter. Am Vorderarm war, wie Borchardt und Wjasmenski feststellten, eine Anastomose vom Medianus zum Ulnaris schon den älteren Anatomen bekannt (Roland Martin 1763, Alb. Haller 1766, J. J. Klint 1784, J. C. A. Meyer 1794, J. und H. Cloquet 1825 und 1836, L. Hirschfeld 1853, Krause und Tilgemann 1868). Ausführlicher hat sie Gruber 1870 bearbeitet, erwähnt wird sie in der Folge von Verchères, Tufficr, Curtis, Chaput, Henle, Thomson, Spaltcholz und anderen. Im Atlas der topographischen Anatomie von Bardeleben, Haeckel und Frohse ist sie abgebildet. Thompson fand sie in 15 % der untersuchten Fälle. Ein sehr genaues Studium haben ihr nach Kriegsausbruch Ranschburg sowie Borchardt und Wjasmenski gewidmet. Beide unterscheiden eine geradlinige und eine schlingenförmige Anastomose. Von ersterer glaubt Ranschburg in Übereinstimmung mit Curtis, daß sie rein sensibler Natur sei, d. h. sensible Fasern aus dem Ulnaris in den N. medianus aufwärts leite. Dagegen ist die schlingen- oder Y-formige Anastomose nach Ranschburg sowie nach Borchardt und Wjasmenski wenigstens teilweise motorischer Natur. Sie entspringt nach Ranschburg aus dem Ramus interosseus des Medianus, der die motorischen Fasern für den Flexor digitor. profundus des Zeige- und Mittelfingers, den Flexor pollicis longus und den Pronator quadratus führt. Nach Thomson kann sie auch aus dem Hauptstamm des N. medianus hervorgehen. Sie geht in den vom N. ulnaris entspringenden Ast für den Flex. dig. prof. über. Sie gibt ihrerseits Ästchen zum Flexor profundus des dritten, vierten und fünften Fingers, manchmal auch zum Flex. carpi ulnaris ab und zieht danach als absteigende Zinke zum N. ulnaris, indem sie sich in die Bahn des Ramus volaris profundus desselben einsenkt, sich also an der Innervation des Adductor pollicis, Flexor pollicis brevis c. ulnare, der Interossei, des Kleinfingerballens und der Lumbrikalis III und IV beteiligt (s. Abb. 17, 18 u. 19).

Außer der Vorderarmanastomose vom Medianus zum Ulnaris kann aber der Medianus in der Hohlhand auch gelegentlich einen direkten Ast an den Adductor pollicis abgeben (Frohse und Fränkel); der Lumbrikalis III wird nach Brooks oft sowohl viert; außerdem existiert vom Medianus als vom Ulnaris gleichzeitig inner- nach Frohse und Fränkel und Luna Enrico äußerst häufig eine feine intramuskuläre Anasto- mose im Lumbrikalis III zwischen den Ästen beider Nerven.

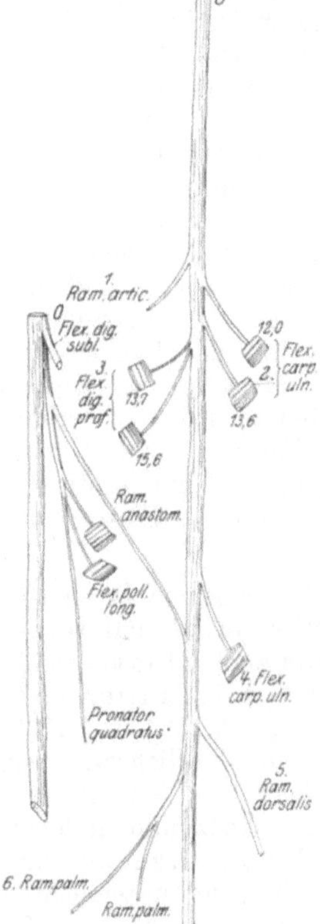

Abb. 17. Geradlinige Ana- stomose vom R. interos- seus mediani zum N. ul- naris. (Nach einem eigenen Präparat gezeichnet von Dr. A. Rosenstein.)

Es bestehen also genügend anatomische Unter- lagen für das Eingreifen des Medianus in die Domäne des Ulnaris. Die aus dem Medianus stammende Vorderarmanastomose zum Ulnaris ist schon 1874 von Remak zur Erklärung eines Falles herange- zogen worden, in welchem bei Trennung des Ulnaris in der Gegend des Olekranons nur der Flexor carpi ulnaris gelähmt war, die übrigen, normaliter vom Ulnaris versorgten Muskeln aber mehr oder weniger erhalten waren; vom Ulnaris her, am Epicondylus internus waren sie elektrisch nicht zu erregen, wohl aber von einem Punkte 5—6 cm unterhalb der Ellbeuge am Radialrande des Flexor carpi ulnaris, also von der Stelle, an welcher sich die Anastomose vom Medianus dem Ulnaris zuwendet; von einer sym- metrischen Stelle am anderen Arme war die gleiche Wirkung zu erzielen. Auch Oppenheim hatte schon lange vor dem Kriege in seinem Lehrbuch einen Fall von Ulnarislähmung erwähnt, in dem die Interossei und Lumbrikales III und IV ver- schont und vom Medianus her elektrisch erregbar gefunden wurden. 1906 hatte Goldmann über einen Fall berichtet, in dem wegen eines Tumors des N. ulnaris 5 cm aus der Kontinuität des Nerven reseziert wurden und keine Parese der vom Ulnaris versorgten Muskeln eintrat. Einen ganz analogen Fall haben 1910 Auerbach und Brodnitz mit- geteilt. Während des Krieges haben dann be- sonders Ranschburg, Spielmeyer, Dimitz, O. Foerster, Halipré u. a. Fälle von Totaltren- nung des Ulnaris mit mehr oder weniger voll- kommener Integrität des Adductor pollicis, der Interossei, des Hypothenar und der Lumbrikales III und IV beschrieben und diese durch die Existenz der Vorderarmanastomose vom Medianus zum Ulnaris erklärt. Ranschburg konnte z. B. in vier Fällen den Adductor pollicis vom Medianus aus elektrisch erregen. Bruns sah umgekehrt bei Medianusdurchtrennung in einem Falle Lähmung der Inter- ossei. Eine höchst bemerkenswerte Beobachtung hat Stookey mitgeteilt. In einem Falle von Tumor des Medianus in der Mitte des Oberarms wurde eine Resektion des Nerven vorgenommen und daran die sekundäre Nervennaht angeschlossen. Diese Resektion hatte eine vollständige Lähmung aller norma- liter vom Medianus und Ulnaris versorgten Muskeln zur Folge. Der Medianus enthielt also in diesem Falle auch sämtliche motorische Fasern des Ulnaris- gebietes. Schon vor der Operation hatte Druck auf den Tumor ausstrahlende Schmerzen im 4. und 5. Finger hervorgerufen. Da der Operation auch eine

Anästhesie im Medianus- und Ulnarisgebiete folgte, bleibt es ganz unverständlich, welche Funktion eigentlich der N. ulnaris, dessen Existenz und Integrität

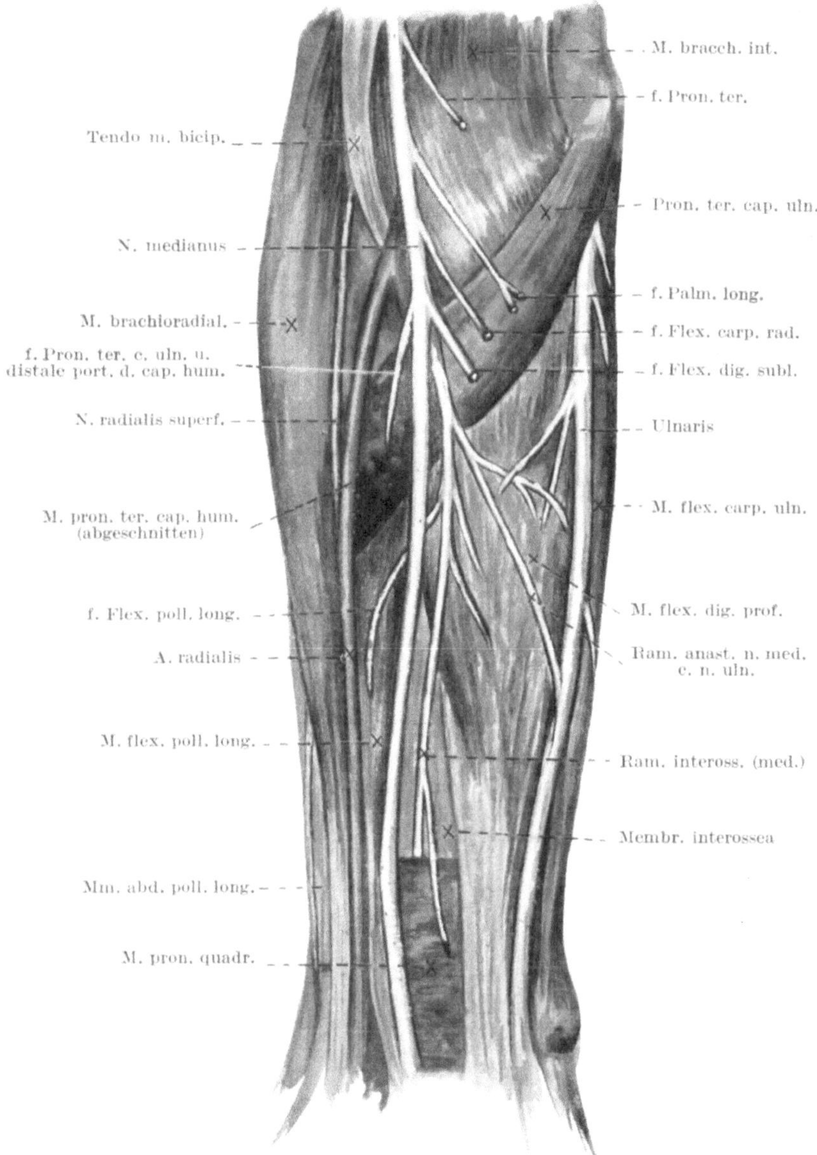

Abb. 18. Anastomose vom Ramus interosseus n. mediani zum N. ulnaris; dieselbe entsendet 2 Äste zum Flexor dig. prof. IV und V und begibt sich alsdann in den N. ulnaris. (Nach einem eigenen Präparat gezeichnet von Dr. Rosenstein.)

bei der Operation festgestellt wurde, zu erfüllen gehabt hat. Ich habe mehrfach Fälle beobachtet, in denen trotz bioptisch festgestellter Totaltrennung des N. ulnaris ·im Bereiche des Oberarms sämtliche ihm normaliter unterstellten

Muskeln vollkommen erhalten waren, mit Ausnahme des Interosseus adductorius (internus) des fünften Fingers; diesen letzteren fand ich stets geschädigt. Ich konnte in diesen Fällen die Kontraktion des Flexor digitor. profundus des vierten und fünften Fingers, des Adductor pollicis und der Interossei durch elektrische Reizung einige Zentimeter unterhalb der Ellbeuge, also vom sogenannten Remakschen Reizpunkte aus erzielen, nicht aber vom N. ulnaris

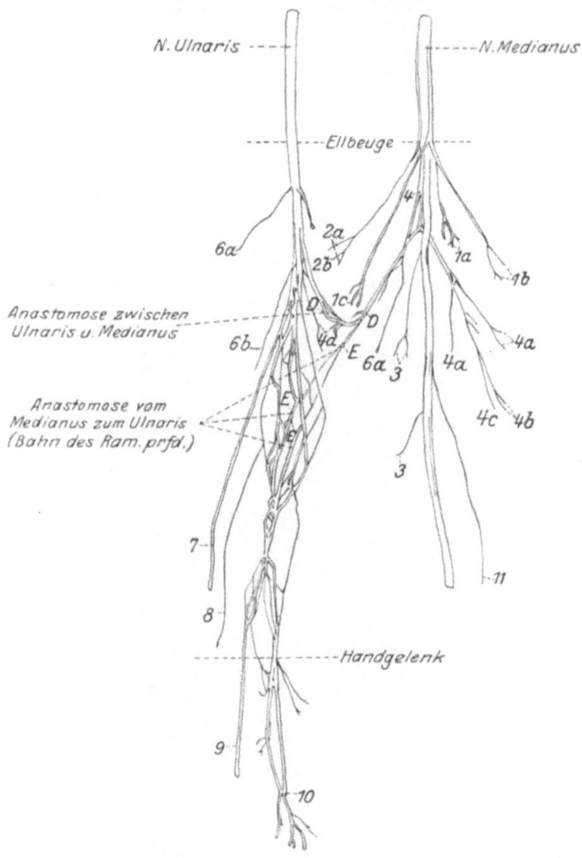

Abb. 19. Anastomose zwischen Medianus und Ulnaris. 1a, 1b Äste zum Pronator teres; 1c Ast zum Flexor carpi radialis; 2a Ast zum oberen Kopf des Flexor subl. indicis; 2b Ast zum Palmaris longus; 3 Ast zum Flex. dig. sublimis; 4 Ramus interosseus n. mediani; 4a Äste zu Flexor dig. profd.; 4b Ast zu Flex. pollic. longus; 4c N. interosseus volaris; 6a, 6b Äste zu Flex. carpi ulnaris; 7 Ramus dorsalis n. ulnaris; 8 Ramus palmaris n. ulnaris; 9 Ramus profundus n. ulnaris; 10 Ramus superficialis n. ulnaris; 11 Ramus palmaris n. mediani. (Nach Borchardt und Wjasmenski.)

am Epicondylus internus; wohl aber erfolgte prompte Kontraktion der Interossei und des Adductor pollicis bei Reizung des N. ulnaris am Os pisiforme. In diesen Fällen wurden also offenbar der Flexor carpi ulnaris und der Flexor digit. prof. des vierten und fünften Fingers durch direkte Äste des Medianus, die Interossei, der Adductor pollicis und der Hypothenar durch die Medianus-Ulnarisanastomose am Vorderarm innerviert.

Überblicken wir die bisher besprochenen, an der oberen Extremität vorkommenden anormalen motorischen Innervationen und Anastomosen, so handelt es sich, abgesehen von den anormalen Innervationen der Muskeln des Schultergelenkes der relativ seltenen Innervation des unteren Teiles des Caput mediale tricipitis durch Ulnarisäste und der relativ häufigen Innervation des Brachialis internus durch Radialisäste vorzugsweise um Anastomosen und abnorme Innervationen im Bereich des Muskulokutaneus, Medianus und Ulnaris.

Zu einem Verständnis aller dieser Innervationsanomalien gelangen wir nur auf Grund der Entwicklungsgeschichte, und zwar sowohl der Ontogenese wie der Phylogenese. Die erste Anlage der Extremität bildet bekanntlich beim Fötus eine Knospe, in welcher die primäre Anlage der Muskulatur eine dorsale und eine ventrale Schicht, die durch die Anlage des Humerus voneinander getrennt sind, erkennen läßt. Desgleichen weist der Plexus brachialis, wie besonders Eisler genau dargelegt hat, eine dorsale und eine ventrale Nervenschicht auf. Aus der primären dorsalen Muskelplatte entwickeln sich der M. Rhomboideus, Levator scapulae Serratus, Subskapularis, Latissimus dorsi, Teres major, Infraspinatus, Supraspinatus, Teres minor, Deltoideus, Trizeps, Supinator longus et brevis sowie die Extensores carpi, digitor et pollicis, sie werden alle von den aus der dorsalen Plexusanlage hervorgehenden Nerven, dem N. dorsalis scapulae, N. thoracicus longus, Nn. subscapulares, N. thoracicodorsalis, N. suprascapularis, N. axillaris und N. radialis innerviert. Aus der primären ventralen Muskelplatte bilden sich die Mm. pectoralis major et minor, Bizeps, Korakobrachialis, der Pronator teres et quadratus, die Flexores carpi, digitor. et pollicis, sowie die kleinen Handmuskeln, und sie alle werden von den aus der ventralen Plexusschicht hervorgehenden Nerven, den Nn. thoracici anterioris, Muskulokutaneus, Medianus und Ulnaris versorgt. In die Bildung einzelner Muskeln treten sowohl Elemente aus der ventralen wie aus der dorsalen Muskelplatte ein; das sind vorzugsweise der Brachialis internus und gelegentlich auch Teile des Triceps brachii.

Fast alle bisher bekannt gewordenen Innervationsanomalien respektieren nun diese ontogenetische Zusammengehörigkeit der aus der dorsalen Muskelplatte hervorgegangenen Muskeln und aus der dorsalen Plexusschicht entstandenen Nerven einerseits und der aus der ventralen Muskelplatte bzw. Plexusschicht abstammenden Muskeln und Nerven andererseits. Ein Muskel, der aus der dorsalen Platte hervorgeht, wird kaum jemals von einem Nerven, der der ventralen Plexusschicht entstammt, innerviert. Die gelegentliche Innervation der vorderen Portion des Deltoideus durch den N. thoracicus anterior bzw. die der klavikularen Portion des Pectoralis major durch den Axillaris findet, wie schon ausgeführt, ihre Erklärung in der phylogenetischen Zusammengehörigkeit der vorderen Portion des Deltoideus und der klavikulären Portion des Pektoralis, wobei beide das eine Mal ihre Innervation von der dorsalen, das andere Mal von der ventralen Plexusschicht erhalten. Dieser Umstand macht es wahrscheinlich, daß an der Bildung der vorderen Deltaportion und der klavikulären Portion des Pektoralis sowohl Elemente aus der dorsalen wie aus der ventralen Muskelplatte beteiligt sind, wie das für den Brachialis internus und gelegentlich auch für den Triceps brachii gilt. Der Brachialis erhält sehr oft einen akzessorischen Ast aus dem dorsalen N. radialis neben seiner Hauptinnervation durch den ventralen Muskulokutaneus, selten seine gesamte Innervation durch Äste des dorsalen Radialis (Eisler). Teile des Trizeps werden selten von dem Aste des ventralen Ulnaris versorgt. Innerhalb der Gruppe der aus der primären dorsalen Muskelplatte bzw. Plexusschicht hervorgehenden Muskeln und Nerven einerseits und der primär ventralen Muskel-Nervgruppe andererseits sind aber Innervationsanomalien keine Seltenheit. Teils handelt es sich um abnorme Ursprünge einzelner Nerven, z. B. des N. thoracicodorsalis aus dem N. axillaris oder Radialis statt aus dem Fasciculus posterior, des Muskulokutaneus aus dem Medianus statt aus dem Fasciculus lateralis, teils um abnorme Ursprünge von einzelnen Muskelästen aus einem anderen Nerven, z. B. des Astes des Biceps brachii aus dem Medianus statt aus dem Muskulokutaneus, oder eines Astes des Pronator teres aus dem Muskulokutaneus oder aus dem N. ulnaris statt aus dem N. medianus. Teils bleiben zwei Nervenstämme, die normaliter getrennt aus dem Plexus hervorgehen, miteinander zu einem gemeinsamen Strange vereint, z. B. der Muskulokutaneus und der Medianus oder der Medianus und der Ulnaris und aus diesem gemeinsamen Nervenstrang entspringen dann sukzessive die einzelnen Äste für die von beiden Nerven normaliter versorgten Muskeln. Teils schließlich bestehen zwischen zwei Nerven Anastomosen, z. B. vom Medianus zum Muskulokutaneus oder vice versa, vom Medianus zum Ulnaris oder vice versa. Diese Anastomosen können im Bereiche des Oberarms, im Bereiche des Vorderarms, aber auch ganz distal im Bereiche der Hand gelegen sein. Während sich normaliter die aus verschiedenen spinalen Segmenten stammenden Nervenbahnen eines bestimmten Muskels innerhalb des Plexus allmählich zusammenfinden und alle in den Nerven eintreten, dem dieser Muskel normaliter unterstellt ist, ist nicht allzu selten der Plexus sozusagen in die Peripherie verschoben und einzelne für einen bestimmten Muskel bestimmte Nervenbahnen treten erst weiter distal durch eine Anastomose in den Nervenstamm, welcher normaliter diesen Muskel versorgt, über. Oder die betreffenden Muskelbahnen verlaufen bis zur Peripherie in einem anderen Nerven und verlassen diesen als ein anormaler Ast, der in den betreffenden Muskel direkt eintritt. Weitaus am häufigsten sind, wie schon gesagt, die abnormen Innervationen innerhalb der ventralen Muskel-Nervgruppen, des Muskulokutaneus-Medianus-Ulnaris-Gebietes. Die Deutung hierfür finden wir, wie schon Gegenbauer, Testut, v. Bardeleben, Ranschburg, Stookey u. a. hervorgehoben haben, in der Phylogenese. ,,Der Muskulokutaneus ist noch bei vielen Säugern ein Ast des Medianus für die Beuger des Oberarms und steht mit dem Hauptstamm durch Fasern von diesem und zu diesem in Anastomose (Gegenbauer, Testut). Die in die Hand gelangenden Fasern der Ulnarisbahn stammen bei manchen Affen aus dem Medianus oder zu gleichen Teilen aus dem Medianus und Ulnaris, d. h. der Ulnaris ist bloß eine vom Medianus abgezweigte Nebenbahn, die zum Teil wieder zur Hauptbahn zurückkehren kann. Die drei Beugenerven bilden bei Amphibien, Reptilien und Vögeln einen einzigen ventralen Hauptstamm." Muskulokutaneus, Medianus und Ulnaris stellen sich nur als Differenzierungen dieses volaren Hauptstammes dar.

Von den Muskeln der unteren Extremität wird normaliter der Ileopsoas sowohl durch direkte kurze Äste aus dem Plexus lumbalis (L_1—L_3 gelegentlich sogar aus Th_{12}) als auch durch Äste des N. cruralis innerviert, und zwar der Psoas besonders von ersteren und dem Kruralis, der Iliakus wesentlich von letzterem (s. Abb. 57, S. 884). Infolgedessen ist selbst bei ganz hochsitzender Unterbrechung des N. cruralis, unmittelbar nachdem er sich aus dem Plexus lumbalis formiert hat, doch der M. psoas nicht ganz gelähmt.

Von den Adduktoren wird in der Mehrzahl der Fälle der Pektineus durch einen Ast des N. cruralis versorgt (vgl. Abb. 58, S. 885). Manchmal erhält er aber auch einen Ast vom N. obturatorius oder von dem nicht allzu selten vorhandenen N. obturatorius accessorius (s. Abb. 91). Der N. obturatorius accessorius, welcher ebenso wie der Hauptstamm aus dem zweiten, dritten und vierten Lendennerven hervorgeht, zieht unter der Fascia iliaca am medialen Rande des M. psoas major distalwärts, tritt über das Pecten. ossis pubis nach außen und dann zwischen dem Ileopsoas und Pektineus in die Tiefe, um in die Versorgung der Adduktoren einzutreten. Er innerviert in erster Linie den Pektineus und senkt sich dann meist in den N. obturatorius

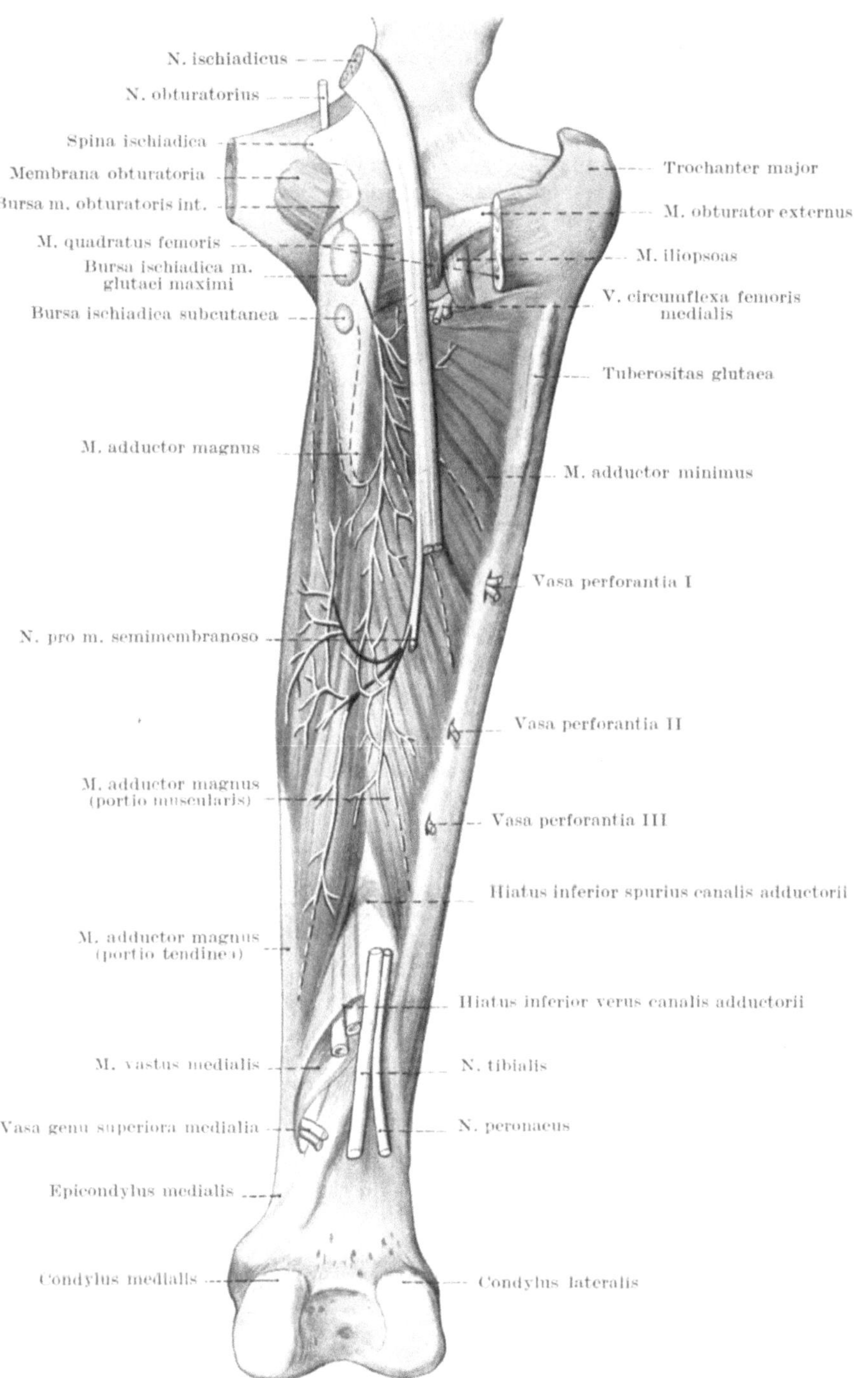

Abb. 20. Doppelversorgung des Adductor magnus durch den N. obturatorius und den N. ischiadicus. (Nach Frohse und Fränkel: Die Muskeln des menschlichen Beines. Jena 1913.)

selbst ein; er führt dem Hauptnerven manchmal eine beträchtliche Fasermasse zu und kann ihn, wenn er stark entwickelt ist, teilweise ersetzen.
Der **Adductor magnus** hat fast stets eine Doppelversorgung. Seine
obere Portion untersteht dem N. obturatorius oder dem N. obturatorius
accessorius, seine untere Portion wird durch einen aus dem tibialen Anteil
des N. ischiadicus stammenden Ast innerviert (s. Abb. 20). Die Fasern,
welche der tibiale Anteil des N. ischiadicus dem Adductor magnus zu-
sendet, entspringen fast stets aus dem am medialen Rande des Hüftnerven
entspringenden Aste für den Semitendinosus, Semimembranosus und den langen
Kopf des Biceps femoris (vgl. Abb. 91). Dieser Ast zeigt gar nicht selten eine
große Selbständigkeit, insofern er ganz hoch aus dem N. ischiadicus hervorgeht,
eine eigene Scheide besitzt und dem Hüftnerven in dessen Verlaufe nur mehr
oder weniger locker angelagert ist. Bisweilen aber liegt dieser Ast auch vollkommen in die Scheide des N. tibialis eingebettet und weist einen auffallend
tiefen Ursprung auf. Der akzessorischen Innervation eines Teiles der Adduktoren durch den N. cruralis, N. obturatorius accessorius und den N. tibialis
kommt eine große praktische Bedeutung zu bei der zu therapeutischen Zwecken
vielfach geübten Resektion des N. obturatorius bei spastischer Adduktoren-
kontraktur nach Seelig. Trotz der völligen Durchtrennung des Obturatorius
sind die Adduktoren häufig nicht völlig deefferentiert. Das ist nur zweckmäßig; denn bei einer totalen Denervation der Adduktoren entwickelt sich sehr
leicht eine höchst störende Kontraktur der Abduktoren des Oberschenkels. Nun
ist, wie die Erfahrungen gelehrt haben, der Anteil, welchen die obengenannten
Nerven, Cruralis, Obturatorius accessorius und Tibialis, an der Innervation
der Adduktorenplatte haben, großen individuellen Schwankungen unterworfen.
Wenn dieser Anteil gering ist, kommt es nach der totalen Durchtrennung des
Obturatorius zu einer unerwünschten hochgradigen Schwächung der Anzieher
des Oberschenkels und zur Entwicklung einer Abduktorenkontraktur. Da sich
in keinem Falle zuvor übersehen läßt, wie groß die innervatorische Quote der
Hilfsnerven für die Adduktoren ist, empfehle ich prinzipiell statt der totalen
Resektion des Obturatorius die subtotale Durchtrennung vorzunehmen.

Der **M. tensor fasciae latae**, der normaliter vom N. glutaeus superior
innerviert wird, erhält manchmal auch von vorn her einen Zweig vom N. cruralis.

Am **Rumpf** ist auf die Doppelinnervation des **Obliquus abdominis**
und **Transversus abdominis** hinzuweisen, indem die untersten Partien dieser
Muskeln nicht nur durch die unteren **Thorakalnerven**, sondern auch durch
den **Ileohypogastrikus** und **Ileoinguinalis** innerviert werden.

Literatur.

Bilancioni e Silvagni: Arch. ital. di otol., rinol. e laryngol. Vol. 35, Fasc. 1. 1924.
Borchardt und **Wjasmenski:** Bruns Beitr. z. klin. Chirurg. Bd. 107, H. 5. 1917.
Bruns: Berl. klin. Wochenschr. 1915. S. 989.
Diemitz: Wien. med. Wochenschr. 1916. H. 19.
Erlacher: Bruns Beitr. z. klin. Chirurg. Bd. 100, S. 371. 1916.
Foerster, O.: Dtsch. Zeitschr. f. Nervenheilk. Bd. 59, H. 1—4. 1918.
Foerster, O.: Handbuch d. ärztl. Erfahrungen im Weltkriege. Herausgegeb. von
    Schjerning. Bd. 4. Leipzig 1922.
Frohse und **Fränkel:** Die Muskeln des menschlichen Armes. Jena 1908. Die Muskeln
    des menschlichen Beines.   Jena 1913.
Halipré: Rev. Neurol. 1917.
Harris, W.: Lancet 1917.
Hasse, W.: Zeitschr. f. d. ges. Neurol. u. Psychiatr., **Orig.** Bd. 51, H. 1—4. 1919.

Kalischer: Zeitschr. f. d. ges. Neurol. u. Psychiatr., **Ref. u. Erg.** Bd. 12, S. 246.
Kramer, F.: Monatsschr. f. Psychiatr. u. Nervenheilk. Bd. 39, H. 1 u. 4; Bd. 41,
    H. 4; Bd. 46, H. 5. 1916.
Moro: Dtsch. Zeitschr. f. Chirurg. Bd. 138, S. 216. 1916.
Oppenheim: Berl. klin. Wochenschr. 1915; Nr. 45. Neurol. Zentralbl. 1915. Nr. 14;
    Beiträge zur Kenntnis der Kriegsverletzungen der peripheren Nerven. Berlin:
    S. Karger 1917.
Pitres et **Testut:** Les nerfs en schéma. Paris 1925.
Pitres, Vaillard et **Laignel-Lavastine:** Maladies des nerfs périphériques. Paris 1924.
Ranschburg: Neurol. Zentralbl. 1917. Nr. 13; Heilerfolge der Nervennaht. Berlin:
    S. Karger 1918.
Spielmeyer: Zeitschr. f. d. ges. Neurol. u. Psychiatr. **Orig.** Bd. 19, S. 416. 1915;
    Münch. med. Wochenschr. 1915. H. 2 u. 3; Klinik und Anatomie der Nerven-
    schußverletzungen. Berlin: Julius Springer 1915; Jahresber. f. Neurol. u.
    Psychiatr. Bd. 19.
Schwab: Zeitschr. f. d. ges. Neurol. u. Psychiatr. Bd. 102.
Stookey: Arch. of neurol. a. psychiatr. 1921.
Stookey: Surgical and mechanical treatment of peripheral nerves. Philadelphia
    and London 1922.
Thoele: Bruns Beitr. z. klin. Chirurg. Bd. 98, S. 131. 1915.
Vernet: Rev. neurol. 1915, 1916, 1917, 1918.
Wexberg: Zeitschr. f. d. ges. Neurol. u. Psychiatr., **Orig.** Bd. 36, S. 345. 1917.

II. Die kutanen Distributionsgebiete der sensiblen Nerven. Sensible Anastomosen und kutane sensible Supplementärinnervationen.

In diesem Kapitel sollen die Distributionsgebiete der einzelnen Nerven der oberen und der unteren Extremität besprochen werden, wie sie von der deskriptiven Anatomie im allgemeinen auf Grund der präparatorischen Freilegung der makroskopisch erkennbaren Ästchen der einzelnen Nerven dargestellt werden. Danach erscheinen die Ausbreitungsgebiete der einzelnen Nerven relativ selbständig. Das Hautgebiet, welches einem bestimmten Nerven ausschließlich untersteht, ist aber meist wesentlich kleiner als das anatomisch feststellbare Verzweigungsgebiet dieses Nerven. Ich bezeichne ersteres als das autonome Gebiet des Nerven (A. G.). Auf anatomischem Wege ist dasselbe nicht zu bestimmen. Aufschluß über seine Ausdehnung erlangen wir nur durch genaue Feststellung desjenigen Hautbezirkes, in welchem nach der Totaltrennung des betreffenden Nerven die gesamte Hautsensibilität für alle Qualitäten total aufgehoben ist. Ein Blick auf die Abb. 21 und 22, in welchen auf Grund von annähernd tausend Fällen mit bioptisch erwiesener Totaltrennung die Autonomgebiete der einzelnen Nerven durch schwarze Schraffierung wiedergegeben sind, lehrt, daß diese Gebiete fast durchweg erheblich kleiner sind als die anatomisch feststellbaren Verteilungsgebiete der einzelnen Nerven. Das autonome Gebiet eines bestimmten Nerven schwankt seiner Extensität nach von Fall zu Fall; es zeigt eine große individuelle Variabilität. Ich habe in den Abb. 21 und 22 zunächst die kleinsten von mir beobachteten Autonomgebiete wiedergegeben.

Der Grund für die Diskrepanz zwischen der Extensität des anatomisch feststellbaren Verteilungsgebietes eines bestimmten Nerven und der Ausdehnung des totalen Sensibilitätsverlustes nach der Unterbrechung dieses Nerven liegt einmal darin, daß zwischen den verschiedenen Nerven zahlreiche Anastomosen bestehen und ferner darin, daß in das Verteilungsgebiet dieses Nerven

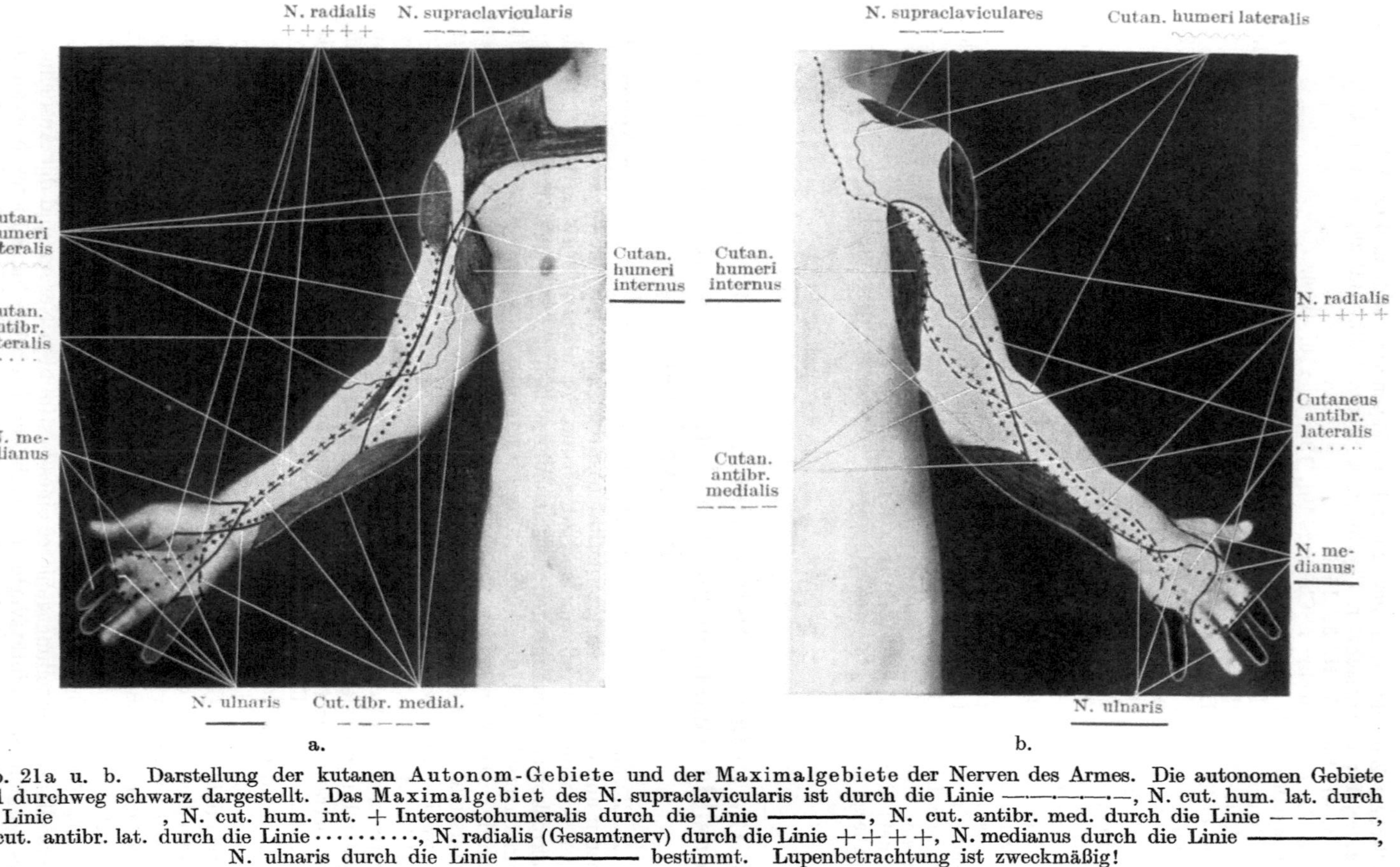

Abb. 21a u. b. Darstellung der kutanen Autonom-Gebiete und der Maximalgebiete der Nerven des Armes. Die autonomen Gebiete sind durchweg schwarz dargestellt. Das Maximalgebiet des N. supraclavicularis ist durch die Linie —·—·—·—, N. cut. hum. lat. durch die Linie ⎯⎯⎯ , N. cut. hum. int. + Intercostohumeralis durch die Linie ⎯⎯⎯, N. cut. antibr. med. durch die Linie — — — , N. cut. antibr. lat. durch die Linie ·········, N. radialis (Gesamtnerv) durch die Linie + + + +, N. medianus durch die Linie ⎯⎯⎯, N. ulnaris durch die Linie ⎯⎯⎯⎯ bestimmt. Lupenbetrachtung ist zweckmäßig!

die direkten Endausbreitungen der Nachbarnerven mehr oder weniger weit übergreifen. Die Distributionsgebiete der einzelnen Nerven überlagern einander beträchtlich, aber in einem individuell sehr verschiedenen Grade, wie auch das Vorhandensein oder Nichtvorhandensein von Anastomosen und die Stärke dieser Anastomosen großen individuellen Schwankungen unterworfen ist.

Manche Nerven besitzen manchmal überhaupt kein autonomes Gebiet,

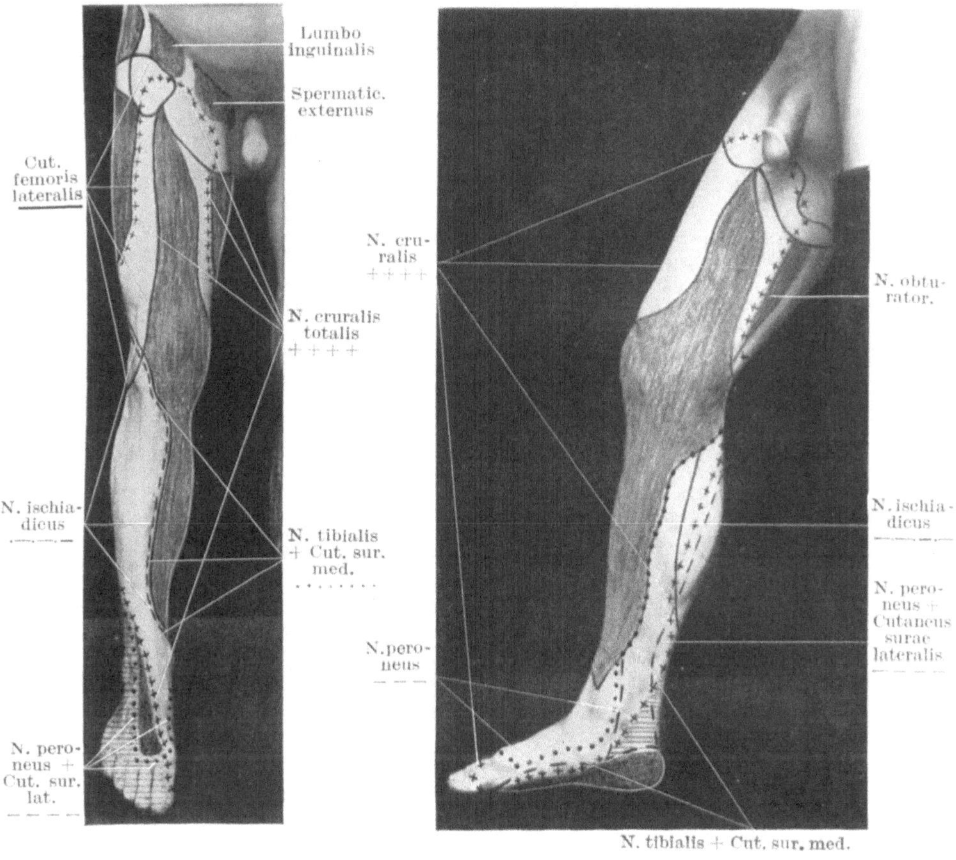

Abb. 22a und b. Darstellung der kutanen Autonom-Gebiete und der Maximalgebiete der Nerven des Beines. Die autonomen Gebiete sind schwarz dargestellt; das des Ischiadikus ist da, wo es über die ebenfalls schwarz gehaltenen Autonomgebiete des N. peron. u. N. tibialis hinausgeht, ▤ schraffiert. Das Maximalgebiet des N. cruralis ist durch die Linie + + + +, N. cut. fam. lat. durch die Linie ——————, N. cut. fem. post. durch die Linie ——————, N. ischiadicus durch die Linie —·——·——, N. peroneus einschließlich Cut. sur. lateralis durch — — — —, N. tibialis einschließlich Cut. sur. medialis durch .... dargestellt.

d. h. die Nachbarnerven können in das Ausbreitungsgebiet des durchtrennten Nerven derartig übergreifen, daß in einzelnen Fällen trotz der Totaltrennung des Nerven doch kein einziger Hautpunkt seine Sensibilität völlig verliert. Das finden wir z. B. gar nicht selten bei Totaltrennung des N. radialis. In anderen Fällen von Radialisunterbrechung wird im Gegenteil ein umfänglicher

Hautabschnitt an der radialen Hälfte des Handrückens und am Dorsum pollicis total anästhetisch gefunden, weil in diesen Fällen die Nachbarnerven nicht an alle Punkte heranreichen.

Ebensowenig wie über die Form und die Ausdehnung des Autonomgebietes eines bestimmten Nerven, kann die Anatomie über die wahre Extensität des

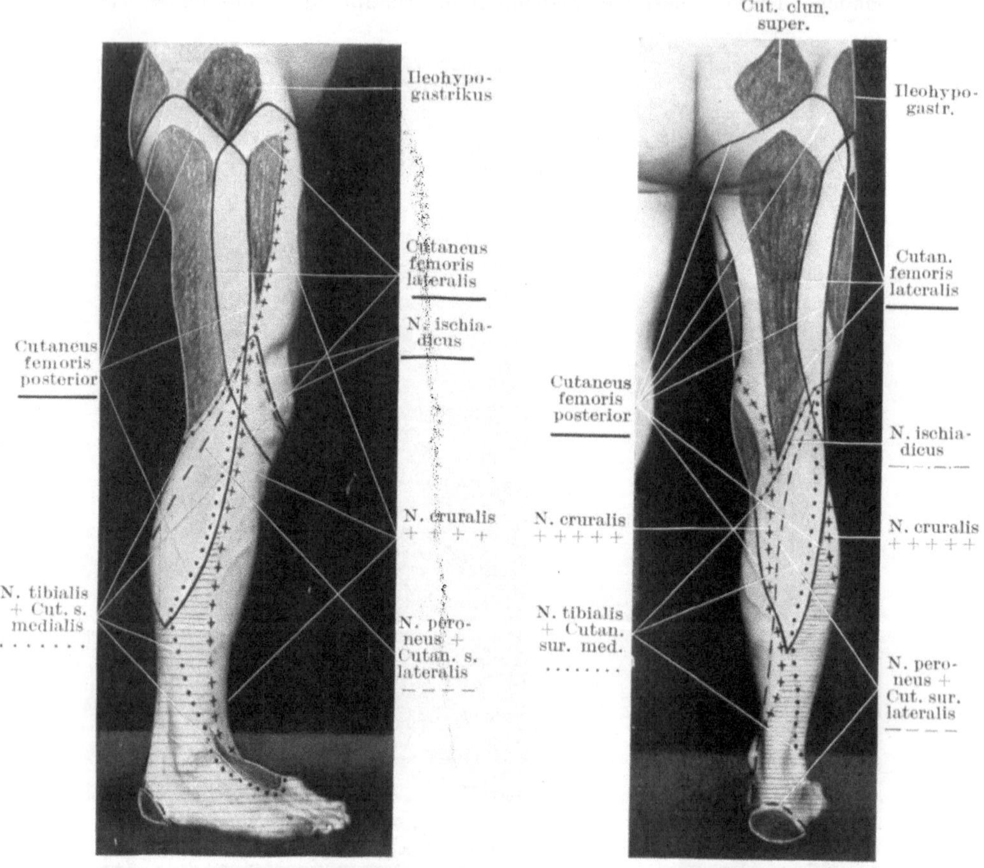

Abb. 22 c und d. Darstellung der kutanen Autonom-Gebiete und der Maximal-gebiete der Nerven des Beines. Die autonomen Gebiete sind schwarz dargestellt; das des Ischiadikus ist da, wo es über die ebenfalls schwarz gehaltenen Autonomgebiete des N. peron. u. N. tibialis hinausgeht, ☰ schraffiert. Das Maximalgebiet des N. cruralis ist durch die Linie + + + +, N. cut. fam. lat. durch die Linie ————, N. cut. fem. post. durch die Linie ————, N. ischiadicus durch die Linie —.—.—.—, N. peroneus einschließlich Cut. sur. lateralis durch — — — —, N. tibialis einschließlich Cut. sur. medialis durch .... dargestellt.

gesamten Versorgungsgebietes desselben und über den Umfang der gegenseitigen Überlagerung der einzelnen Nervengebiete hinreichende Auskunft geben. Die letzten Nervenverzweigungen in der Haut sind präparatorisch nicht darstellbar. Zur Feststellung des gesamten Distributionsgebietes eines Nerven, des Maximal-gebietes (MG), wie ich es bezeichnen möchte, gelangen wir nur durch die physiologische Methode der residual sensibility (Sherrington), d. h. dadurch,

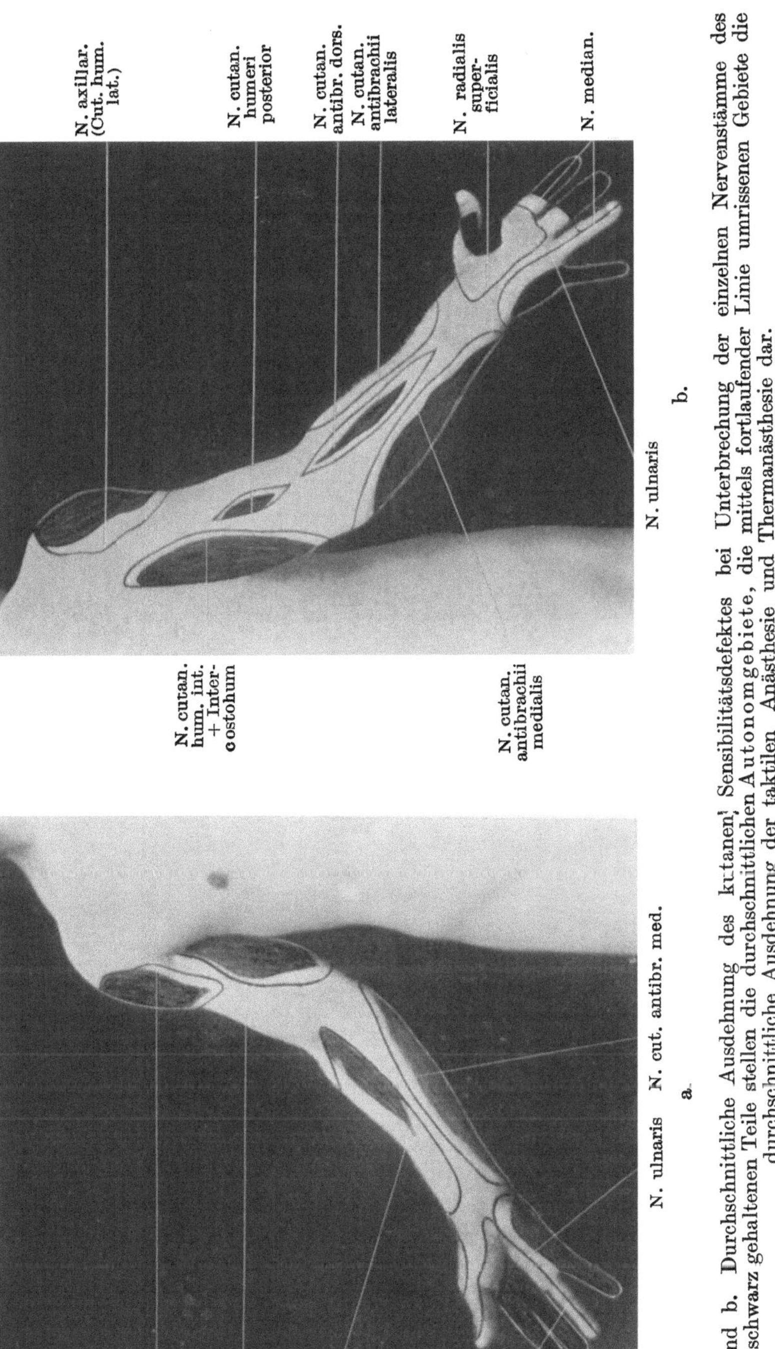

Abb. 23a und b. Durchschnittliche Ausdehnung des kutanen Sensibilitätsdefektes bei Unterbrechung der einzelnen Nervenstämme des Armes. Die schwarz gehaltenen Teile stellen die durchschnittlichen Autonomgebiete, die mittels fortlaufender Linie umrissenen Gebiete die durchschnittliche Ausdehnung der taktilen Anästhesie und Thermanästhesie dar.

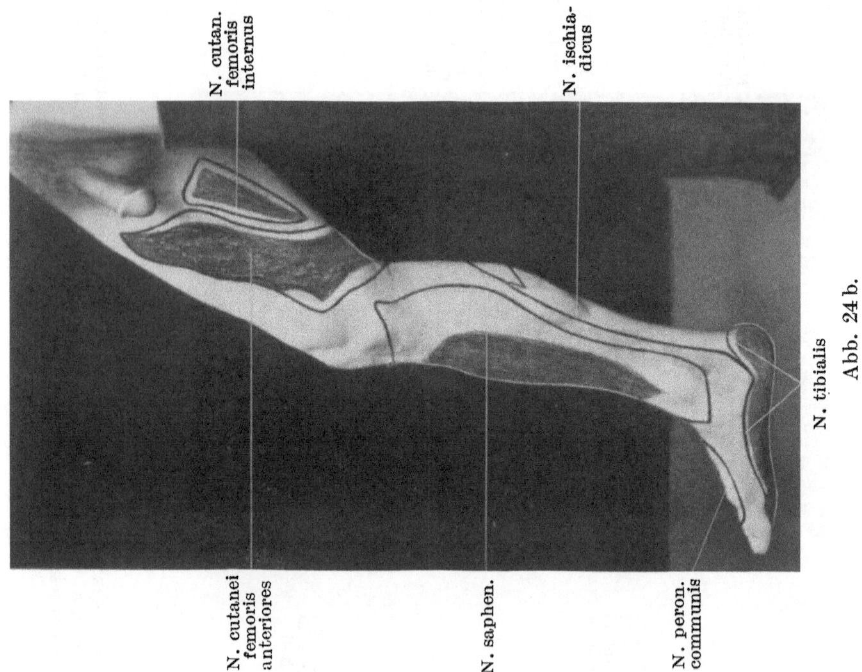

N. cutan. femoris internus
N. ischiadicus
N. cutanei femoris anteriores
N. saphen.
N. peron. communis
N. tibialis
Abb. 24 b.

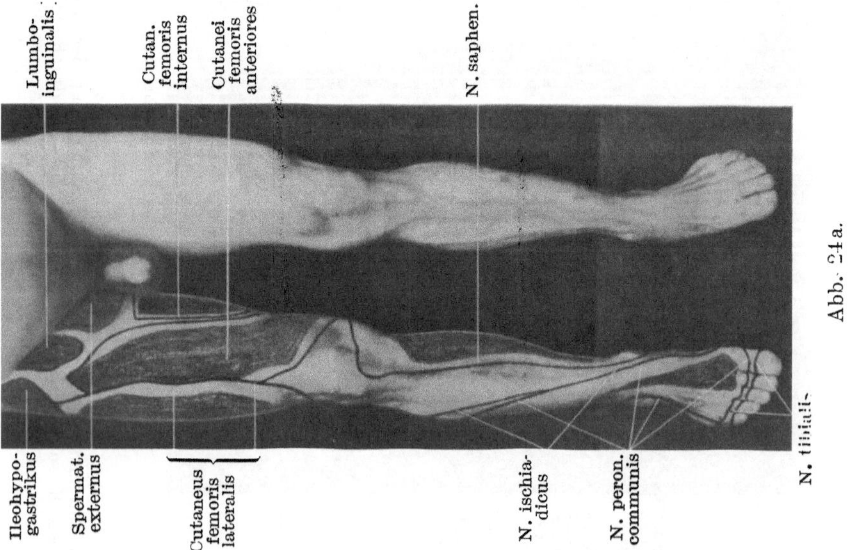

Lumbo-inguinalis
Cutan. femoris internus
Cutanei femoris anteriores
N. saphen.
Ileohypogastrikus
Spermat. externus
Cutaneus femoris lateralis
N. ischiadicus
N. peron. communis
N. tibialis
Abb. 24 a.

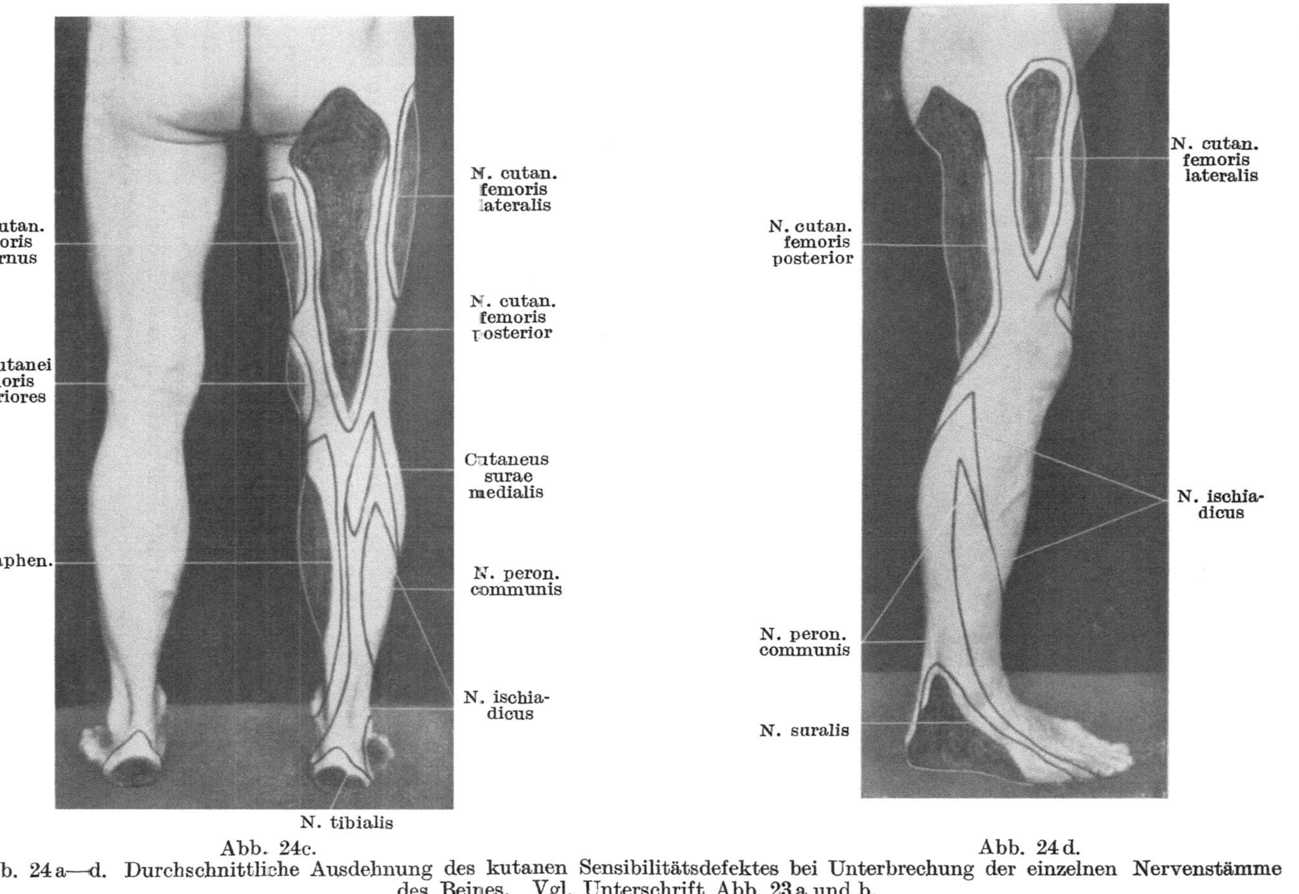

Abb. 24c.

Abb. 24 d.

Abb. 24 a—d. Durchschnittliche Ausdehnung des kutanen Sensibilitätsdefektes bei Unterbrechung der einzelnen Nervenstämme des Beines. Vgl. Unterschrift Abb. 23 a und b.

daß wir feststellen, in welchem Hautbezirke noch Reste von Sensibilität erhalten bleiben, wenn alle anderen Nerven der betreffenden Extremität oder alle anderen an der Versorgung des betreffenden Extremitätabschnittes beteiligten Nerven total durchtrennt sind. Die ungeheuer große Zahl von Totaltrennungen von Nerven durch Schußverletzungen und, worauf es hier ankommt, die große Zahl von Fällen mit gleichzeitiger Durchtrennung zahlreicher Nervenstämme einer Extremität, haben uns instand gesetzt für die meisten Nerven die Maximalgebiete auf diese Weise bestimmen zu können. Naturgemäß sind auch sie erheblichen individuellen Schwankungen unterworfen. Ich habe in den Abb. 21 und 22 die größten von mir beobachteten Maximalgebiete eingetragen. In anderen Fällen sind dieselben nicht unerheblich kleiner. Ein Blick auf die Abbildungen lehrt, wie ungeheuer weitgehend sich die Maximalgebiete der einzelnen Nerven gegenseitig überlagern. Die Überlagerung ist aber keineswegs immer mit völliger Integrität der Sensibilität in dem betreffenden Überlagerungsgebiete bei Durchtrennung eines Nerven gleichbedeutend. Sehr oft kommt es vor, daß die übergreifenden Fasern eines Nachbarnerven nur bestimmten Sensibilitätsqualitäten dienen; so dienen z. B. die die ulnare Hälfte des vierten Fingers versorgenden Fasern des Medianus nur dem Schmerzgefühl, aber nicht der Berührungsempfindung und Temperaturempfindung, was dadurch zum Ausdruck kommt, daß die ulnare Hälfte des vierten Fingers bei Ulnarisdurchtrennung in der Regel taktile und thermische Anästhesie zeigt, aber erhaltenes Schmerzgefühl besitzt. Bei Radialisunterbrechung ist, wie schon bemerkt, manchmal keine einzige Stelle der radialen Hälfte des Handrückens oder des Dorsums des Daumens total anästhetisch, oft aber ist die Berührungsempfindung und die Temperaturempfindung geschädigt oder aufgehoben, das Schmerzgefühl aber erhalten; in diesen Fällen dienen also die Fasern, mit denen die Nachbarnerven, der C. a. lat., der Medianus und Ulnaris in das Radialisgebiet übergreifen, nur der Leitung des Schmerzgefühls. In anderen Fällen besteht bei Radialisdurchtrennung in den genannten Gebieten weder eine Störung des Schmerzgefühls, noch eine solche der Berührungsempfindung oder der Temperaturempfindung, aber der Raumsinn der Haut ist in der radialen Hälfte des Handrückens und am Dorsum pollicis schwer gestört. Die Fasern, mit denen Medianus, Ulnaris und C. a. lat. in das Radialisgebiet übergreifen, dienen also in diesen Fällen nur der Leitung des Schmerzes, der Berührungs- und Temperaturempfindung, sind aber mit der Leitung der für die normale räumliche Wertung sensibler Reize notwendigen afferenten Erregungen nicht betraut, letztere passieren fast ausschließlich den Radialis selbst.

In dem speziellen Kapitel über die Sensibilitätsstörungen bei Unterbrechung der einzelnen Nervenstämme wird genau geschildert werden, in welchem Umfange die einzelnen sensiblen Qualitäten bei der Unterbrechung eines Nerven leiden. Hier sei nur so viel gesagt, daß der Sensibilitätsdefekt, welcher der Unterbrechung eines Nerven folgt, so gut wie immer hinter den Grenzen des Maximalgebietes zurückbleibt. Der Ausfall der äußersten Endausbreitungen eines Nerven ist nicht eo ipso mit einer nachweisbaren Einbuße an Sensibilität verbunden. Zahlreiche Endverzweigungen eines Nerven greifen in das Gebiet eines Nachbarnerven nur über, um in dessen Gebiete Hilfsleistungen zu verrichten, die in dem Falle, daß dieser Nachbarnerv durchtrennt ist, dadurch zutage treten, daß in beträchtlichen Bezirken des Gebietes dieses Nachbarnerven die Sensibilität ganz oder wenigstens teilweise erhalten bleibt. Der Medianus versorgt wie ersichtlich auch die ulnare Hälfte des vierten Fingers, niemals sind aber in letzterer bei einer Medianustrennung die geringsten Störungen der Sensibilität zu eruieren. Ist aber der Ulnaris durchtrennt, so ist es diesen, die ulnare Hälfte des vierten Fingers versorgenden Medianusfasern zu danken, daß das Schmerzgefühl daselbst erhalten bleibt. Der Medianus greift auch sehr oft mit Fasern an die Rückseite der Endphalange des Daumens über; fast niemals sind aber bei einer Medianusunterbrechung an dieser Endphalange irgendwelche Sensibilitätsdefekte zu ermitteln. Ist aber der Radialis unterbrochen, so tragen die das Dorum pollicis versorgenden Medianusfasern mit dazu bei, daß hier die Hautsensibilität partiell, manchmal sogar völlig erhalten bleibt. In den Abb. 23 und 24 habe ich die durchschnittliche Ausdehnung des bei der Unterbrechung der einzelnen Nervenstämme feststellbaren Sensibilitätsdefektes wiedergegeben. Die in diesen Abbildungen schwarz gehaltenen Zonen stellen die durchschnittlichen Autonomgebiete dar, die durch die kontinuierliche Linie umrissenen Gebiete stellen die Grenzen der taktilen Anästhesie und Thermanästhesie dar.

1. Die Nerven der oberen Extremität.

Der Cutaneus humeri lateralis (vgl. Abb. 25 und 26), der Hautast des N. axillaris breitet sich nach den üblichen anatomischen Darstellungen in der Haut über der hinteren und mittleren Portion des Deltoideus sowie in den anstoßenden Partien der Hinter- und Außenseite des Oberarms aus. In dasselbe Hautgebiet gelangen gelegentlich auch ein oder mehrere Hautäste, welche aus Muskelästen des N. axillaris hervorgehen und den M. deltoideus durchbrechen. Frohse und Fränkel bestreiten zwar deren Existenz; ich habe sie aber wiederholt festgestellt. Die Endverzweigungen des Cutaneus humeri lateralis reichen am Oberarm viel weiter nach vorne zu als das im allgemeinen von der Anatomie gelehrt wird. Das autonome Versorgungsgebiet des Nerven ist meist viel mehr seitlich und vorne gelegen als seitlich und hinten (vgl. Abb. 21 und 23). Das Maximalgebiet des Nerven ist sehr groß. Der Cutaneus humeri lateralis greift mit seinen Endausbreitungen in die Ausbreitungsgebiete der Nachbarnerven, der Nn. supraclaviculares, des Cutaneus humeri internus + Intercostobrachialis, des Cutaneus antibr. medialis (Cutaneus humeri anterior), des Cutaneus humeri posterior, Cutaneus antibr. dorsalis und Muskulokutaneus beträchtlich über, wie andererseits alle diese Nachbarnerven ihrerseits mehr oder weniger weit in das Verteilungsgebiet des Cutaneus humeri lateralis übergreifen. Einige Male fand ich eine Anastomose von einem Aste des Cutaneus humeri lateralis zum Cutaneus humeri posterior, die dann im Radialisstamm weiter zentralwärts zog. Von einzelnen Ästen des Cutaneus humeri lateralis führen nicht selten Anastomosen zu Ästen des Cutaneus humeri internus et Interkostohumeralis oder zu Ästen der Nn. supraclaviculares. Je nach der Entwicklung dieser Anastomosen variiert die Lage und die Ausdehnung des Sensibilitätsdefektes bei Unterbrechung des Cutaneus humeri lateralis oder des Axillaris naturgemäß erheblich, woran natürlich das individuell recht variable Übergreifen der Nachbarnerven ebenso beteiligt ist. Ich kenne aber keinen Fall von Unterbrechung des Axillaris oder des Cutaneus hum. lateralis, in welchem nicht wenigstens ein umschriebener Hautbezirk totalen Verlust der Sensibilität aufgewiesen hätte. Das durchschnittliche Verhalten zeigt Abb. 23.

Der Cutaneus humeri internus und der Interkostohumeralis (vgl. Abb. 25 u. 26) weisen in ihrem Ursprung und ihrer gegenseitigen Beziehung nicht unbeträchtliche Variationen auf. Ersterer entspringt in der Regel mit einem oder zwei schwächeren Ursprungsästen aus dem Fasciculus medialis, gelegentlich aber auch ganz oder teilweise aus dem Stamm des N. cutaneus antibrachii medialis. Seine eigentliche Stärke erhält der Nerv erst durch seine Anastomosen mit dem aus dem zweiten und manchmal auch aus dem dritten Thorakalnerven hervorgehenden Interkostohumeralis. Bisweilen verzweigen sich

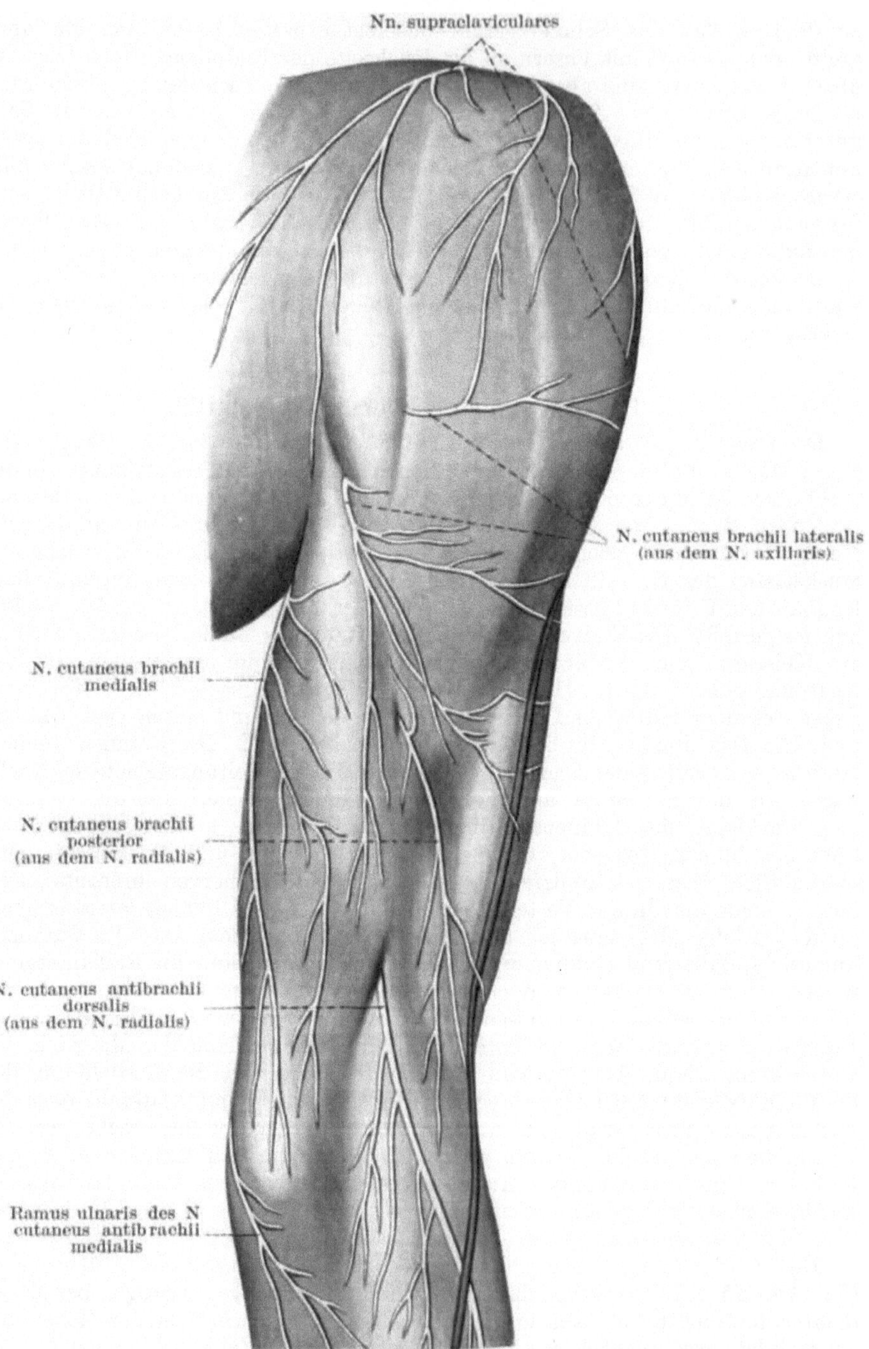

Abb. 25. Ausbreitungsgebiete des N. supraclavicularis, N. cutaneus humeri lateralis (N. axillaris), N. cutaneus humeri posterior (N. radialis), N. cutaneus antibrachii dorsalis (N. radialis), N. cutaneus humeri internus und Interkosto-humeralis. (Zeichnung nach Toldt: Anatomischer Atlas. Lief. VI. Berlin 1901.)

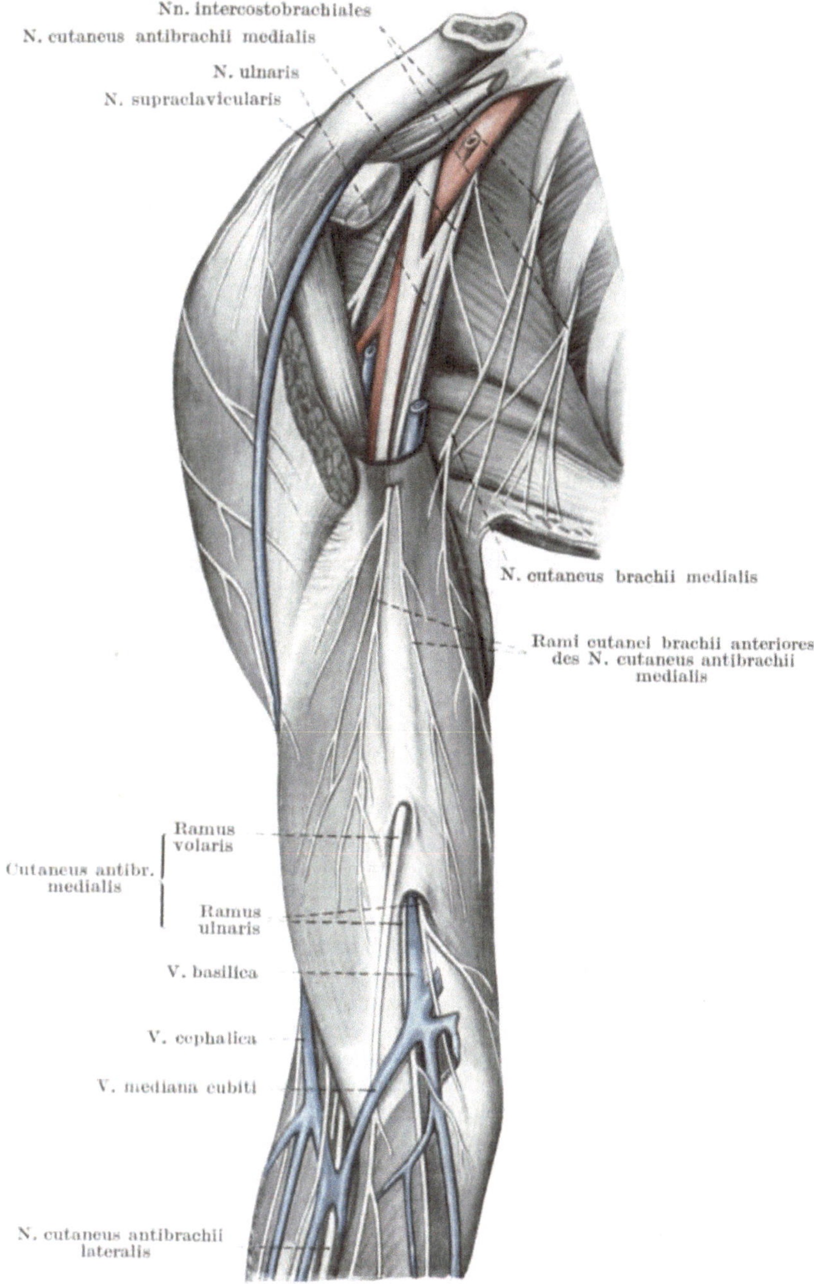

Abb. 26. Ausbreitungsgebiete des N. cutaneus humeri internus et Intercostohumeralis und des R. cutaneus humeri anterior (aus Cutaneus antibrachii medialis). Die an der lateralen Seite der Schulter verlaufenden Hautnerven gehören dem N. supraclavicularis und dem Cutaneus humeri lateralis (N. axillaris) an; letzterer in der Abbildung nicht besonders signiert. (Zeichnung nach Toldt.)

diese Thorakalnerven direkt an der Innenseite des Oberarms und in der Achselhöhle, ohne überhaupt erst mit dem Cutaneus humeri internus in Verbindung zu treten. Manchmal fehlt der C. h. i. ganz und dann ist der Interkostohumeralis besonders stark entwickelt. In anderen Fällen ist im Gegenteil der Cutaneus humeri internus sehr kräftig und der Zuwachs aus dem zweiten und dritten Thorakalnerven auffallend gering. Ersteres Verhalten finden wir hauptsächlich bei der sogenannten postfixierten Plexusanlage, letzteres bei präfixierter Anlage. Manchmal führen Anastomosen von Ästen des Cutaneus humeri internus bzw. des Interkostohumeralis zu Ästen des Cutaneus humeri lateralis, seltener zu solchen des Cutaneus humeri posterior, die dann im N. axillaris bzw. N. radialis zentralwärts ziehen. Das autonome Gebiet des Cutaneus humeri internus + Intercostohumeralis liegt an der Innenseite des Oberarms (Abb. 21 und 23), das Maximalgebiet (Abb. 21), umfaßt die Achselhöhle und die Innenseite des Oberarms, erstreckt sich aber von hier aus besonders nach vorne zu auf die Vorderseite des Oberarms und auch mehr oder weniger weit auf die Hinterseite desselben. Nach abwärts reicht es meist etwas über das Olekranon und den Epicondylus medialis nach abwärts. In das Versorgungsgebiet des Cutaneus humeris internus + Intercostohumeralis greifen die Nachbarnerven, der Cutaneus humeri lateralis, Cutaneus humeri posterior, Cutaneus antibrachii dorsalis und besonders der Cutaneus antibrachii medialis, zum Teil auch der Cutaneus antibrachii lateralis mit ihren Endverzweigungen mehr oder weniger weit über, wie andererseits der Cutaneus humeri internus + Intercostobrachialis mit seinen Endausbreitungen die Versorgungsgebiete aller dieser Nerven mehr oder weniger weit überlagert.

Das Versorgungsgebiet des aus dem Fasciculus medialis hervorgehenden Cutaneus antibrachii medialis (Abb. 26, 27, 29) umfaßt in erster Linie die mediale Hälfte des Vorderarms sowohl auf der Volarseite (Ramus volaris) wie auf der Dorsalseite (Ramus ulnaris). Aber es gehen aus ihm bereits im Bereiche des Oberarms sehr oft Äste hervor, welche an der Versorgung der Vorder- und Innenseite des Oberarms Anteil nehmen. Diese können manchmal einen ansehnlichen Nerven, den Cutaneus humeri anterior, bilden. Am Oberarm zieht manchmal eine Anastomose aus dem Stamm des Cutaneus antibrachii medialis schräg nach aufwärts in den Cutaneus humeri internus, die aber viel seltener vorkommt wie die oben bereits erwähnte, umgekehrt gerichtete, vom Cutaneus humeri internus in den Cutaneus antibrachii medialis aufwärts ziehende Anastomose. Am Vorderarm gehen, soweit meine Erfahrungen reichen, niemals Anastomosen aus dem Cutaneus antibrachii medialis oder dessen Ästen in die Bahn des Cutaneus antibrachii lateralis oder Cutaneus antibrachii dorsalis über, nicht selten aber gehen aus Ästen des Cutaneus antibrachii medialis Anastomosen in den Ramus palmaris und den Ramus dorsalis des N. ulnaris, die dann im Ulnarisstamm zentralwärts ziehen. Am Vorderarm überschreiten seine Endausbreitungen das Niveau des Os piriforme manchmal nicht unerheblich. Je nach der Ausbildung dieser Anastomosen und je nach dem Grade des Übergreifens der Nachbarnerven in das Verteilungsgebiet des Cutaneus antibrachii medialis zeigt der Sensibilitätsdefekt, welcher der Durchtrennung des Nerven folgt, eine geringere oder größere Extensität. Es sei aber schon hier hervorgehoben, daß ich keinen Fall von Totaltrennung des C. a. m. kenne, in dem nicht ein beträchtlicher Hautbezirk der ulnaren Hälfte des Vorderarms total anästhetisch gewesen wäre. Das autonome Gebiet des Cutaneus antibrachii medialis ist relativ groß (vgl. Abb. 21 und 23). Das Maximalgebiet des Nerven ist in Abb. 21 dargestellt.

Der Cutaneus antibrachii lateralis (Abb. 26, 27, 28), welcher die Fortsetzung des Muskulokutaneus bildet, zeigt in seinen Beziehungen zu

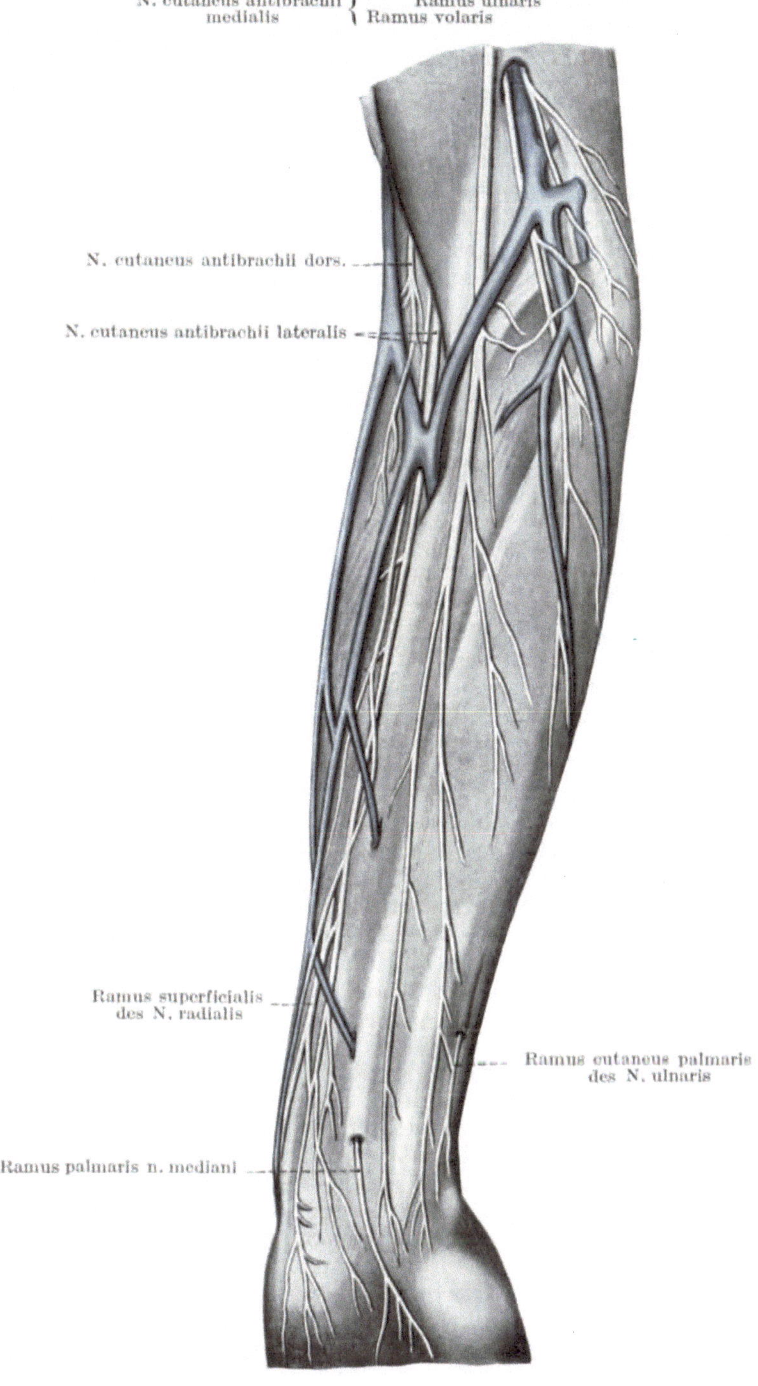

Abb. 27. Ausbreitungsgebiet des N. cutaneus antibrachii medialis, des N. cutaneus antibrachii lateralis, Ramus palmaris n. mediani. (Nach Toldt.)

diesem letzteren und zum N. medianus nicht selten abnorme Verhältnisse.
Manchmal entspringt er, wie wir dies schon von den motorischen Ästen des
Muskulokutaneus gesehen haben, aus dem Medianus (Abb. 3, S. 794), manchmal
setzt sich im Gegenteil der ganze Muskulokutaneusstamm aus Fasern des Cutaneus antibrachii lateralis zusammen, indem die motorischen Äste zum Brachialis
internus, Bizeps und gelegentlich auch die zum Korakobrachialis aus dem
Medianus entspringen. Nicht selten führt (s. Abb. 28) eine Anastomose vom
Cutaneus antibrachii lateralis schräg nach oben medial zu dem Medianus (Hirschfeld-Leveillé, Rauber-Kopsch). Diese Anastomose kann auch etwas weiter
proximal aus dem Muskulokutaneus selbst, oberhalb des Abganges der Äste für
den Brachialis internus bzw. des Bizeps, abgehen und zum Medianusstamm
aufwärts streben (Borchardt und Wjasmenski, Ranschburg, Stookey,
eigene Beobachtung) (Abb. 4 S. 794). Manchmal kehrt ein Teil dieser
Fasern durch eine zweite Anastomose vom Medianus zum Muskulokutaneus in
letzteren wieder zurück (Borchardt und Wjasmenski). Aus dem dorsalen
Aste des Cutaneus antibrachii lateralis führt sehr oft eine Anastomose in den
Cutaneus antibrachii dorsalis oder in einen Ast desselben, die betreffenden
Fasern werden also durch den Radialis zentralwärts geleitet. Manchmal geht
eine Anastomose aus dem Ramus volaris des Cutaneus antibr. lateralis in den
Radialis superficialis (Abb. 27), aber noch häufiger führt eine Anastomose
von letzterem in die Bahn des Cut. antibr. lat. (Abb. 27). Der Cutaneus
antibr. lateralis verzweigt sich in der Hauptsache an der lateralen Hälfte der
Volarseite des Vorderarms, medialwärts greift er etwas in das Verteilungsgebiet
des Cutaneus antibr. medialis, lateralwärts aber oft beträchtlich auf das Dorsum
antibrachii in das Gebiet des Cutaneus ant. dorsalis über, mehr als das in den
Handbüchern der Anatomie angegeben ist. Aufwärts reichen seine Fasern
manchmal am Oberarm in das Verteilungsgebiet des Cutaneus humeris lateralis
und Cutaneus hum. int. + Intercostobrachialis hinein, abwärts ist er nicht
selten an der Versorgung der lateralen Hälfte des Handrückens und des Dorsum
pollicis stark beteiligt (Gebiet des Radialis superficialis), greift aber auch manchmal beträchtlich nach der Volarseite zu über und nimmt an der Versorgung
des Daumenballens und der radialen Hälfte des Handtellers teil (Gebiet des
Medianus). Das Maximalgebiet ist in Abb. 21 dargestellt. Besonders die oben
erwähnten Anastomosen vom Cutaneus antibr. lateralis oder vom Muskulokutaneusstamm selbst zum Medianus sowie die Anastomosen seiner Äste zum Cutaneus antibr. dorsalis und gelegentlich auch zum Radialis superficialis sowie
das Übergreifen der Endverzweigungen der Nachbarnerven in das Verteilungsgebiet des Cutaneus antibr. lateralis bringen es mit sich, daß die Ausdehnung des
Sensibilitätsdefektes bei Durchtrennung des Cutaneus ant. lat. bzw. des Muskulokutaneus erheblichen Schwankungen unterworfen ist, ja es kann gelegentlich nur ein schwacher zipfelförmiger Bezirk total anästhetisch sein. Das autonome Gebiet ist in Abb. 21 und 23 dargestellt.

Aus dem N. radialis gehen bekanntlich drei Hautnerven hervor. Der
Cutaneus humeri posterior (Abb. 25) breitet sich an der Hinterseite des
Oberarms aus. Sein Maximalgebiet habe ich nicht bestimmen können, aber
seine Endausbreitungen greifen in die Verbreitungsgebiete des Cutaneus ant.
dorsalis und lateralis und des Cutaneus humeri internus + Intercostohumeralis
und des Cutaneus humeri lateralis über. Sein Ausbreitungsgebiet wird selbst von
dem der genannten Nachbarnerven überlagert. Es führen sehr oft Anastomosen
von Ästen des Cutaneus humeri posterior zu Ästen des Cutaneus humeri lateralis
oder des Cutaneus humeri internus aufwärts. Einmal traf ich eine Anastomose
an, welche direkt aus dem Stamm des Cutaneus humeri posterior entsprang und
aufwärts in den Cutaneus humeri lateralis führte. Die reichlichen Überlagerungen

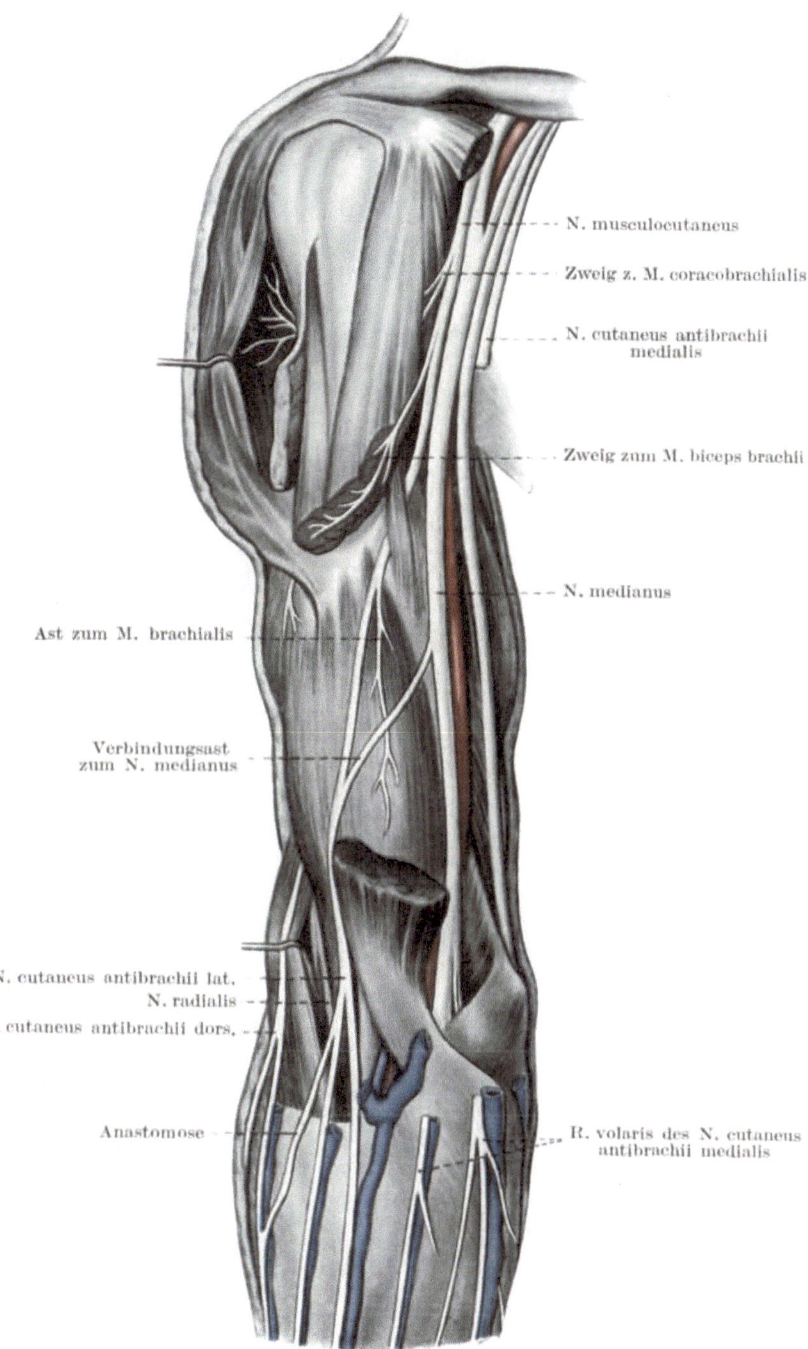

Abb. 28. N. musculo cutaneus in anatomischer Verbindung mit dem N. medianus. (Nach Hirschfeld-Leveillé und Rauber Kopsch.)

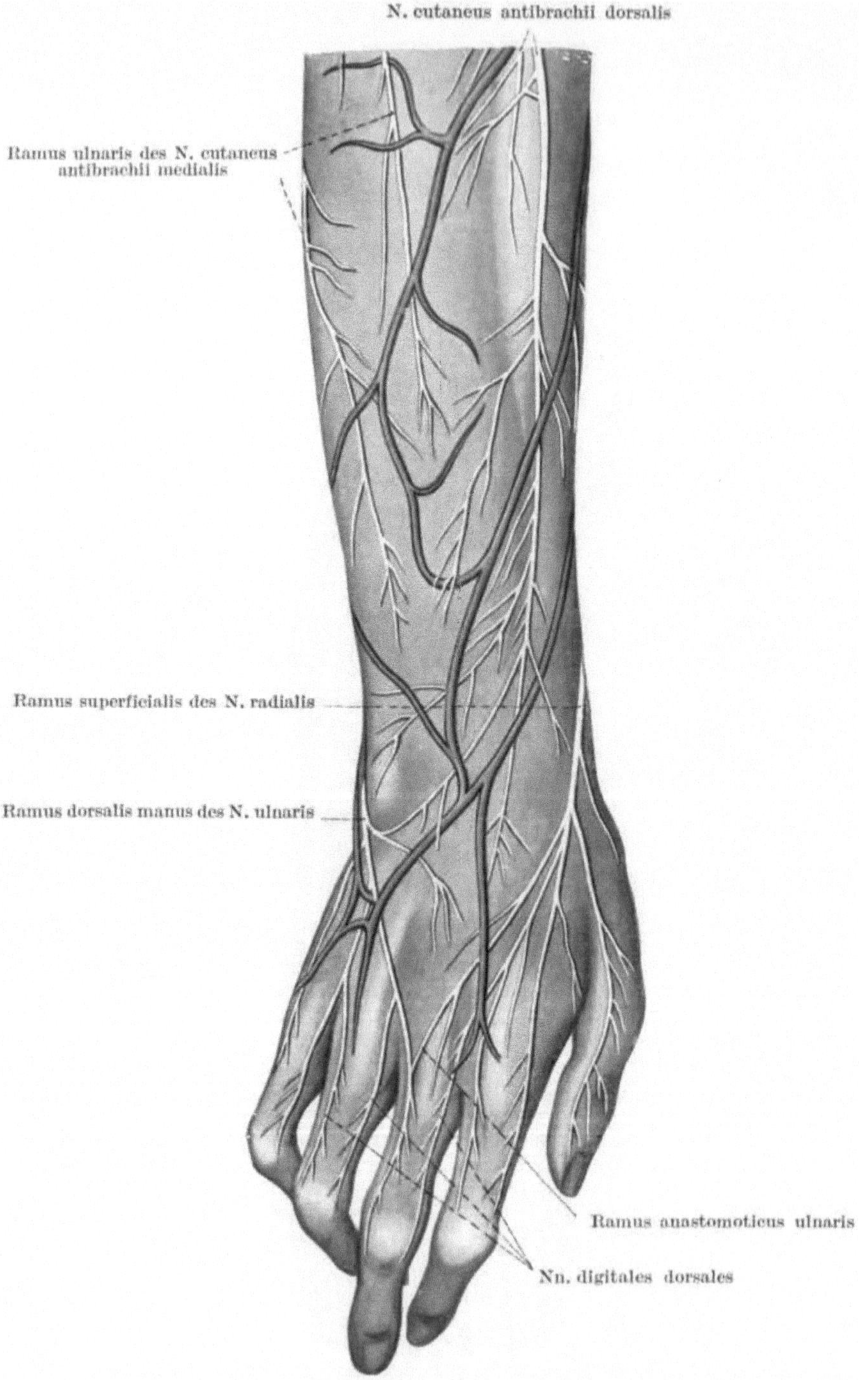

Abb. 29. Ausbreitungsgebiete des N. cutaneus antibrachii medialis, N. cutaneus antibrachii dorsalis (N. radialis), des N. radialis superficialis, und des Ramus dorsalis, N. ulnaris. (Nach Toldt.)

des Ausbreitungsgebietes des Cutaneus humeri posterior durch die Endverzweigungen der Nachbarnerven und die nicht seltenen Anastomosen die von seinen Ästen in Äste der Nachbarnerven führen, bringen es mit sich, daß bei Resektion dieses Nerven jeglicher Sensibilitätsdefekt fehlen kann. In anderen Fällen ist ein solcher vorhanden (Abb. 23 b). Auch bei der Totaltrennung des Radialisstammes oberhalb des Abganges des Cutaneus humeri posterior ist die Ausdehnung der Sensibilitätsstörung am Oberarm sehr variabel; manchmal fehlt eine solche daselbst völlig.

Der Cutaneus antibrachii dorsalis (Abb. 25, 28, 29), der wie sein Vorgänger aus dem Radialis hervorgeht, hat sein Ausbreitungsgebiet an der radialen Hälfte der Dorsalseite des Vorderarms, nach oben reicht dasselbe mehr oder weniger weit am Oberarm empor, medialwärts greift es in das Verteilungsgebiet des Cutaneus antibr. medialis, lateralwärts in das des Cutaneus antibr. lateralis, distal in das Verteilungsgebiet des Radialis superficialis auf die radiale Hälfte des Handrückens und das Dorsum des Daumens mehr oder weniger weit über. Es existieren gelegentlich Anastomosen von Ästen des Cutaneus antibr. dorsalis zu solchen des Cutan. antibr. lateral. (Abb. 28) oder des Ramus dorsalis des N. ulnaris (Abb. 29), aber auch zum Ramus dorsalis des N. ulnaris selbst und zum Radialis superficialis. Alle Nachbarnerven, der Cutaneus humeri internus, der Cutaneus humeri posterior, der Cutaneus antibr. lateralis, der Cutaneus antibr. medialis, der Ramus dorsalis ulnaris und der Radialis superficialis greifen mit ihren Endverzweigungen in das Verteilungsgebiet des Cutaneus antibr. dorsalis mehr oder weniger weit über. Ich habe aber in keinem Falle von Durchtrennung des Cutaneus antibr. dorsalis Sensibilitätsstörungen ganz vermißt. Über das durchschnittliche Ausmaß derselben sowie über das autonome Gebiet gibt Abb. 23 Auskunft. Wohl aber habe ich wiederholt Fälle von Radialisdurchtrennung oberhalb des Abganges des Cutaneus antibr. dorsalis beobachtet, in denen am Vorderarm nicht der geringste Sensibilitätsdefekt eruierbar war.

Das anatomisch feststellbare Ausbreitungsgebiet des Radialis superficialis (Abb. 29) umfaßt im allgemeinen die radiale Hälfte des Handrückens, das Dorsum der beiden Phalangen des Daumens und des ersten Metakarpale, das Dorsum der Grundphalange des Zeigefingers und der radialen Hälfte des Mittelfingers; am Daumen greift der Nerv auf die radiale Kante und mehr oder weniger weit auf die Volarseite des Daumenballens und Handtellers über. Manchmal erstrecken sich die Endäste des Radialis superficialis am Handrücken erheblich weiter ulnarwärts als soeben geschildert und versorgen das ganze Dorsum der Grundphalange des Mittelfingers und sogar des vierten, ja selbst des fünften Fingers (Kaufmann, Gegenbauer, Hédon) (Abb. 30); Andererseits kann das Endgebiet manchmal auch beschränkter sein, indem am Mittelfinger die radiale Hälfte der Grundphalange nicht von ihm sondern vom R. dorsalis des Ulnaris versorgt wird und am Daumen die Dorsalseite der Endphalange manchmal gar keine Fasern vom Radialis superficialis, sondern nur vom Medianus erhält. In das Endgebiet des Radialis superficialis greifen die Nachbarnerven teils durch direkte Endverzweigungen über, teils werden die Fasern durch Anastomosen vom Rad. superfic. in die Bahn der Nachbarnerven übergeleitet. So verzweigt sich der Cutaneus antibrachii lateralis nicht nur direkt an der radialen Kante des Daumenballens und am Rücken des ersten Metakarpale (vgl. Abb. 30), sondern es führt auch oft eine Anastomose aus dem Radialis superficialis oder Ästen desselben in den Cutaneus lateralis (Abb. 27). Nicht selten führt eine Anastomose aus dem Radialis superficialis in den Cutaneus antibrachii dorsalis. Der Ramus dorsalis N. ulnaris nimmt manchmal an der Versorgung der radialen Hälfte des Dorsums der

Grundphalange des Mittelfingers in der Weise teil, daß sich einer seiner Äste
mit einem Aste des Radialis superficialis spitzwinklig vereinigt und beide Nerven
etwa zu gleichen Teilen die Versorgung bestreiten; manchmal versorgt der
Ulnaris diese radiale Hälfte sogar ganz allein. Oft führt auch eine Anastomose
aus einem zentraler gelegenen Abschnitte des Radialis superficialis nahe der
Handwurzel in den Ramus dorsalis des N. ulnaris. Endlich zieht bekanntlich
an jeder Seite des Zeigefingers sowie an der Radialseite des Mittelfingers eine
Anastomose vom N. digitalis dorsalis des Radialis zum N. digitalis volaris propr.

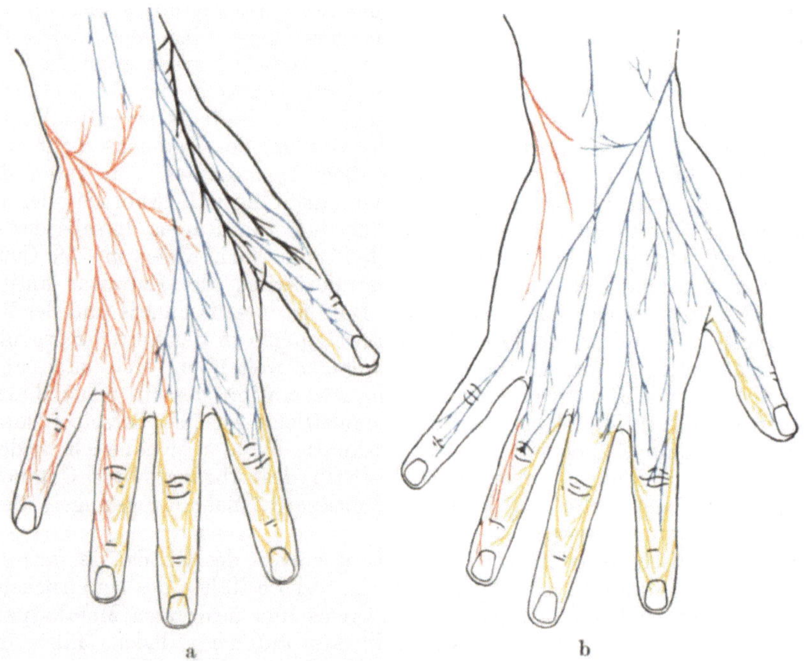

Abb. 30a und b. Verzweigung des Cutan. antibr. lat., Radialis superficialis, Ulnaris und
Medianus am Handrücken. a) Normales Verhalten; b) abnormes Verhalten, Radialis
superficialis stark entwickelt, Ramus dorsalis des N. ulnaris auf ein Minimum reduziert.
Schwarz = Cut. ant. lateralis; blau = Radialis; rot = Ulnaris; gelb = Medianus.
(Aus Spalteholz.)

des Medianus, durch welche sensible Fasern von der Dorsalseite der Grundphalangen in den Medianus gelangen (Abb. 31, 32). Wenn der Radialis superficialis
auch die ulnare Seite der Grundphalange des Mittelfingers oder gar auch die
Grundphalange des vierten Fingers versorgt, so nehmen auch die dem Medianus
bzw. Ulnaris angehörigen entsprechenden Nn. digitales volares proprii dieser
Finger durch die Vermittlung der erwähnten Anastomose an der sensiblen Versorgung der gesamten Grundphalange des Mittel- und Zeigefingers Anteil. Am
Daumen fehlen diese Verbindungen zu den Nn. digitales volares des Medianus oft ganz, manchmal gelangen Medianusfasern in die Endphalange, aber
nicht in die Grundphalange, manchmal in beide Phalangen. Selten bilden
sie die alleinige Versorgung des Dorsum der Endphalange, indem die End-
verzweigung des Radialis superficialis am Ende der Grundphalange halt macht.

Die zahlreichen Anastomosen des Radialis superficialis mit anderen Nerven
und das Übergreifen dieser letzteren mit direkten Endästchen in das Versorgungs-

gebiet des Radialis superficialis bringen es mit sich, daß bei Unterbrechung des letzteren oder des Radialisstammes oberhalb des Abganges des Radialis superficialis die Sensibilitätsstörungen oft nur eine sehr geringe Ausdehnung zeigen, ja gänzlich fehlen können. Die individuell ungemein variablen Formen des Sensibilitätsdefektes werden in dem speziellen Kapitel der Sensibilitätsstörungen bekannt gegeben werden. Eine häufig zur Beobachtung kommende Form ist in Abb. 23 dargestellt.

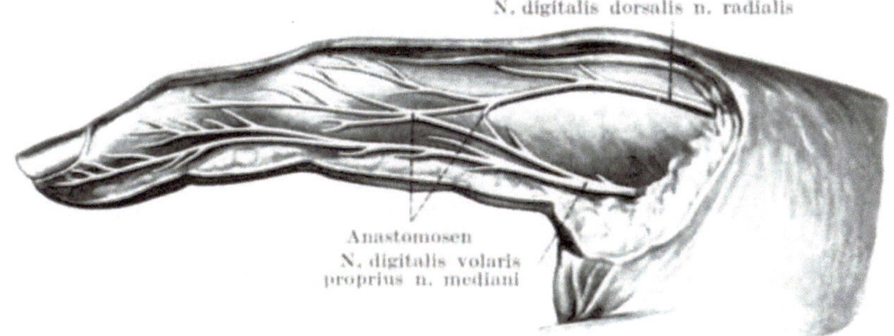

Abb. 31. Anastomosen zwischen N. dig. dors. des N. radialis und N. dig. volar. propr. N. mediani. (Nach Spalteholz.)

Ebenso variabel wie bei der Unterbrechung der einzelnen Äste des N. radialis sind die Sensibilitätsstörungen bei der Unterbrechung des Radialisstammes, sei es zentral vom Abgang des Cutaneus antibr. dorsalis, sei es ganz hoch oben, proximal vom Abgang des Cutaneus humeri posterior. Die Nachbarnerven greifen so stark in das Distributionsgebiet der Gesamtradialis über,

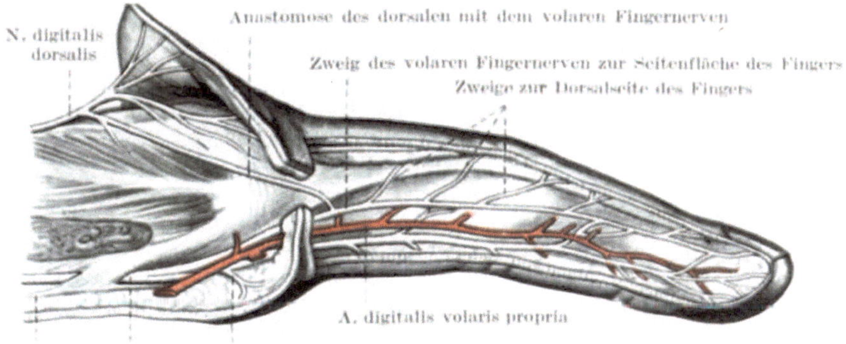

Abb. 32. Nerven des rechten Zeigefingers von der rechten Seite.

daß bei dessen Ausschaltung Sensibilitätsstörungen ganz oder fast ganz fehlen können, in anderen Fällen nehmen dieselben einen beträchtlichen Raum ein. Das Maximalgebiet der Gesamtradialis ist sehr ausgedehnt, es ist aus Abb. 21 ersichtlich.

Der Ulnaris hat bekanntlich ebenso wie der Radialis drei Hautäste, den Ramus palmaris, Ramus dorsalis und Ramus volaris superficialis. Der Ramus palmaris breitet sich im distalsten Abschnitt der medialen Hälfte der Volarseite des Vorderarms aus. Sehr oft führt aus ihm eine Anastomose zum

Cutaneus antibrachii medialis (Abb. 27); außerdem breiten sich die Endäste des letzteren in der Mehrzahl der Fälle in demselben Hautbezirke aus wie der Ramus palmaris des N. ulnaris selbst. Unter diesen Umständen ist die Ausdehnung des Sensibilitätsdefektes bei Unterbrechung des Ulnarisstammes oberhalb des Abganges des Ramus palmaris nicht größer als bei Unterbrechung des N. ulnaris unterhalb des Abganges des Palmarastes. In den Fällen, in welchen die Anastomose zum Cutaneus antebr. med. fehlt und letzterer auch keine nennenswerten Endäste in das Gebiet des Ramus palmaris des Ulnaris entsendet, reicht der Sensibilitätsdefekt bei Ulnarisunterbrechung oberhalb des Abganges des Ramus palmaris manchmal mehrere Zentimeter über das Os pisiforme nach oben hinauf. Bisweilen ist der Ramus palmaris sehr stark entwickelt und der unterste Abschnitt der medialen Hälfte der Volarseite des Vorderarms kann ihm allein unterstellt sein; in diesen Fällen hat seine isolierte Ausschaltung nachweisbare Sensibilitätsstörungen in einem kleinen volaren Bezirk oberhalb des Pisiforme zur Folge oder bei Unterbrechung des Cutaneus ant. medialis reicht der Sensibilitätsdefekt nicht bis zum Handgelenk herab, sondern macht mehrere Zentimeter oberhalb halt. Umgekehrt kann der Ramus palmaris ganz fehlen oder sehr schwach entwickelt sein; in diesen Fällen kann sich die totale Anästhesie bei Unterbrechung des Cutaneus ant. medialis bis zum Pisiforme abwärts erstrecken. Es kommt aber auch bei tiefsitzenden Ulnarisunterbrechungen dicht unterhalb des Os pisiforme vor, daß die totale Anästhesie beträchtlich über das letztere nach oben reicht; in solchen Fällen fehlt einerseits der Ramus palmaris ganz und andererseits erstreckt sich die Endausbreitung des Cutaneus ant. medialis am Vorderarm nicht bis zum Pisiforme nach abwärts.

Der Ramus dorsalis des N. ulnaris (Abb. 29 und 30) versorgt die ulnare Hälfte des Handrückens, die Dorsalseite des Kleinfingers im Bereiche sämtlicher Phalangen (Zander, Spalteholz), dagegen am vierten Finger nur die Dorsalseite der Grundphalange und am dritten Finger die ulnare Hälfte des Dorsums der Grundphalange; nach Rauber-Kopsch soll am Kleinfinger die radiale Hälfte der Mittel- und Endphalange nicht vom Ramus dorsalis, sondern nur vom N. digitalis volaris versorgt werden. Dieses Verhalten ist aber sicher nicht konstant. Manchmal ist das Ausbreitungsgebiet des Ramus dorsalis erheblich kleiner und betrifft nur einen kleinen Teil der ulnaren Hälfte des Handrückens (Abb. 30) oder diese und die Phalangen des fünften Fingers, selten fehlt der Nerv ganz an der Dorsalseite der Finger. In diesen Fällen wird der Ramus dorsalis des Ulnaris durch den Radialis superficialis ersetzt (vgl. Abb. 30). Daß andererseits der Ramus dorsalis des N. ulnaris auch umgekehrt eine größere Ausbreitung besitzen und den Radialis superficialis zum Teil ersetzen kann, ist bereits erwähnt worden. Seine Ausbreitung kann sogar bis zum zweiten Finger einschließlich reichen. In die Versorgung der ulnaren Hälfte der Grundphalange des Mittelfingers teilen sich sehr oft der Ramus dorsalis ulnaris und der Radialis superficialis (Abb. 29). Sodann führt aus dem Ramus dorsalis ulnaris häufig eine Anastomose in den Cutaneus antibrachii medialis und oft auch in den Cutaneus antibrachii dorsalis (Abb. 29). Endlich ist zu erwähnen, daß am Kleinfinger, Ring- und Mittelfinger von den Nervi digitales dorsales Anastomosen in die Nn. digital. volares führen (vgl. Abb. 31 und 32). Der Sensibilitätsdefekt bei der isolierten Durchtrennung des Ramus dorsalis ist daher, je nach der Stärke der Entwicklung desselben und je nach dem Grade der Ausbildung der angegebenen Anastomosen bzw. des Ausmaßes, in welchem die Nachbarorgane in das Ausbreitungsgebiet des Ramus dorsalis mit Endverästelungen übergreifen, außerordentlich großen Schwankungen unterworfen. Ich habe Fälle von Durchtrennung des Ramus dorsalis beobachtet, in denen Sensibilitätsstörungen ganz fehlten, und andere Fälle, in denen die Haut des Dorsums des fünften und vierten Metakarpale

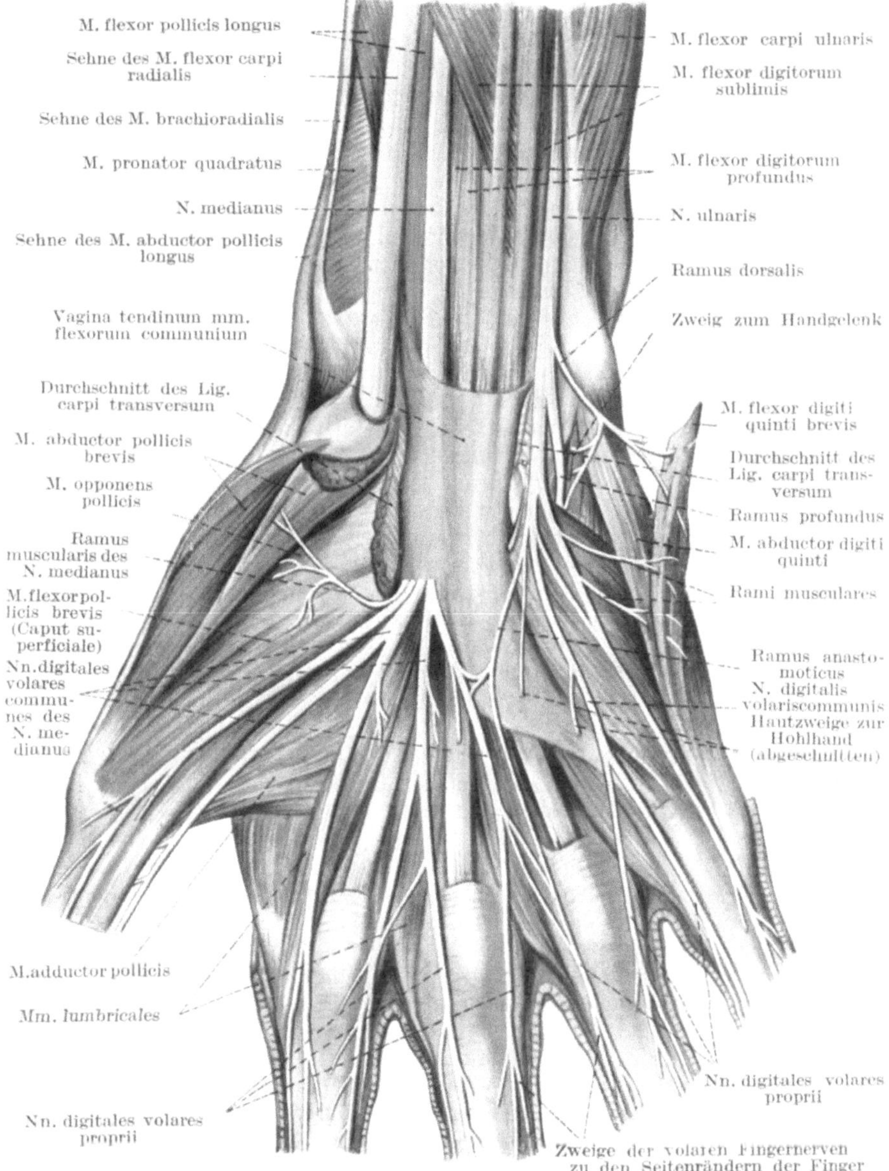

Abb. 33. Endäste des Ramus superficialis des N. ulnaris und des N. medianus an der Hand. (Nach Toldt.)

und des Dorsums des Kleinfingers und der ulnaren Hälfte des Dorsums der Grundphalange des vierten Fingers total anästhetisch war.

Der Ramus volaris superficialis des N. ulnaris (Abb. 33) versorgt in

der Hauptsache die dem fünften und vierten Metakarpale entsprechenden
ulnaren Abschnitte der Handfläche, die Volarseite des Kleinfingers und die ulnare
Hälfte der Volarseite des vierten Fingers. Seine Endausbreitungen reichen
aber am Handteller erheblich weiter, bis an den Daumenballen heran (Abb. 21a).
Fast stets entsendet er einen Ast an die radiale Hälfte des vierten Fingers
(Abb. 33) und eine Anastomose in den N. dig. vol. com. für den 3. und 4. Finger
(Abb. 33). Seine letzten Endausbreitungen können bis in die Grundphalange
des Mittel- und Zeigefingers reichen (Abb. 21a). Durch die auf das Dorsum
der Finger übergreifenden Äste der Nn. digitalis volares proprii des Ulnaris
versorgt letzterer auch die Dorsalseite der Mittel- und Endphalange des vierten
Fingers und manchmal auch die des Kleinfingers. In das Endgebiet des Ramus
volaris des N. ulnaris greifen Fasern des Ramus palmaris ulnaris, des Cut. antibr.
med., des Cut. antibr. lat. über. Vor allem aber reicht der Medianus mit
seinen Endverzweigungen in das Versorgungsgebiet des Ramus superficialis
volaris des Ulnaris mehr oder weniger weit hinein (Abb. 21a), wodurch besonders die ulnare Hälfte des vierten Fingers sensible Fasern erhält. Durch
die allerdings inkonstante Grubersche Vorderarmanastomose vom Ulnaris zum
Medianus (Abb. 17, S. 808) kann eine beträchtliche Zahl von Fasern aus dem
Endgebiet des Ulnaris in den Medianusstamm geleitet werden. Diese Anastomose ist nach Curtis und Ranschburg ausschließlich, nach Borchardt und
Wjasmenski mindestens teilweise sensibler Natur. Ob die in der Tiefe der
Hohlhand befindliche Anastomose zwischen dem vom Prof. des Ulnaris und
dem Medianus (Abb. 11, S. 803) und die von Villars beschriebene seltene
Ulnaris-Medianusanastomose am Oberarm sensible Fasern aus dem Ulnaris in
den Medianus führt, ist bisher nicht zu ermitteln gewesen.

Infolge der zahlreichen Anastomosen, welche von den Ästen des Ulnaris
zu anderen Nerven ziehen oder vom Ulnarisstamm in den Medianusstamm
gelangen und infolge des Übergreifens der Endverzweigungen der Nachbarnerven, des Medianus, Radialis und Cutaneus antibrachii medialis in das Versorgungsgebiet des Ulnaris ist die Ausdehnung des totalen Sensibilitätsverlustes
der Haut bei Ulnarisunterbrechung sehr großen individuellen Schwankungen
unterworfen und bisweilen fast nur auf den Kleinfinger beschränkt (Abb. 21a
und b). Hier besteht allerdings nach meinen Erfahrungen immer völlige kutane
Anästhesie. Die taktile Anästhesie und die Thermanästhesie zeigt in der Mehrzahl der Fälle die in Abb. 23a und b dargestellte Extensität, aber nicht selten
beträchtliche individuelle Differenzen, besonders an der Dorsalseite der Hand
und der Finger. Hier können speziell bei geringer Ausdehnung der Ulnarisäste
und breiter Ausdehnung des Radialis superficialis die Sensibilitätsstörungen
räumlich sehr beschränkt sein, während sie im umgekehrten Falle einen wesentlich breiteren Raum einnehmen kann. Aber niemals erreicht der Sensibilitätsdefekt bei der Ulnarisunterbrechung die Grenzen des Maximalgebietes dieses
Nerven.

Der N. medianus hat zwei Hautäste, den Ramus palmaris und den
Ramus volaris sensibilis. Ersterer (Abb. 27) breitet sich hauptsächlich im
untersten Abschnitt der radialen Hälfte der Volarseite des Vorderarms aus,
greift aber mit seinen Endverzweigungen auch mehr oder weniger weit in die
radiale Hälfte der Palma manus über. Bei Unterbrechung des Medianus oberhalb
des Abganges des Ramus palmaris kann sich die Ausschaltung des letzteren
dadurch zu erkennen geben, daß der Sensibilitätsdefekt von der Handfläche
aus zipfelförmig bis in den untersten Abschnitt des Vorderarms emporreicht.
Dieser Zipfel kann aber auch ganz fehlen, weil der Cutaneus antibr. lateralis
und der Radialis mit ihren Endausbreitungen das Gebiet des Ramus palmaris
medianus vollkommen überlagern können. Bisweilen führt eine Anastomose

vom Ramus palmaris des Medianus in einem Ast des Muskulokutaneus aufwärts. Die Ausbreitung des Ramus palmaris im Handteller hat ihrerseits eine gewisse Bedeutung für die Sensibilität des letzteren; bei Unterbrechung des Ramus volaris sensibilis des Medianus ist der Sensibilitätsdefekt in der Handfläche ceteris paribus manchmal beträchtlich kleiner als bei Unterbrechungen des Medianus oberhalb des Abganges des Ramus palmaris.

Das Versorgungsgebiet des Ramus volaris sensibilis des Medianus (Abb. 33) umfaßt zunächst den dem dritten bis ersten Metakarpale entsprechenden radialen Abschnitt des Handtellers, den Daumenballen, die Volarfläche der Phalangen des Daumens, des Zeige- und Mittelfingers und der radialen Hälfte der Phalangen des vierten Fingers. Diese Abschnitte weisen bei der Totaltrennung des Medianus in der Regel eine taktile Anästhesie und Thermanästhesie auf (Abb. 23), während die totale Anästhesie oft eine viel geringere Ausdehnung besitzt (Abb. 21 und 23). Aber das Maximalgebiet des Medianus reicht noch weiter, es umfaßt auch die ulnare Hälfte des vierten Fingers und den dem vierten Metakarpale entsprechenden Abschnitt der Palma manus (Abb. 21a). Am Dorsum versorgt der Medianus zunächst konstant die Mittel- und Endphalange des Zeige- und Mittelfingers und die radiale Hälfte des Dorsums der Mittel- und Endphalange des vierten Fingers. Die ersteren zeigen bei der Unterbrechung des Medianus in der Mehrzahl der Fälle totale Anästhesie, die letztere nur taktile und Thermanästhesie. Aber das Maximalgebiet des Medianus erstreckt sich auch am Dorsum über diese Abschnitte hinaus (Abb. 21b). Nach einzelnen Autoren soll das Dorsum der Endphalange des Daumens sogar dem Medianus allein unterstellt sein, was aber nur höchst selten vorkommt; daß allerdings der Medianus neben dem Radialis superficialis an der Versorgung des Rückens der Daumenphalangen öfters Anteil hat, ist bereits oben hervorgehoben worden. Gelegentlich wird auch das Dorsum des ersten Metakarpale und das Dorsum der Grundphalangen des Zeige-, Mittel- und Ringfingers von Medianusfasern gespeist. Sie gelangen dorthin durch die aus den N. digitales volares proprii zu den Nn. digitales dorsales zu jeder Seite des Fingers hinziehenden Anastomosen (Abb. 31 und 32). In das Versorgungsgebiet des Ramus sensibilis des Medianus greift von Nachbarnerven am Handteller, wie schon erwähnt, erstens der Ramus palmaris mediani ein. Sodann besteht eine konstante Anastomose vom N. digitalis volaris communis des dritten und vierten Fingers zum Ramus superficialis des N. ulnaris (Abb. 33), durch welche die radiale Hälfte der Vola des vierten Fingers und die ulnare Hälfte des Mittelfingers mit Fasern aus dem Ulnaris versorgt werden. Die Endausbreitungen des Ulnaris reichen aber an der Volarseite gar nicht selten bis an den Daumenballen heran und bis in die Grundphalange des Zeige- und Mittelfingers (Abb. 21). Ferner strahlt der Cutaneus antibrachii lateralis mit seinen Endausbreitungen manchmal in die radiale Hälfte der Palma manus und in den Daumenballen hinein; er kann auch die Volarseite der Daumenphalangen und der Grundphalangen des Index und Medius versorgen. Manchmal werden auch Fasern aus dem Endgebiete des Medianus durch die Anastomose vom Medianus zum Muskulokutaneus (Abb. 6 S. 798) in letzteren übergeleitet. Über die Bedeutung der Villarsschen Oberarmanastomose zwischen Medianus und Ulnaris ist in dieser Hinsicht nichts bekannt. Der Radialis superficialis greift, wie schon erwähnt, manchmal ziemlich weit volarwärts in das Gebiet des Daumenballens über. Aber auch durch die Anastomosen zwischen den Nn. digitales volares proprii und den Nn. digitales dorsales des Radialis superficialis oder des Ramus dorsalis ulnaris können die beiden letzten Nerven an der Versorgung der Volarseite der Phalangen des Daumens und vierten Fingers Anteil nehmen (s. Abb. 31 u. 32).

Infolge der anastomotischen Verbindungen von Ästen des Medianus zu solchen des Ulnaris, Radialis und Muskulokutaneus oder des Medianusstammes zum Muskulokutaneus und evtl. auch zum Ulnarisstamm (Villarssche Anastomose) und ferner infolge des Übergreifens der Endverzweigungen der Nachbarnerven in das Ausbreitungsgebiet des Medianus ist die Ausdehnung der totalen Anästhesie der Haut bei Unterbrechung des Medianus beträchtlichen Schwankungen unterworfen, manchmal beschränkt sich das autonome Gebiet des Medianus auf die Mittel- und Endphalange des Zeige- und Mittelfingers (Abb. 21). Aber auch die Ausdehnung des Sensibilitätsdefektes überhaupt kann aus den genannten Gründen beträchtliche individuelle Variationen aufweisen. Ihre durchschnittliche Ausdehnung ist in Abb. 23 wiedergegeben.

2. Nerven der unteren Extremität.

Die Cutanei clunium superiores (Abb. 34), welche die Rami cutanei laterales der Rami posteriores der oberen drei Lendennerven darstellen, versorgen den oberen Teil des Gesäßes, nach oben zu überlagert sich ihr Ausbreitungsgebiet mit dem der Thorakalnerven, nach medial zu mit dem der Rami posteriores der Sakralnerven speziell mit den Nn. clunium medii, nach lateral zu mit dem des Cutaneus lateralis des Ileohypogastrikus und zum Teil auch mit dem des Cutaneus femor. lateralis, nach unten zu mit dem des Cutaneus femoris posterior und speziell dessen Rami clunium inferiores, und mit dem des Ramus perforans pudendi. Besondere Anastomosen, die aus Ästen der Nn. clunium superioris in Äste der Nachbarnerven führen, sind mir nicht bekannt. Über ihr autonomes Gebiet belehrt Abb. 22c, ihr Maximalgebiet ist unbekannt.

Der Ileohypogastrikus (Abb. 35) versorgt durch seinen Ramus cutaneus lateralis die Haut an der Seite der Hüfte, etwa über dem Glutaeus medius und Tensor fasciae latae. Seine Endausbreitungen überlagern sich mit denen der Nachbarnerven, der Cutanei clunium superiores, des Cutaneus femoris posterior, Cutaneus femoris lateralis, Lumboinguinalis und des Cutaneus lateralis des zwölften Interkostalnerven. Über sein autonomes Gebiet belehrt Abb. 22. Sein Maximalgebiet ist unbekannt.

Der Ramus cutaneus anterior des Ileohypogastrikus versorgt den untersten Teil der Bauchhaut und die Haut der Leistenbeuge, woselbst er sich mit den Endausbreitungen des zwölften Thorakalnerven des Ileoinguinalis und Genitofemoralis weitgehendst überlagert. Vom Ramus anterior des Ileohypogastrikus führt manchmal eine Anastomose zum Stamm des Ileoinguinalis. Ferner existiert eine Anastomose vom Stamm des Ileohypogastrikus selbst zum zwölften Interkostalnerven. Ein autonomes Gebiet hat der Ramus anterior nicht.

Der Ileoinguinalis (Abb. 35) versorgt die Haut des Mons pubis, der medialen Leistengegend, des obersten inneren Teiles des Oberschenkels und manchmal auch den vorderen oberen Teil des Skrotums bzw. der Labia majora. Seine Endverzweigungen überlagern sich weitgehend mit denen der Nachbarnerven, des zwölften Interkostalnerven, des Ileohypogastrikus, des Lumboinguinalis, des Spermaticus externus, des Cut. fem. intern., des N. pudendus und des Ramus perinealis des Cutaneus femoris posterior. Nicht selten findet sich eine Anastomose vom Ileoinguinalis zum Ileohypogastrikus und eine solche zum Lumboinguinalis. Ein autonomes Gebiet hat er nicht.

Von den beiden Ästen des Genitofemoralis (Abb. 35 u. 36) versorgt der Spermaticus externus die Haut des obersten inneren Teils des Oberschenkels, sowie der vorderen oberen Partie des Skrotums bzw. der Labia

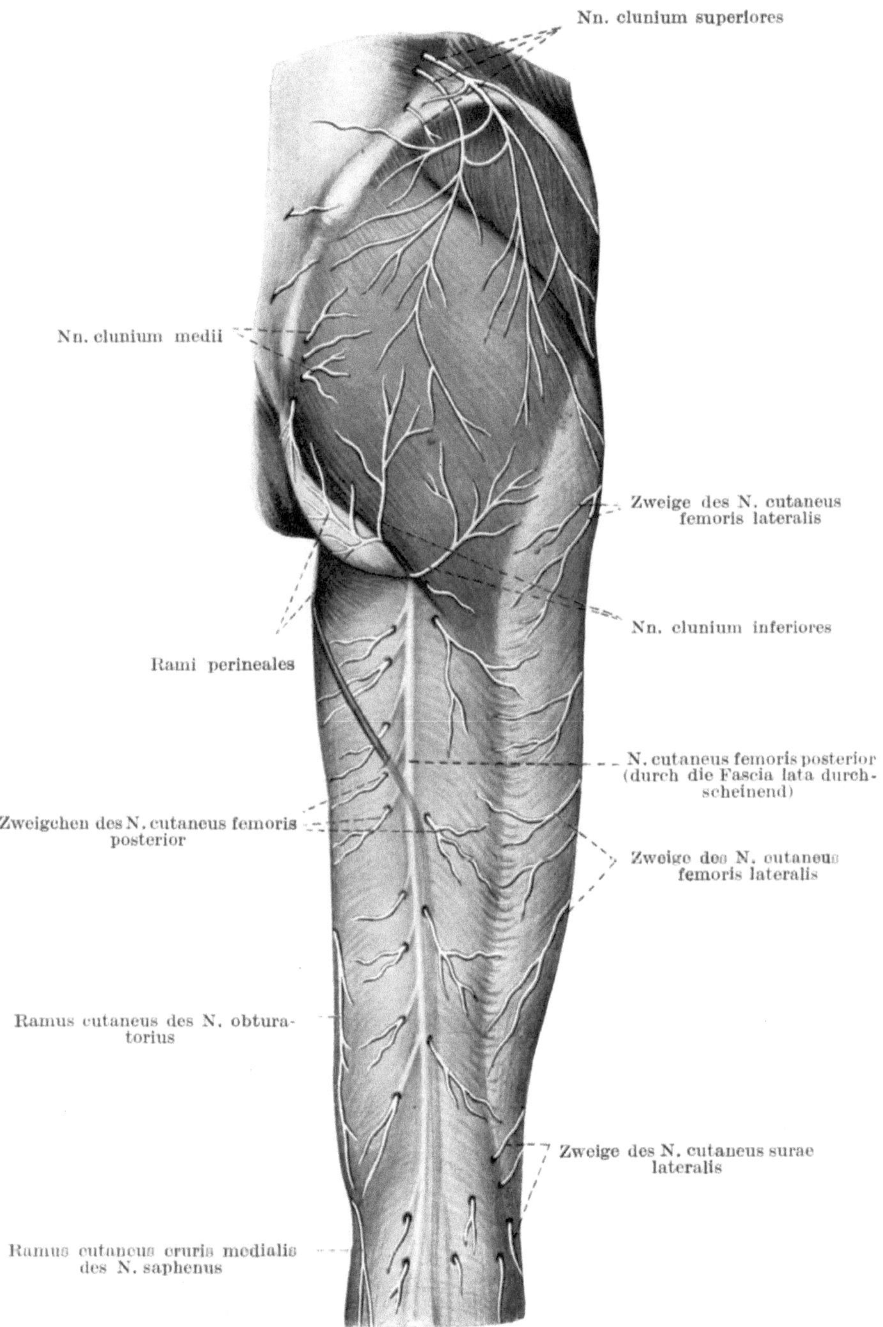

Abb. 34. Ausbreitungsgebiete der Nn. cutanei clunium superiores, des N. cutaneus femoris posterior und cutaneus femoris lateralis. (Nach Toldt.)

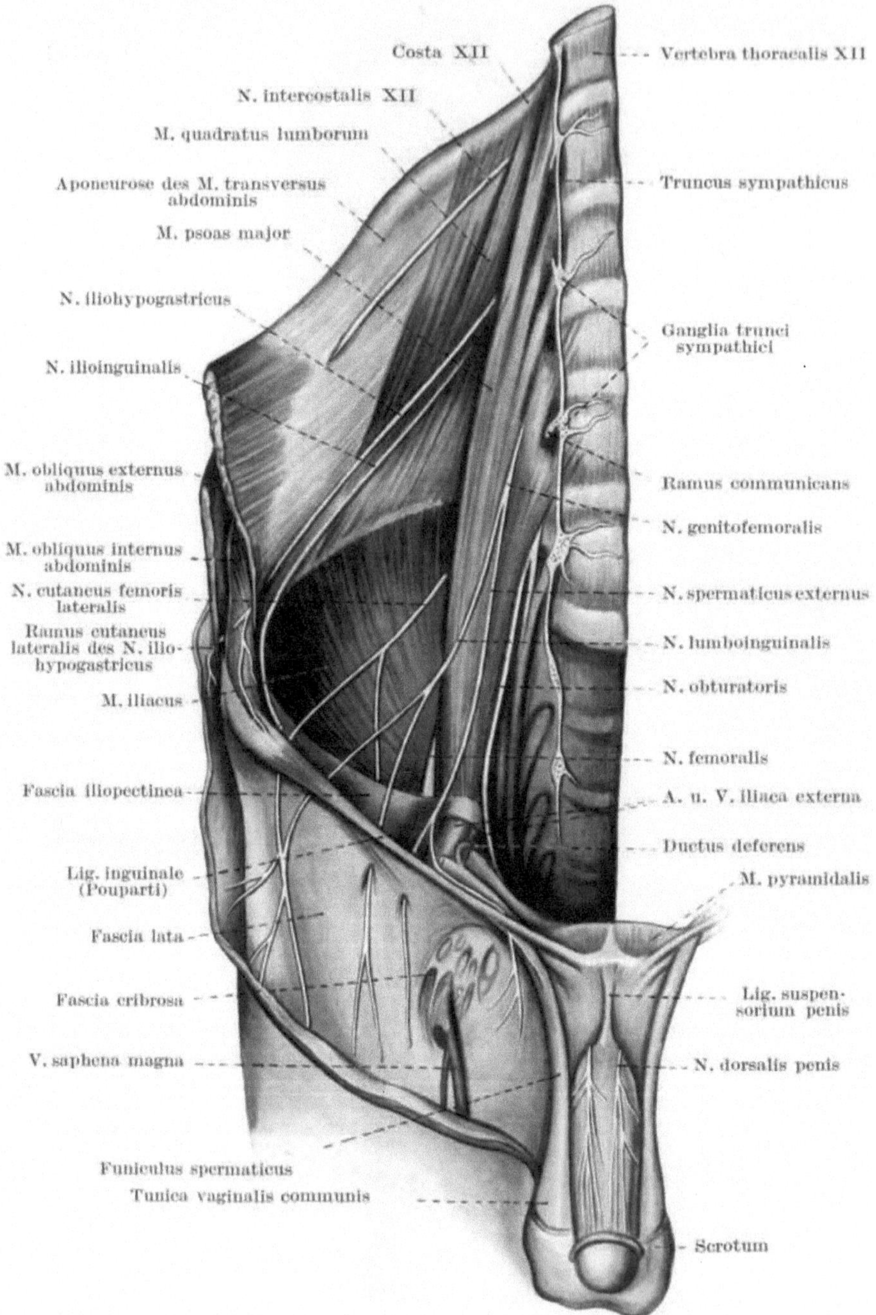

Abb. 35. N. subcostalis, Ileohypogastrikus, Ileoinguinalis, Cutaneus femoris lateralis, Genitofemoralis und Dorsalis Penis. (Nach Toldt.)

majora; im ersteren Bezirke teilt er
sich in die sensible Versorgung mit
dem Ileoinguinalis, dem Ramus perinealis des Cutaneus fem.oris posterior,
dem Lumboinguinalis und dem Cutaneus femoris internus. Am Skrotum
teilt er sich in die Versorgung hauptsächlich mit dem Ileoinguinalis, dem
Ramus perinealis des Cut. fem. post.
und dem Ramus perinei N. pudendi.
Der zweite Ast des Genitofemoralis,
der Lumboinguinalis versorgt die
Haut der mittleren obersten Partie
des Oberschenkels. Seine Endausbreitungen überlagern sich weitgehend mit denen der Nachbarnerven, des zwölften Interkostalnerven, des Ileohypogastrikus, des
Ileoinguinalis, des Cutaneus femoris
lateralis, Cutaneus femoris anterior
und Spermaticus externus. Manchmal führt eine Anastomose vom
Lumboinguinalis oder Genitofemoralis selbst in den Ileoinguinalis oder
auch in den Cutaneus femoris lateralis. Die Beziehungen des Lumboinguinalis und Spermaticus externus
zu den Nachbarnerven sind ungemein wechselnde. Es kommt vor, daß
die Durchschneidung des Genitofemoralis überhaupt keinen nachweisbaren Sensibilitätsdefekt hinter-
läßt, es kommen aber auch sowohl
nach der Durchschneidung des Genitofemoralis selbst wie des Lumboinguinalis oder Spermaticus externus
kleine Hautbezirke unterhalb der
Leistenbeuge total anästhetisch
werden (vgl. Abb. 22 und 24).

Der Cutaneus femoris lateralis (Abb. 35 und 36) versorgt die
laterale Seite des Oberschenkels. Sein
Ausbreitungsgebiet überlagert sich
an den Rändern mit den Endverzweigungen der Nachbarnerven des
Ileohypogastrikus, und zwar sowohl
mit denen des Ramus anterior wie
mit denen des Ramus lateralis, mit
den Endverzweigungen des Lumboinguinalis, Cutaneus femoris anterior,
der Cutanei clunium superiores, des
Cutaneus femoris posterior, Cutaneus
surae lateralis und Cutaneus surae

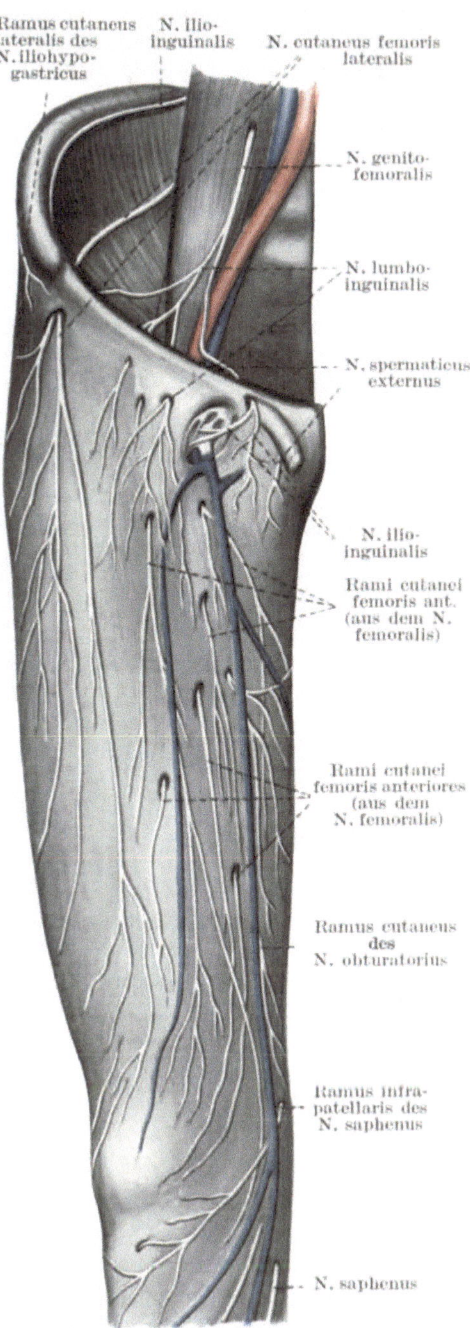

Abb. 36. Ausbreitungsgebiete des N. Genitofemoralis (N. spermaticus externus und
lumboinguinalis), des N. cutaneus femoris
lateralis, der Nn. cutanei femoris anteriores
(N. cruralis). (Nach Toldt.)

medialis. Eine fast konstante Anastomose führt aus dem Cutaneus femoris lateralis in den Lumboinguinalis (s. Abb. 35 und 36), eine andere nicht selten in den Cut. fem. anter. (Abb. 58, S. 385). Trotz dieser Anastomosen und der ausgiebigen Überlagerung des Gebietes des Cutaneus femoris lateralis durch die Nachbarnerven besitzt derselbe ein ziemlich großes autonomes Gebiet (vgl.

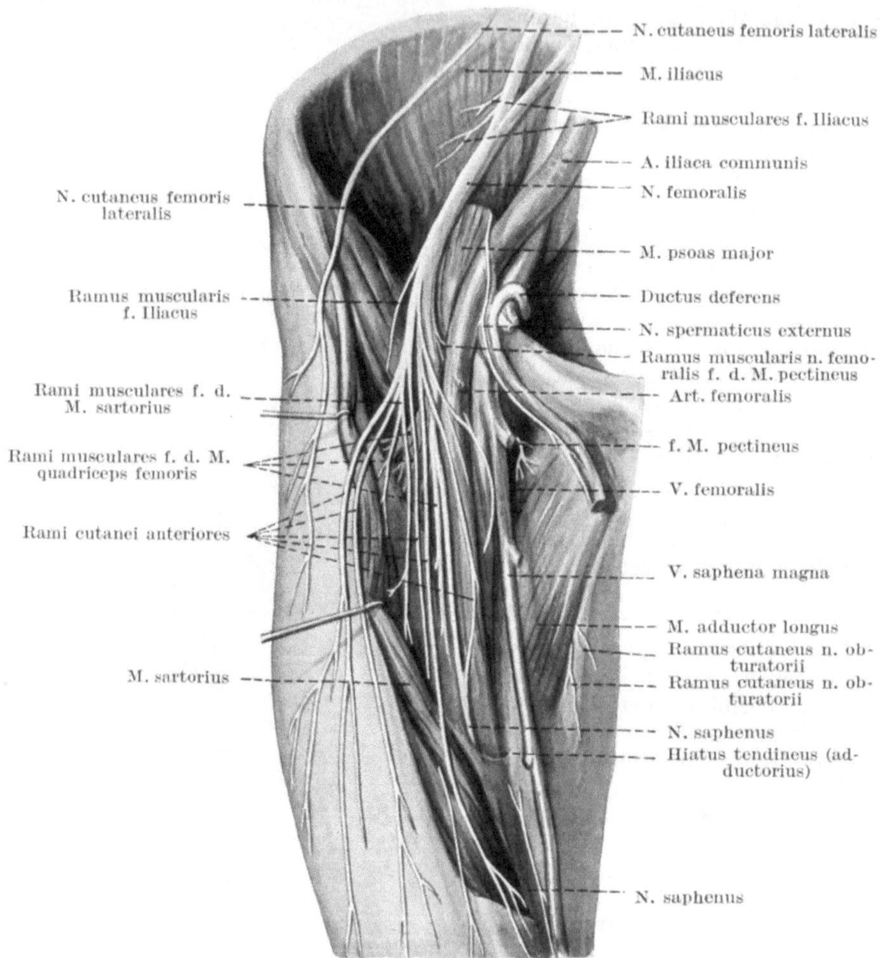

Abb. 37. Astgebiet des N. femoralis. (Aus Spalteholz.)

Abb. 22 und 24). Die Ausdehnung der Sensibilitätsstörung, welche der Durchtrennung des Nerven in der Regel folgt, ist in Abb. 24 wiedergegeben.

Der N. cruralis gibt bekanntlich zwei Hautäste ab, die Cutanei femoris anteriores und den N. saphenus.

Die Cutanei femoris anteriores (Abb. 36, 37) versorgen die Haut an der Vorderfläche des Oberschenkels; nach lateral überlagern sich ihre Endäste mit denen des Cutaneus femoris lateralis; es existieren meist eine oder mehrere Anastomosen von Endästen des Cutaneus femoris anterior zum

Cutaneus femoris lateralis. In den oberen Teil des Endgebietes des Cutaneus femoris anterior greifen der Lumbo inguinalis, der Spermaticus externus, der Ramus perinealis des Cutaneus femoris posterior über. Die mediale Hälfte des Endgebietes des Cutaneus femoris anterior wird durch den Cutaneus femoris internus, zu dem manchmal Anastomosen von Ästen des Cutaneus femoris anterior führen, mitversorgt. In den untersten Teil der Vorderfläche des Oberschenkels strahlen Endäste des N. saphenus und Cutaneus surae lateralis aus. Die Cutanei femoris anteriores besitzen ein großes autonomes Gebiet (siehe Abb. 24, S. 820). Die durchschnittliche Ausdehnung der Sensibilitätsstörung bei der Durchtrennung des Nerven ist ebenfalls aus Abb. 24 zu ersehen.

Der N. saphenus (Abb. 36, 37, 38) versorgt durch seinen Ramus infrapatellaris die Haut vor und unterhalb der Kniescheibe und durch seinen Hauptast die Innenfläche des Unterschenkels; seine Endäste reichen dabei vorne zum Teil weit über die Tibiakante nach lateral herüber und überlagern sich mit denen des Cutaneus surae lateralis, nach hinten zu greifen die Endäste des Saphenus auf die Wade über und überlagern sich dabei mit denen des Cutaneus femoris posterior und Cutaneus surae medialis. Sein unterstes Ende reicht an der Innenseite des Fußes etwa bis zum Metakarpophalangealgelenk der großen Zehe. Am medialen Fußrande führt aus ihm eine Anastomose schräg aufwärts in den Peroneus superficialis (Abb. 38 S. 844). Im Bereiche des Fußes überlagern sich die Endäste des Saphenus mit denen des Peroneus superficialis einerseits und des N. plantaris und der Nn. calcanei andererseits. Manchmal endet der Saphenus bereits am Knie, er wird dann durch einen besonderen Zweig des N. tibialis ersetzt, einen zweiten Cutaneus surae medialis (H. Meyer). Der Saphenus hat in der Regel ein automones Gebiet (Abb. 24, S. 820). Über die durchschnittliche Ausdehnung der Sensibilitätsstörung bei Durchtrennung des Nerven gibt ebenfalls die Abb. 24 (S. 820) Auskunft. Über das autonome Gebiet und das Maximalgebiet des Gesamtcruralis belehren Abb. 22a—d (S. 817, 818).

Der Cutaneus femoris internus (Abb. 58—60, S. 885—887), der Hautast des N. obturatorius, versorgt die Haut der Innenfläche des Oberschenkels. Seine Endverzweigungen überlagern sich mit denen der Nachbarnerven, des Spermaticus externus und Ileoinguinalis, des Cutaneus femoris anterior, Cutaneus femoris posterior, Cutaneus s. med. und lat. und des Saphenus. Fast konstant ist eine Anastomose, welche aus dem Endteil des Cutaneus femoris internus als Nervus Arteriac femoralis an letzterer entlang zieht und in den Cruralis, manchmal auch in den bereits hoch am Oberschenkel selbständig formierten Saphenus eintritt (vergl. Abb. 58—60). Über das autonome Gebiet des N. obturatorius bzw. des Cutaneus femoris internus sowie über den bei seiner Durchtrennung auftretenden Sensibilitätsdefekt belehrt Abb. 22 und 24 (siehe S. 817, 818, 820).

Der Cutaneus femoris posterior (Abb. 34, S. 839 und Abb. 39) versorgt durch die Cutanei clunium inferiores den unteren Teil des Gesäßes. Seine Endausbreitungen überlagern sich hier weitgehend mit denen der Cutanei clun. superiores, der Cutanei clun. mediales und des Ramus perforans pudendi. Der zweite Ast des Cutaneus femoris posterior der Ramus perinealis versorgt den unteren inneren Teil des Gesäßes, das Perineum, die Rückseite des Skrotums bzw. den hinteren Abschnitt der Labia majora und greift schließlich nach der Innenseite des Oberschenkels zu über. Seine Endausbreitungen überlagern sich hier mit denen des Ramus perinealis pudendi, des N. haemorrhoidalis inferior pudendi, des Spermaticus externus und des Cutaneus femoris internus obturatorii. Der Hauptstamm des Cutaneus femoris posterior versorgt die Hinterfläche des Oberschenkels und reicht oft weit über

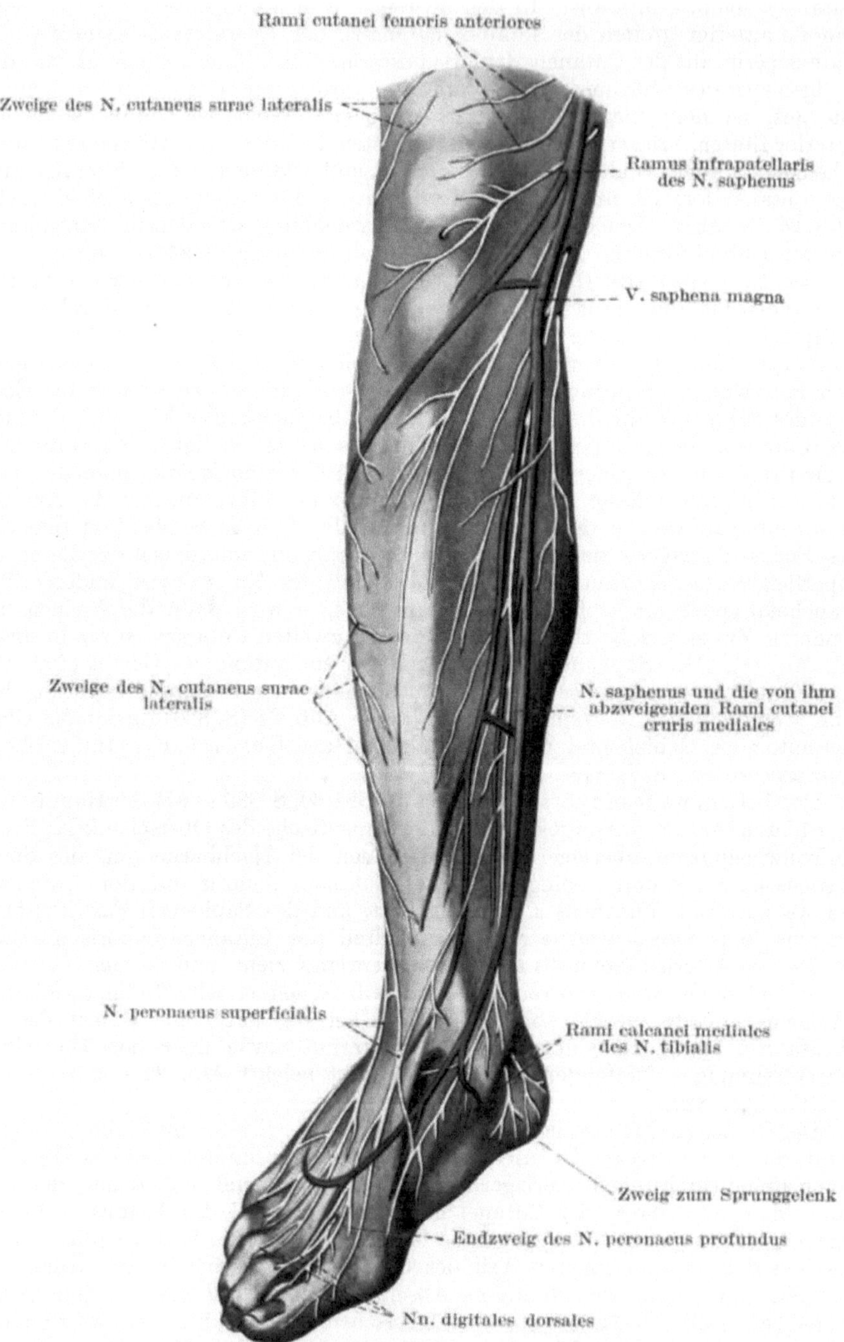

Abb. 38. Ausbreitungsgebiet des N. saphenus, N. peroneus superficialis und N. cutaneus surae lateralis. (Nach Toldt.)

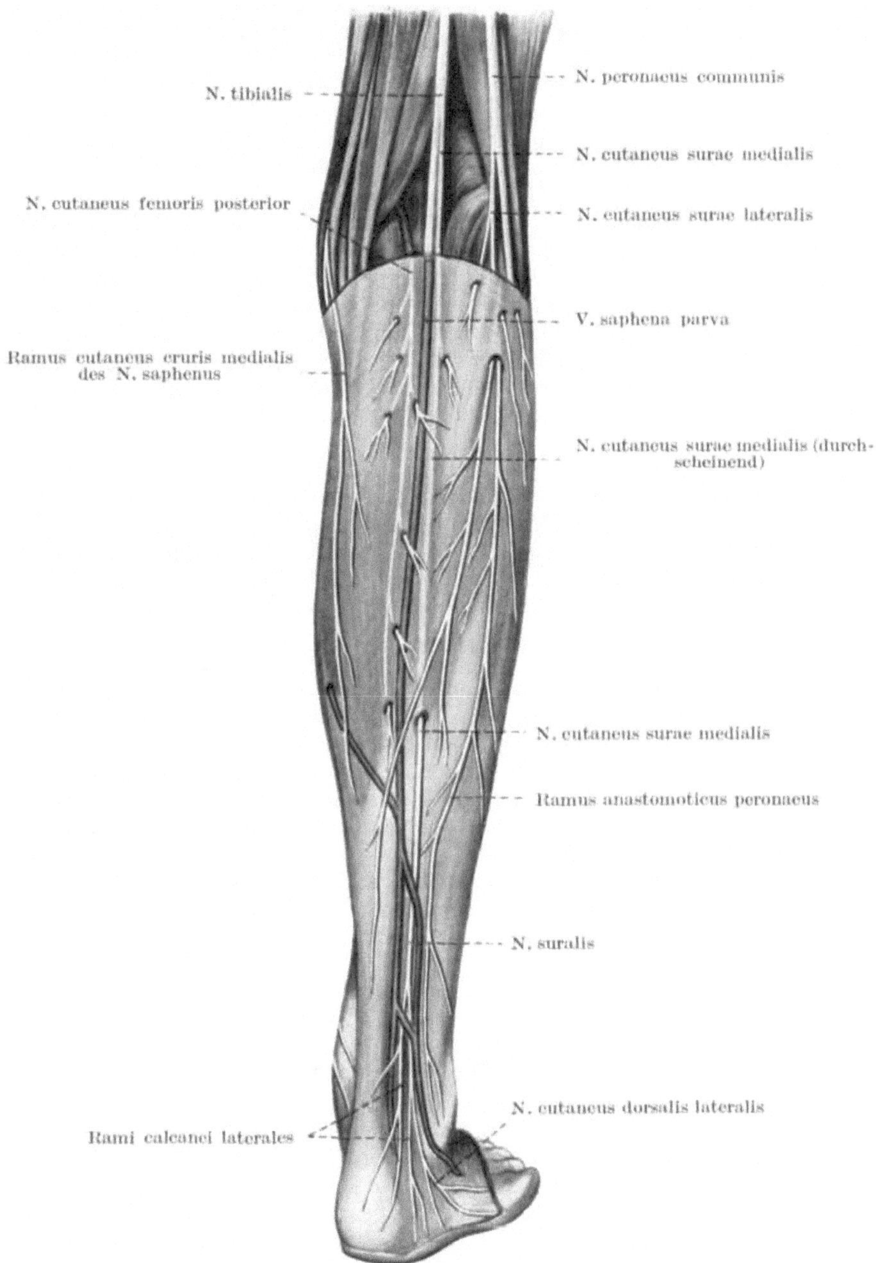

Abb. 39. Ausbreitungsgebiete des N. cutaneus femoris posterior, des N. saphenus, des N. cutaneus surae medialis, N. cutaneus surae lateralis und N. suralis. (Nach Toldt.)

die Kniekehle bis tief an der Wade herab. Seine Endausbreitungen überlagern sich mit denen der Nachbarnerven, Cutaneus femoris internus, Cutaneus femoris lateralis und Cutaneus femoris anterior, Cutaneus surae medialis und lateralis, Suralis und Saphenus. Manchmal bildet der an der Wade herabziehende Endzweig des Cutaneus femoris posterior eine Wurzel des N. suralis, wobei er den Cutaneus surae medialis teilweise oder völlig ersetzt. Über das autonome Gebiet und über das Maximalgebiet des Nerven sowie über die durchschnittliche Ausdehnung des Sensibilitätsdefektes bei Durchtrennung desselben belehren die Abb. 22, S. 817, 818 und 24, S. 820.

Die aus dem N. ischiadicus hervorgehenden Hautnerven sind der aus dem N. peroneus entspringende N. cutaneus surae lateralis, der N. peroneus superficialis und der N. peroneus profundus perforans, der aus dem N. tibialis entspringende Cutaneus surae medialis, die Nn. calcanei und die Nn. plantares. Der Cutaneus surae lateralis (Abb. 39, 38, 34) versorgt die Außenseite des Unterschenkels. Seine Endverzweigungen reichen nach oben bis über die Höhe der Kniescheibe, nach vorne bis zur Tibiakante oder noch darüber hinaus, nach hinten bis etwa zur Mitte der Wade, nach abwärts etwa bis an den äußeren Rand der Fußsohle. Sie überlagern sich mit denen der Nachbarnerven, Cutaneus femoris anterior und Cutaneus femoris lateralis, Saphenus, Peroneus superficialis, Cutaneus surae medialis und Cutaneus femoris posterior. Der Cutaneus surae lateralis bildet bekanntlich eine der Wurzeln des N. suralis. Diese kann gesondert vom Cutaneus surae lateralis, selbständig, aus dem N. peroneus entspringen. Der Cutaneus surae lateralis hat kein autonomes Gebiet. Ich habe überhaupt nach seiner Reaktion nur höchst selten greifbare Sensibilitätsdefekte aufdecken können.

Der Peroneus superficialis (Abb. 38 und 40) versorgt als Cutaneus dorsi pedis medialis und intermedius den Fußrücken, einen Teil der Vorderaußenseite des Unterschenkels und das Dorsum der Zehen bis zur Nagelphalanx. Die einander zugekehrten Seiten der Großzehe und zweiten Zehe werden noch besonders versorgt durch den Ramus perforans nervi peronei profundi (Abb. 40); aber beide Äste dieses letzteren erhalten jeder eine Anastomose aus den entsprechenden Peroneus superficialis-Ästen, so daß aus der anatomischen Betrachtung allein gar nicht zu entscheiden ist, welcher Nerv, der Superfizialis oder der Profundus eigentlich den wesentlichsten Anteil liefert; es liegt hier anatomisch betrachtet eine regelrechte Doppelversorgung vor. Der laterale Teil des Fußrückens bis zur kleinen Zehe wird zumeist durch einen Endzweig des Cutaneus dorsalis pedis lateralis (Suralis) versorgt und vermittelst einer am Fußrücken aus dem Cutaneus dorsi pedis intermedius hervorgehenden und zum Suralis emporziehenden Anastomose nimmt der Suralis fast regelmäßig auch Anteil an der sensiblen Versorgung der fünften und vierten Zehe und der lateralen Hälfte der dritten Zehe (vgl. Abb. 40). Bisweilen endet der Cutaneus dorsi pedis intermedius schon am Fußrücken und dann versorgt der Suralis allein die fünfte und vierte Zehe und die laterale Hälfte der dritten Zehe. In solchen Fällen ist die aus dem Cutaneus surae lateralis stammende Wurzel des N. suralis besonders stark entwickelt. Die Endausbreitungen des Peroneus superficialis überlagern sich mehr oder weniger weitgehend mit denen der Nachbarnerven, des Cutaneus surae lateralis, des Saphenus, des Suralis und der Nn. plantares. Manchmal führt am medialen Fußrande eine Anastomose aus dem Cutaneus dorsi pedis medialis in den N. saphenus aufwärts (Abb. 38, S. 844). Die Endäste der Nn. plantares, die Nn. digitales plantares proprii der Zehen, greifen ebenso wie die entsprechenden Nn. digitales volares proprii der Finger, mit je einem Aste auf die Dorsalseite der Mittel- und Endphalange der Zehen über, und vermittels einer

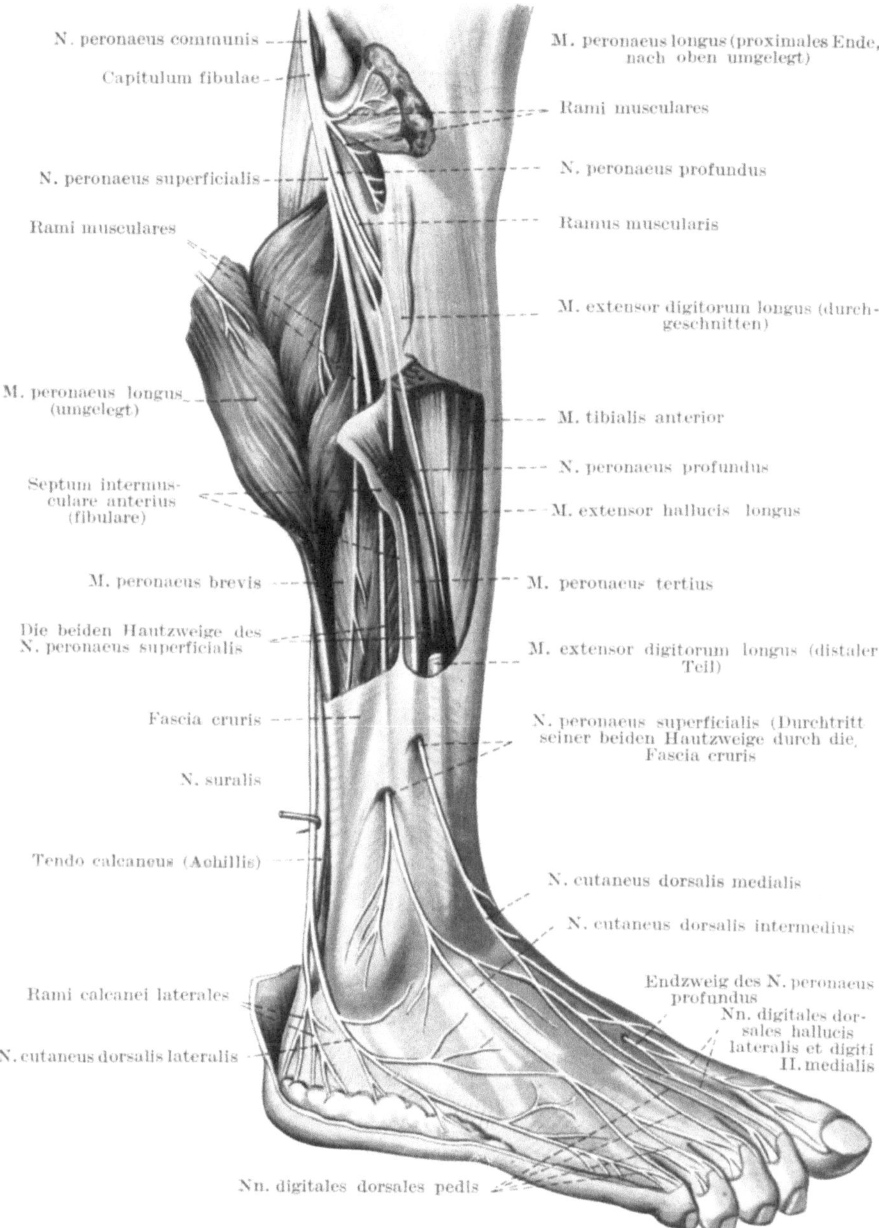

Abb. 40. Ausbreitungsgebiete des N. suralis und N. peroneus superficialis. (Nach Toldt.)

Anastomose von den Nn. digitales plantares proprii zu den Nn. digitales dorsales können erstere auch an der Versorgung der Grundphalange der Zehen Anteil nehmen.

Das Verhältnis des Ramus perforans peronei profundi zum Peroneus superficialis bezüglich der Versorgung der großen Zehe und zweiten Zehe ist

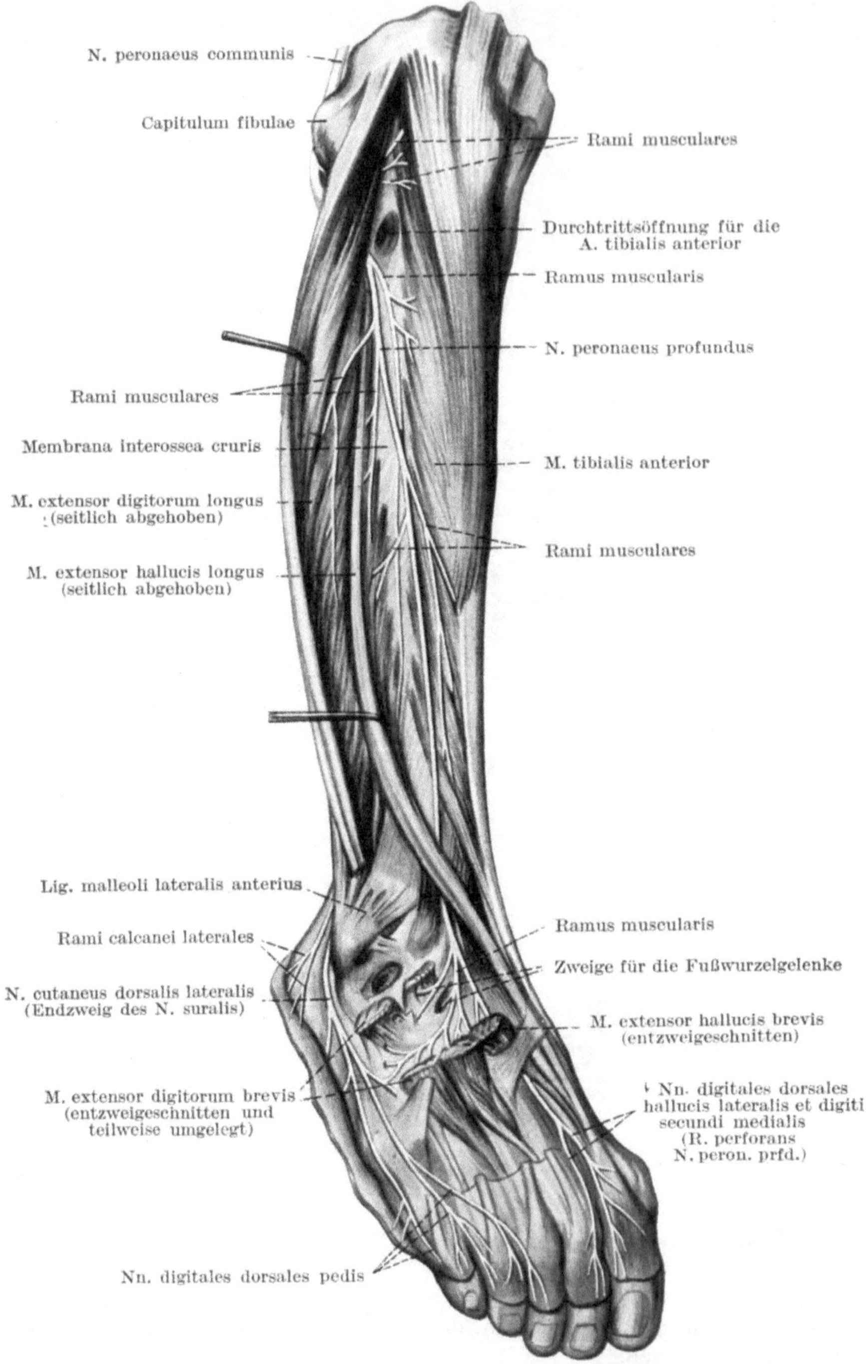

Abb. 41. Tiefe Anastomose zwischen N. suralis und N. peroneus profundus. (Nach Toldt.)

bereits geschildert. Ein autonomes Gebiet besitzt dieser Nerv nicht, wohl aber besteht bei seiner Durchtrennung manchmal taktile Anästhesie und Thermanästhesie an den einander zugekehrten Seiten der Großzehe und der zweiten Zehe. Peroneus superficialis und Peroneus profundus perforans machen zusammen das Gebiet des Peroneus communis aus. Dessen autonomes Gebiet, welches mit dem des Peroneus superficialis identisch ist, ist in Abb. 24, S. 820 dargestellt. Es bildet einen dreieckigen Bezirk am Fußrücken von individuell wechselnder Ausdehnung. Abb. 24 gibt auch die durchschnittliche Ausdehnung des Sensibilitätsdefektes bei Durchtrennung des Peroneus communis wieder. Das Maximalgebiet des gesamten peronealen Anteils des Hüftnerven, Cutan. sur. lat. + Peroneus communis ist in Abb. 22 zur Darstellung gebracht.

Der Cutaneus surae medialis (Abb. 39, S. 845 und Abb. 65, S. 894) breitet sich mit seinen Endverzweigungen an der Hinterfläche und Innenseite der Wade aus, wobei sich dieselben mit den Endverzweigungen der Nachbarnerven, des Cutaneus femoris posterior, Saphenus und Cutaneus surae lateralis weitgehend überlagern. Ein autonomes Gebiet hat der Cut. sur. med. ebensowenig wie der Cut. sur. lat. Ich habe aber bei seiner Durchtrennung mehrfach taktile Anästhesie und Thermanästhesie in einem schmalen Bezirk an der Wade feststellen können (Abb. 24, S. 820).

Nachdem der Cutaneus surae medialis den Ramus anastomoticus ex cutaneo surae laterali aufgenommen hat, zieht er als N. suralis (Abb. 39 u. 40, 41) weiter abwärts. Dieser versorgt durch seine Rami calcanei laterales die Außenseite der Ferse, ohne aber wesentlich an die Plantarfläche überzugreifen. Der Hauptstamm versorgt einen dreieckigen Bezirk an der Außenseite des Fußes; sein Endzweig reicht als Cutaneus dorsi pedis lateralis bis zur Basis der Endphalange der fünften Zehe und versorgt meist den lateralen Rand dieser Zehe; er nimmt oft eine Anastomose aus dem Cutaneus dorsi pedis intermedius auf (Abb. 40) und nimmt dadurch Anteil an der Versorgung der fünften, vierten und lateralen Hälfte der dritten Zehe, ja er kann diesen Nerven ganz ersetzen; in diesem Falle ist, wie schon oben erwähnt, der Ramus anastomoticus ex cutaneo surae laterali besonders stark entwickelt; in diesem Falle führt auch manchmal aus dem Suralis eine tiefe schlingenförmige Anastomose unter dem M. extensor digitor brevis entlang zum N. peroneus profundus; aus ihr können Äste für die fünfte bis dritte Zehe teilweise direkt hervorgehen (Abb. 41). Die Endverzweigungen des N. suralis überlagern sich in verschiedenem Ausmaße mit denen der Nachbarnerven, des Peron. superfic.; Cutaneus surae lateralis, Saphenus, der Nn. calcanei des N. tibialis und der Nn. plantares. Der Suralis hat fast stets ein autonomes Gebiet. Dasselbe ist ebenso wie die durchschnittliche Form des Sensibilitätsdefektes, welcher seiner Durchtrennung folgt, in Abb. 24 dargestellt.

Die Nervi calcanei mediales (Abb. 38, S. 844, u. 42) kommen direkt aus dem N. tibialis und versorgen die Hinterseite und mediale Seite der Ferse, sowie den hinteren Teil der Fußsohle. Ihre Endverzweigungen überlagern sich mehr oder weniger mit denen der Nachbarnerven, des N. suralis, des N. saphenus und der Nn. plantares. Mehrfach fand ich bei ihrer Durchtrennung Sensibilitätsstörungen an der Ferse und im hinteren Abschnitt der Fußsohle. Ihr autonomes Gebiet liegt im Bereiche der letzteren und reicht mit einem Zipfel an der Rückseite der Ferse empor (Abb. 22, S. 818 und Abb. 24, S. 820).

Die Nn. plantares medialis und lateralis (Abb. 42) versorgen den vorderen Teil der Fußsohle und die Planta digitorum, ersterer die erste bis dritte Zehe und mediale Hälfte der vierten Zehe, letzterer die laterale Hälfte der vierten und die fünfte Zehe. Aus dem lateralsten Endzweig des N. plantaris medialis, dem Nervus digitalis communis tertius, geht eine Anastomose

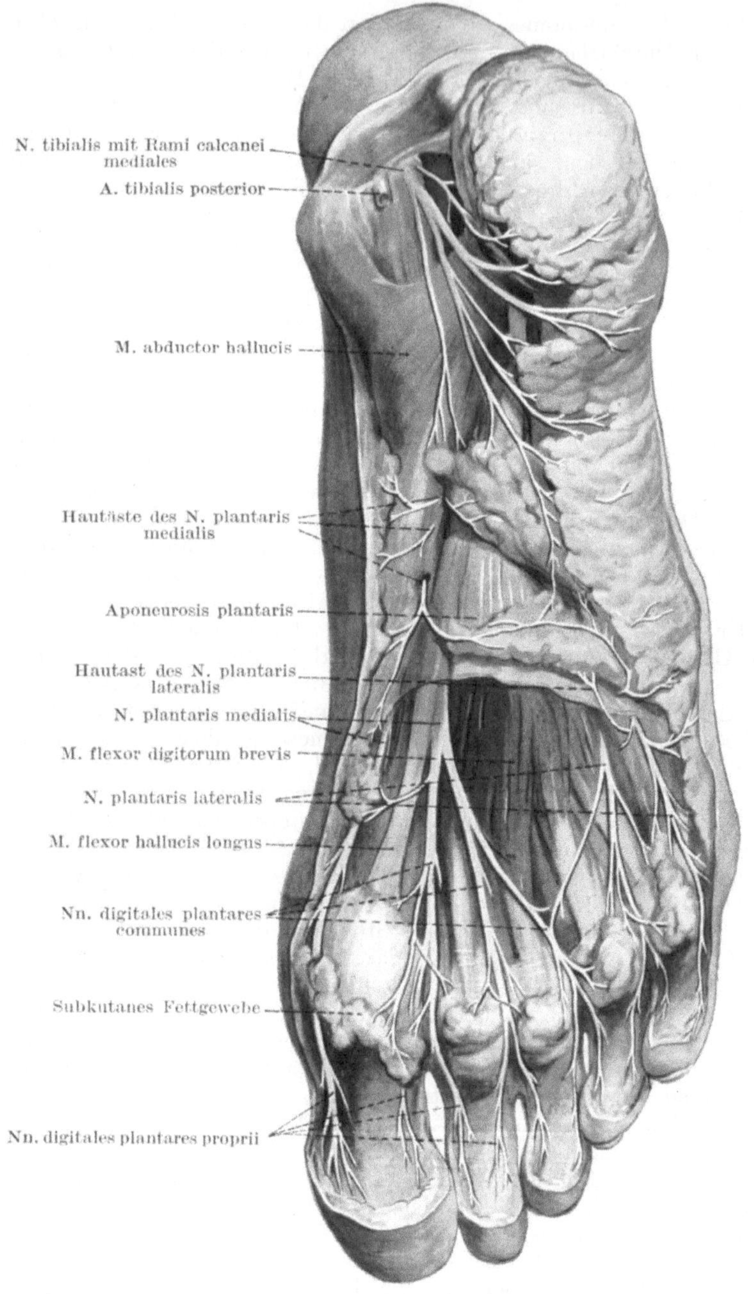

Abb. 42. Nn. calcanei und Nn. plantares. (Nach Spalteholz.)

in den N. plantaris lateralis. Über die Teilnahme der Endäste der Nn. plantares, der Nn. digit. volares proprii an der Versorgung der Dorsalseite der Zehenphalangen ist bereits weiter oben bei Besprechung des Versorgungsgebietes der Cutanei dorsi pedis berichtet worden. Durch die zwischen den Nn. dorsales und Nn. plantares bestehende Anastomose greifen erstere aber auch in das Plantargebiet der Zehen über. Im übrigen überlagern sich die Endverzweigungen der Nn. plantares etwas mit denen der anderen Nachbarnerven, des N. suralis, der Nn. calcanei des Tibialis, des N. saphenus und Cut. dorsi pedis medialis. Das autonome Gebiet der Nn. plantares liegt im vorderen Abschnitt der Fußsohle und an der Plantarseite der Zehen, doch reicht es infolge des Übergreifens der Nn. dorsales auf die Plantarseite der Zehen meist nicht bis an das Ende der letzten Phalange heran, ja es kann schon an der Grundphalange Halt machen. Die Plantarseite aller Phalangen weist aber bei der Durchtrennung der Nn. plantares fast stets eine taktile Anästhesie und Thermanästhesie auf; diese kann sogar auf die Dorsalseite übergreifen.

Der Sensibilitätsdefekt bei Unterbrechung des N. tibialis ist fast stets der gleiche, einerlei, ob letzterer unterhalb des Abganges des Cut. sur. medialis oder oberhalb gelegen ist. Die totale Anästhesie umfaßt die Fußsohle und reicht mehr oder weniger weit an der Plantarseite der Zehen nach vorne, erreicht aber das Ende der letzten Phalange niemals ganz; an der Rückseite der Ferse reicht sie meist zipfelförmig empor (Abb. 22, S. 818 und Abb. 24, S. 820); der äußere Rand der Fußsohle wird fast stets erreicht, dagegen bleibt am inneren Rande der Sohle meist ein bogenförmiger Ausschnitt, infolge des Übergreifens des Saphenus und des Cutaneus dorsi pedis frei. Die Grenzen der taktilen Anästhesie und Thermanästhesie reichen bei der Unterbrechung des N. tibialis über die Grenze der totalen Anästhesie im wesentlichen nur an den Zehen und an der Rückseite der Ferse hinaus. An den Zehen können die Störungen sogar bis auf die Dorsalseite übergreifen. Das Maximalgebiet des gesamten tibialen Anteils des Hüftnerven einschließlich des Cut. sur. med. ist in Abb. 22 dargestellt. Sie bringt auch das Maximalgebiet des gesamten N. ischiadicus zur Anschauung, während Abb. 24, S. 820 lehrt, welchen Umfang der Sensibilitätsdefekt bei der Totaltrennung des Hüftnerven durchschnittlich einnimmt.

Von den Ästen des N. pudendus communis nimmt der Nervus perforans an der Versorgung des inneren unteren Teiles des Gesäßes teil, wobei er sich mit dem Ramus perinealis des N. cutaneus femoris posterior, den Cutanei clunium mediales (sacrales) und zum Teil auch mit Ästen der Cutanei clunium superiores in die Versorgung teilt.

Der N. haemorrhoidalis inferior versorgt in erster Linie die Umgebung des Anus, breitet sich aber mit seinen Endverzweigungen am ganzen Damm bis an die Rückseite des Skrotums, beim Weibe in die Labia majora und minora, ferner an den medialen unteren Gesäßteilen und an den obersten Abschnitten der Innenseite des Oberschenkels aus. Seine Endverzweigungen überlagern sich dabei mit denen der Nachbarnerven, des N. perinei pudendi, des N. perforans pudendi, der Cutanei clunium mediales, des Spermaticus extern., des Ramus perinealis Cutanei femoris posterioris und des Cutaneus femoris internus.

Der N. perinei pudendi versorgt in erster Linie den Damm und die Rückseite sowie den untersten Teil der Vorderseite des Skrotums, oft die gesamte Vorderseite desselben, beim Weibe die Labia minora, die hintere Hälfte der Labia majora, oft auch den vorderen Abschnitt, das Orificium urethrae und den Introitus vaginae, beim Mann die Schleimhaut der Urethra; seine Endverzweigungen breiten sich ferner bis in die unteren inneren Abschnitte des Gesäßes und in die obersten Partien der Innenseite des Oberschenkels aus, sie überlagern sich mannigfach mit denen der Nachbarnerven, des N. haemorrhoidalis inferior, Spermaticus externus, Ram. perinealis Cutanei femoris posterioris Cutaneus femoris internus, N. perforans pudendi und der Cutanei clunium mediales. Nicht allzuselten untersteht am gesamten Skrotum und an den Labia majora die Versorgung allein dem N. perinei und N. haemorrhoidalis, der Spermaticus ext. und Lumboinguinalis nehmen in diesen Fällen keinen Anteil.

Der vierte Ast des N. pudendi, der N. dorsalis penis seu clitoridis (Abb. 35) hat ein recht selbständiges Versorgungsgebiet in der Haut des Penis und der Klitoris, nur an der Wurzel des Penis greift der N. perinei manchmal etwas in sein Gebiet über.

3. Nerven des Rumpfes, Halses und Kopfes.

Am Rumpfe werden die der Mittellinie benachbarten Partien des Rückens von den Rami posteriores der Spinalnerven versorgt. Der von ihnen versorgte Bezirk ist am Nacken schmal, verbreitert sich nach dem Thorax zu, bewahrt in der Lendengegend etwa dieselbe Breite und läuft dann über dem Kreuzbein nach dem Steißbeinende zu spitz aus. Der Ramus posterior des ersten Zervikalnerven besitzt ebenso wie die erste Zervikalwurzel in der Regel keine sensiblen Fasern für die Haut, dafür ist der aus dem Ramus posterior des zweiten Zervikalnerven hervorgehende sensible Zweig zum Hinterhaupt, der N. occipitalis major besonders stark entwickelt. Auch der Ramus posterior des ersten Thorakalnerven endsendet nach Frohse fast nie einen sensiblen Nerven zur Haut. Aus den Rami posteriores der drei oberen Lendennerven gehen die bereits besprochenen Cutanei clunium superiores, welche sich am Gesäß ausbreiten, hervor, und aus den drei oberen Sakralnerven die Cutanei clunium mediales, welche ebenfalls an der Versorgung der Gesäßhaut beteiligt sind.

Der Ramus posterior des Nervus coccygeus versorgt die Haut über dem Steißbein, der N. anococcygeus, welcher aus dem zum Plexus coccygeus vereinten Ramus anterior des fünften Sakral- und des Coccygealnerven stammt, versorgt die Haut zwischen Anus und Steißbeinspitze. Die Endausbreitungen beider Nerven überlagern sich mit dem der Nn. clunium mediales und des N. haemorrhoidalis inferior. Die seitlichen Partien und die gesamte Vorderseite des Rumpfes mit Ausnahme des obersten Teiles der Brust wird von den Interkostalnerven versorgt. Der Ramus anterior des ersten Thorakalnerven geht allerdings fast ganz in den Plexus brachialis über, der aus ihm hervorgehende N. intercostalis I besitzt fast nie einen Hautast, höchstens geht aus ihm manchmal ein schwacher Ramus anterior hervor. Aus dem zweiten und oft auch aus dem dritten Interkostalnerven entspringt der ebenfalls an der Versorgung des Armes beteiligte Interkostobrachialis, aber diese beiden Interkostalnerven sind gleichzeitig auch an der sensiblen Versorgung der Brust und des Rückens beteiligt. An der Versorgung des untersten Teiles des Abdomens nimmt außer dem Interkostalis 12 oder Subkostalis der Ileohypogastrikus und Ileoinguinalis teil.

Im Gebiete der Thorakalnerven bestehen manchmal Anastomosen im Bereiche der Rami anteriores, indem ein Zweig von einem unteren Interkostalnerven schräg zu dem nächst oberen aufsteigt. Außerdem besteht eine breite Überlagerung der Versorgungsgebiete der einzelnen Interkostalnerven. So versorgt z. B. nach E. Mertens und R. Zander der vierte Interkostalnerv ein Gebiet, das sich über drei Interkostalräume und ebensoviel Rippen erstreckt, beginnend mit dem dritten Interkostalraum und auf der sechsten Rippe endend. Das Versorgungsgebiet des fünften Interkostalnerven reicht von der vierten Rippe bis zur siebenten Rippe.

Von den oberen Zervikalnerven versorgt der N. occipitalis major, der Hauptast des Ramus posterior des zweiten Zervikalnerven, den Hauptabschnitt des Hinterhauptes bis zur Scheitelhöhe. In sein Gebiet gelangt gelegentlich noch ein Nebenast des Ramus posterior nervi cervicalis secundi, der am medialen Rande des M. splenius zur Haut des Hinterhauptes tritt, und fast regelmäßig ein Zweig des Ramus posterior des dritten Zervikalnerven, der meist noch in der Tiefe der Nackenmuskulatur als Anastomose in den Occipitalis major eintritt, oder seltener als selbständiger N. occipitalis tertius dicht neben dem Nackenbande die Trapeziussehne durchbohrt und die Haut oberhalb der Protuberantia occipitalis externa versorgt. Die Endausbreitungen des Occipit. major überlagern sich mit denen der Nachbarnerven, des Occipitalis minor, Occipitalis tertius und des Trigeminus nur wenig.

Der Nervus occipitalis minor versorgt die lateralen Teile des Hinterhauptes sowie den oberen Teil der Ohrmuschel. Eine Anastomose führt vom N. occipitalis minor in den Nervus auricularis posterior des N. facialis. Diese hat eine besondere Bedeutung für die sensible Versorgung des Cavum und der Cymba conchae und des Crus helicis sowie des äußeren Gehörganges. An der Versorgung dieser Teile des äußeren Ohres sind nämlich mehrere Nerven beteiligt, der Trigeminus, der Fazialis (pars intermedia), der Vagus (Ramus auricularis), der Occipitalis minor und der Auricularis magnus. Vom Facialis gehen einzelne feine Äste aus dem Ramus auricularis posterior direkt zum äußeren Gehörgang; ob diese aber bis zum Cavum conchae und der Cymba conchae reichen, ist bisher nicht erwiesen. Andererseits steht fest, daß die das Cavum und die Cymba conchae, das Crus helicis und zum Teil auch die den Tragus und Antitragus versorgenden sensiblen Fasern wenigstens teilweise aus dem Ganglion geniculi stammen. Diese Fasern laufen vom Ganglion geniculi aus im Fazialis, gelangen in dessen Ramus auricularis posterior, verlassen letzteren durch die zwischen ihm und dem Occipitalis minor konstant vorhandenen Anastomosen, um dann im Occipitalis minor zusammen mit dessen für den oberen Teil der Ohrmuschel bestimmten Fasern bis an das Cavum und die Cymba conchae zu gelangen.

Die Endausbreitungen des Occipitalis minor überlagern sich im übrigen mit denen der übrigen Nachbarnerven nicht in besonders starkem Grade. Diese Nachbarnerven sind der Occipitalis major, der Auricularis magnus und der Trigeminus.

Der Auricularis magnus versorgt die Haut über dem unteren Kieferwinkel sowie die unteren Teile der Ohrmuschel, seine Endausbreitungen überlagern sich ebenfalls nur wenig mit denen der Nachbarnerven, des Trigeminus, Occipitalis minor und Cutaneus colli. Von ihm führt ebenfalls eine Anastomose in den N. auricularis posterior des Fazialis, welche die gleiche Bedeutung für die sensible Versorgung des Cavum und Cymba conchae, des Tragus und Antitragus und des äußeren Gehörganges hat wie die Anastomose von Occipitalis minor zum Auricularis posterior des Fazialis.

Der Cutaneus colli versorgt die Haut der vorderen und seitlichen Partien des Halses vom Kinn abwärts bis zum Jugulum. Seine Endausbreitungen überlagern sich auffallend wenig mit denen der Nachbarnerven, am meisten noch mit denen der Nn. supraclaviculares.

Die Nervi supraclaviculares versorgen die Schulter, teilweise auch die seitlichen Halspartien, wobei sich ihre Endausbreitungen in verschiedenem Grade mit denen des Cutaneus colli überlagern. Von der Schulter aus erstreckt sich das Ausbreitungsgebiet der Nn. supraclaviculares zipfelförmig an der Vorderseite des Oberarms mehr oder weniger weit nach abwärts, wobei sich die Endverzweigungen mit denen des Cutaneus humeri lateralis und des Cutaneus humeri int. + intercostohumeralis und Cutaneus humeri anterior überlagern. Schließlich versorgen diese Nn. supraclaviculares noch einen Teil der Brust von der Klavikula abwärts bis zur Höhe der vorderen Axealfalte. Hier überlagern sich ihre Endausbreitungen mit denen des zweiten Interkostalnerven.

Der Trigeminus versorgt zunächst die Haut des Gesichtes; am Schädel reicht sein Versorgungsgebiet bis zur Scheitelhöhe aufwärts. Hier findet man nur geringe Überlagerung mit den Endverästelungen des Occipitalis major und minor. Am Ohr nimmt der Trigeminus teil an der Versorgung des Tragus, des Cavum und der Cymba conchae, der Crura anthelicis, des äußeren Gehörganges und des Trommelfells, doch überlagern sich seine Verzweigungen hierselbst innig mit denen der anderen an der Versorgung des Ohres beteiligten Nerven, des Intermedius und Vagus, des Auricularis magnus und Occipitalis minor. Allein dem Trigeminus untersteht manchmal höchstens der Tragus und der nach oben anschließende Teil des Helix. Im Bereiche des Unterkieferwinkels wird die Haut vom Auricularis magnus versorgt. Hier überlagern sich die Endausbreitungen des Trigeminus und die des letztgenannten Nerven nur wenig. Das Kinn wird vom Trigeminus versorgt. Am unteren Rande der Mandibula überlagern sich die Endausbreitungen des Trigeminus nur wenig mit denen des Cutaneus colli. Der Trigeminus ist ferner an der Versorgung des Mittelohres beteiligt, in das Antrum tympanicum und die Cellulae mastoideae, dringen Zweige des Ramus spinosus des N. mandibularis trigemini ein. Kornea und Konjunktiva sowie das Innere des Bulbus unterstehen allein dem Trigeminus. Der gesamte Augapfel ist bei Trigeminusausschaltung total anästhetisch. Die Schleimhaut der Nasenhöhle wird in der Hauptsache auch allein vom Trigeminus versorgt, nur an der Innervation des hinteren Abschnittes des Cavum nasale und Cavum nasopharyngeale sind der Glossopharyngeus und der Intermedius beteiligt, letzterer durch den zum Ganglion sphenopalatinum hinziehenden N. petrosus superficialis major und die von ihm aus entspringenden Rami nasales posteriores. Die Lippenhaut und die Schleimhaut der Mundhöhle und die Zähne werden ausschließlich vom Trigeminus versorgt. Die Zunge untersteht in ihrem vorderen Abschnitte dem Trigeminus (N. lingualis), in geringem Maße nimmt aber auch der Intermedius an der sensiblen Versorgung der vorderen Zungenhälfte teil, indem die aus ihm stammende Chorda tympani nicht nur Geschmacksfasern, sondern auch sensible Fasern im engeren Sinne führt. An der Zunge überlagern sich nach hinten zu die Endausbreitungen des Trigeminus mit denen des Glossopharyngeus. Die Schleimhaut des harten Gaumens wird fast stets allein vom Trigeminus versorgt. Dagegen beteiligen sich an der Versorgung des weichen Gaumens außer dem Trigeminus auch der Glossopharyngeus und der Intermedius; letzterer teils durch den N. petrosus superficialis major, Ganglion sphenopalatinum, Nn. palatini, teils durch den vom Ramus digastricus des Fazialis entspringenden Ramus anastomoticus zum N. glossopharyngeus. Die Plica glossopalatina und die Tonsillargegend werden ebenfalls durch den Trigeminus, den Glossopharyngeus und Intermedius innerviert.

Die Schleimhaut der Nebenhöhlen der Nase, des Sinus frontalis, des Sinus ethmoidalis, des Sinus maxillaris und des Sinus sphenoidalis scheint dem Trigeminus allein zu unterstehen. Schließlich hat der Trigeminus noch erheblichen Anteil an der Versorgung der Dura mater. In der vorderen Schädelgrube breitet sich der Ramus recurrens des zweiten Trigeminusastes aus, in der mittleren außer dem vorigen auch der Ramus spinosus des dritten Astes, am Tentorium cerebelli der aus dem ersten Aste stammende N. tentorii.

Auf die Verteilungsgebiete der einzelnen Äste des Trigeminus, des Ramus ophthalmicus, Ramus maxillaris und Ramus mandibularis kann hier nicht näher eingegangen werden. Die Endausbreitungen dieser drei Äste überlagern einander zum Teil beträchtlich. Auch bestehen Anastomosen von Zweigen eines Astes zu solchen eines anderen und Anastomosen zwischen Zweigen eines der drei Äste untereinander. Der untere Zweig des N. supratrochlearis aus dem Nervus frontalis verbindet sich mit dem N. infratrochlearis aus dem N. nasociliaris; von dem anastomotischen Bogen entspringen die Äste für die Haut und die Konjunktiva des medialen Augenwinkels. Der Nervus zygomaticus des zweiten Trigeminusastes ist durch einen Ramus anastomaticus mit dem Nervus lacrymalis des ersten Trigeminusastes verbunden. Der N. lingualis des dritten Trigeminusastes steht durch eine Anastomose mit dem N. alveolaris inferior in Verbindung. Durch die zahlreichen Verbindungen, welche die einzelnen Äste des Fazialis und Trigeminus untereinander eingehen, werden wohl teils sensible Fasern in die tiefen Teile des Gesichtes besonders die Muskeln geleitet, teils werden offenbar der Gesichtshaut, die aus dem Intermedius stammenden Vasodilatatoren und Schweißfasern zugeführt.

Die aus dem N. intermedius stammenden und im Fazialis verlaufenden sensiblen Fasern, dienen in erster Linie der Versorgung der tiefen Teile des Gesichtes, vor allem der vom Fazialis versorgten Muskeln, ferner durch feine aus dem N. petrosus superficialis major und minor hervorgehende Zweige der Versorgung der Paukenhöhle, der Cellulae mastoideae und der Tuba Eustachii, durch den N. petrosus superficialis major, das Ganglion sphenopalatinum und die von diesem entspringenden oder es durchziehenden Nn. nasales posteriores der Versorgung des Cavum pharyngonasale und der hinteren Abschnitte der Nasenhöhle, und die Nn. palatini der Versorgung des weichen Gaumens, der Plica glossopalatina und der Tonsillen. In das Cavum pharyngonasale, den weichen Gaumen, die Plica glossopalatina et pharyngopalatina sowie die Tonsillarschleimhaut gelangen wahrscheinlich Intermediusfasern auch durch den Ramus anastomoticus des Ramus digastricus des Facialis cum N. glossopharyngeo in letzteren und mit diesem zur Peripherie. Durch die Chorda tympani gelangen nicht nur Geschmacksfasern, sondern auch sensible Intermediusfasern im engeren Sinne zur vorderen Partie der Zunge. Schließlich sind Fasern, welche aus dem Ramus auricularis posterior des Fazialis hervorgehen, an der sensiblen Versorgung des äußeren Gehörganges, des Cavum und der Cymba conchae, des Crus anthelicis und zum Teil auch des Tragus und Antitragus beteiligt; an dieselben Endstätten gelangen Intermediusfasern noch auf einem Umwege, nämlich durch die konstant vorhandenen Anastomosen des Ramus auricularis facialis zum N. occipitalis minor und Auricularis magnus.

Der Glossopharyngeus versorgt in der Hauptsache die hintere Fläche der Zunge, wobei sich seine Endausbreitungen nach vorne zu mit denen des N. lingualis trigemini und der Chorda tympani überlagern, ferner die Plica glossoepiglottica und die vordere Fläche der Epiglottis, woselbst er sich mit den Endausbreitungen des N. laryngeus superior vagi überlagert, ferner die Plica palatopharyngea, die Tonsillargegend, das Velum palatinum, den Pharynx, das Cavum pharyngonasale und die hintersten Abschnitte der Nasenhöhle. In der Tonsillargegend, dem Velum palatinum, dem Cavum pharyngonasale und hinteren Abschnitte der Nasenhöhle teilt er sich in die Versorgung mit dem Trigeminus und dem Intermedius. Durch den N. tympanicus Jacobsonii liefert er das Hauptkontingent für die Bildung des Plexus tympanicus und damit für die sensible Versorgung des Cavum tympani, der Cellulae mastoideae und der Tuba Eustachii; an der Bildung des Plexus tympanicus sind außer dem Glossopharyngeus noch der Intermedius und der Trigeminus beteiligt. Schließlich nimmt der Glossopharyngeus noch einen geringen Anteil an der sensiblen Versorgung des Trommelfells des äußeren Gehörganges und des Cavum conchae durch eine Anastomose, welche er in den Ramus auricularis vagi abgibt.

Der Vagus versorgt zunächst durch seinen Ramus meningeus die Dura der hinteren Schädelgrube, ferner durch den Ramus auricularis, der wie schon oben bemerkt, eine Wurzel auch aus dem Glossopharyngeus bezieht, das Trommelfell, den äußeren Gehörgang und vielleicht auch Cavum et Cymba conchae, woselbst er sich mit dem Trigeminus und dem Intermedius, Occipitalis minor, et Auricularis magnus in die Versorgung teilt. Ob der Vagus durch seine Rami pharyngei dem Pharynx sensible Fasern zuführt, ist recht zweifelhaft. Möglicherweise werden ihm solche vom Glossopharyngeus zugeleitet, der oberhalb des Abganges der Rami pharyngei aus dem Vagus eine Anastomose in den letzteren abgibt. Der wichtigste sensible Ast des Vagus ist der N. laryngeus superior, welcher die Schleimhaut des Larynx und der Epiglottis, besonders deren laryngeale Fläche versorgt. Doch ist der Laryngeus superior nicht der einzige sensible Nerv des Kehlkopfes, auch der Recurrens vagi ist in wechselndem Grade an der sensiblen Versorgung des Larynx beteiligt. Die Rolle des Vagus an der sensiblen Versorgung des Ösophagus, Magens und Darmkanals, der Trachea, der Bronchien und der Lungen, des Herzens und der Aorta, der anderen Organe der Leibeshöhle, Pankreas, Leber, Gallenblase, Milz, Nieren und Nebennieren, der Ovarien und Adnexe der Blase usw. soll hier nur erwähnt werden.

III. Die sensible Versorgung der Gelenke und Knochen.

Für die sensible Versorgung der Gelenke, des Periosts und des Inneren der langen Röhrenknochen kommen erstens besondere Nervenzweige in Betracht, welche direkt aus den gemischten Nervenstämmen entspringen (Rami articulares, Rami periostales, Rami diaphysarii), ferner Zweige, welche aus den sog. motorischen Muskelästen stammen, die aber de facto gemischte Nerven darstellen, weil sie vor allem die afferenten Muskel- und Sehnenfasern führen, (z. B. N. interosseus volaris mediani, Ramus profundus radialis usw.), drittens aber auch Zweige, welche aus sensiblen Hautnerven hervorgehen (Periost- und Gelenkäste des Ramus dorsalis des Ulnaris, der Nervi digitales volares communes et proprii des Ulnaris, Medianus und Radialis, des N. suralis usw.). Im folgenden gebe ich einen Überblick über die spezielle Versorgung der Gelenke, des Periostes und der Markhöhlen der großen Extremitätenknochen, wobei ich mich im wesentlichen an die ausgezeichneten Untersuchungen von Casimir Frank sowie an die Angaben von C. Hasse und R. Fick anlehne.

Das Schultergelenk wird in seinem vorderen Abschnitt vom N. axillaris (Ramus articularis humeri), nach R. Fick zum Teil auch vom N. subscapularis, in seinem hinteren Abschnitt vom N. suprascapularis (Ramus articularis) und vom N. radialis (Rami articulares humeri, Rami articulares nervi tricipitis cap. long.) versorgt.

Das Periost des Humerus wird in seinem obersten Abschnitt nach C. Hasse sowohl vorn als hinten vom N. axillaris (Rami periostales humeri, Ramus intertubercularis, Rauber) versorgt. Fast die gesamte Vorderfläche des Humerusschaftes wird vom N. musculocutaneus versorgt, und zwar in der Hauptsache durch den N. diaphysarius humeri anterior, der den Stamm hoch oben verläßt, zahlreiche Rami periostales abgibt und ins Foramen nutritium anterius eindringt, um das Innere der Humerusdiaphyse zu speisen. Fast die gesamte Rückfläche untersteht dem N. radialis, die Äste der Trizepsköpfe geben zahlreiche Rami periostales humeri und den N. diaphysarius humeri posterior durch das Foramen nutritium posterius ins Innere der Markhöhle ab. Von dem langen Aste des medialen Trizepskopfes (N. collateralis ulnaris) gehen nach C. Hasse zahlreiche Periostzweige zum untersten

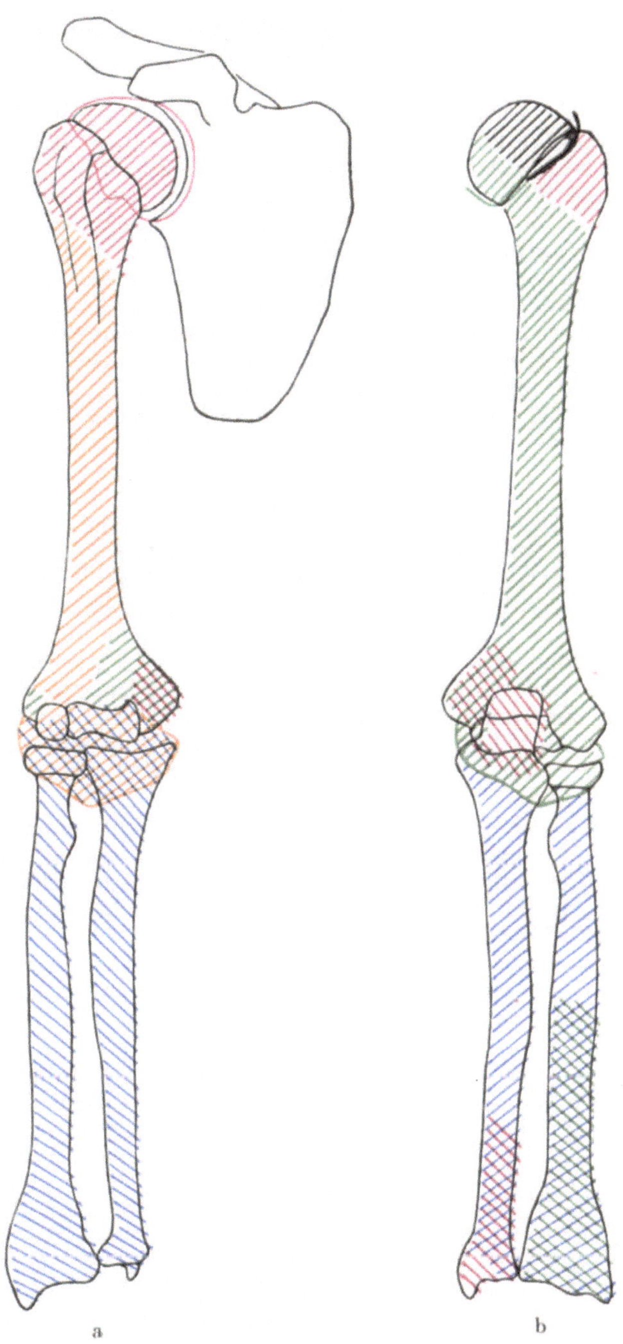

Abb. 43a und b. Sensible Versorgung der Gelenke und Knochen der oberen Extremität.
a Vorderseite, b Rückseite. Schwarz: N. suprascapularis; Rot im Bereich des Humerus-
kopfes: N. axillaris; Orange: N. musculocutaneus; Grün: N. radialis; Blau: N. medianus;
Rot im Bereiche des Ellbogens und Vorderarms: N. ulnaris.

medialen Teil des Humerus, sowohl an der Vorderfläche wie an der Rückseite, sie versorgen auch den Epicondylus medialis. Dieser letztere erhält aber nach C. Frank auch Zweige vom N. ulnaris, welche aus dem Ramus articularis cubiti dieses Nerven hervorgehen. Der Epicondylus lateralis erhält auch Zweige aus dem zum M. brachioradialis ziehenden Aste des N. radialis.

Das Ellbogengelenk wird vorne vom N. musculocutaneus versorgt (Rami articulares des Astes des Brachialis internus), und vom N. medianus, der teils direkte Rami articulares cubitales abgibt, teils durch den Ast des M. pronator teres das Ellbogengelenk versorgt. Den hinteren Abschnitt versorgt der N. radialis; sowohl der lange Ast des Caput mediale tricipitis, als der Ast des Brachioradialis sind hieran beteiligt; schließlich entspringen auch aus dem N. radialis profundus Rami articulares für das Ellbogengelenk. Der N. ulnaris gibt ebenfalls direkte Rami articulares für den medialen Abschnitt der Hinterseite des Gelenkes ab; es sind das dieselben Äste, welche den Epicondylus medialis und auch das Olekranon versorgen.

Die Ulna erhält nach C. Hasse ihre gesamte periostale Innervation vom N. medianus, und zwar aus dem N. interosseus volaris, der gleichzeitig die motorischen Bahnen für den Flexor digitor prof., Flexor pollicis longus und Pronator quadratus führt. Nach C. Frank wird aber das Olekranon der Ulna vorwiegend vom N. ulnaris versorgt, dessen Ramus articularis cubitalis auch an das Periost des Olekranon Zweige abgibt. Außerdem versorgt der Ulnaris noch den distalsten Teil der Ulna, besonders dessen dorsale Seite; diese Rami periostales gehen aus dem Ramus dorsalis des N. ulnaris hervor. In der Hauptsache aber wird das Periost der Ulna und die Markhöhle auch nach Frank vom N. medianus versorgt; die Periostzweige für das obere Drittel der Ulna gehen direkt aus dem N. interosseus volaris hervor; der Zweig für die Markhöhle (Ramus diaphysarius) und die Äste für das mittlere Drittel des Knochens aus dem Ramulus ulnaris des N. membranae interosseae; das untere Drittel wird vorn von Ästen versorgt, die aus dem distalen Teile des N. membranae interosseae entspringen, an der Rückseite von direkten Rami periostales des Interosseus volaris, der etwa an der Grenze des mittleren und unteren Drittels die Membrana interossea durchbohrt und an die Dorsalseite tritt. Der N. radialis beteiligt sich nach C. Frank nur im Bereiche des mittleren Drittels auf der Dorsalseite, indem der N. interosseus dorsalis hier einzelne Periostzweige zur Ulna abgibt.

Der Radius wird teils vom N. medianus, teils vom N. radialis versorgt. Zunächst geht aus dem Aste des Pronator teres, der das Ellbogengelenk versorgt, auch ein Ramulus periostalis capituli radii anterior hervor. In der Hauptsache aber werden die Periostzweige vom N. interosseus volaris direkt oder von dessen Ästen, dem Ramulus radialis und dem N. membranae interosseae abgegeben. Auch der N. diaphysarius radii entstammt dem N. interosseus volaris. Der N. radialis versorgt mittels des aus dem Ramus profundus hervorgehenden Ramus articularis cubitalis auch die Rückseite des Radiusköpfchens (Ramulus periost. capituli radii posterior); ferner gibt der Interosseus dorsalis zahlreiche Periostzweige besonders zur Rückseite des mittleren und unteren Drittels des Radius ab. Der Interosseus volaris und dorsalis stehen etwa an der Grenze zwischen mittlerem und unterem Drittel des Vorderarms durch einen Ramus anastomoticus in Verbindung.

Das Handgelenk wird an seiner Volarseite vom N. medianus versorgt; die Zweige entstammen dem N. membranae interosseae. Nach Hirschfeld und Valentini soll manchmal auch aus dem Ramus anterior des Cutaneus antibrachii lateralis des N. musculocutaneus ein Ramus articularis volaris für das Handgelenk hervorgehen. R. Fick gibt an, daß aus dem Ramus profundus des N. ulnaris Zweige für die Volarseite des Handgelenkes entspringen. Die Dorsalseite des Handgelenks wird nach C. Hasse ganz vom N. radialis (N. Interosseus dorsalis), nach R. Fick von diesem und dem Ramus dorsalis N. ulnaris versorgt; nach C. Frank nimmt außer dem N. interosseus dorsalis radialis und dem Ramus dorsalis N. ulnaris noch der N. interosseus volaris N. mediani teil, der, nachdem er die Membrana interossea durchbohrt hat, an der Dorsalseite derselben zum Karpus herabzieht, mit dem Interosseus dorsalis in Anastomose tritt und Zweige zum Handgelenk abgibt.

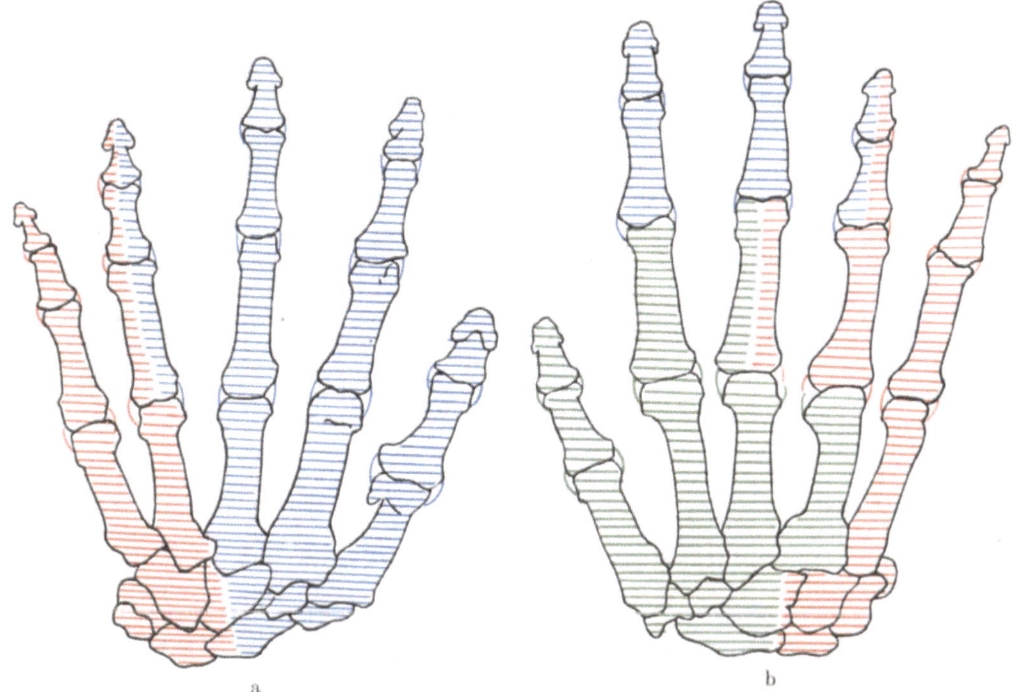

Abb. 44 a und b. Sensible Versorgung der Gelenke und Knochen der Hand. a Vorderseite, b Dorsalseite. Rot: N. ulnaris; Blau: N. medianus; Grün: N. radialis.

Der Karpus wird an der Volarseite in seiner ulnaren Hälfte vom Ramus profundus des N. ulnaris, in seiner radialen Hälfte vom N. medianus (N. membranae interosseae), an der Dorsalseite in der ulnaren Hälfte vom Ramus dorsalis des N. ulnaris, in der radialen Hälfte vom Radialis (N. interosseus dorsalis) versorgt. In geringem Maße beteiligt sich auch der N. medianus (N. interosseus volaris perforans anastomoticus cum interosseo dorsali).

Von den Motakarpalknochen wird nach C. Frank der fünfte ausschließlich vom N. ulnaris versorgt, die volare Seite aus dem Ramus profundus des Ramus digitalis vol. communis, die dorsale Seite aus dem Ramus dorsalis des N. ulnaris. Der vierte Metakarpus wird volar vom N. ulnaris, dorsal vom N. radialis versorgt (N. interosseus dorsalis IV von Rauber). Der dritte, zweite und erste Metakarpus werden volar vom N. medianus (Ramus profundus der Nervi digitales volares communes), dorsal vom N. radialis (Nervi interossei dorsales III, II, I von Rauber) innerviert. Es ist aber zu bemerken, daß die Nervi interossei dorsales mit den Rami perforantes des Ramus profundus des N. ulnaris in Anastomose stehen.

Die Metakarpophalangealgelenke der Finger sollen nach C. Hasse volar sämtlich vom Ramus profundus des N. ulnaris, dorsal sämtlich vom Radialis (Nervi interossei dorsales) innerviert werden. Diese Angabe ist aber nicht aufrecht zu erhalten. Vielmehr wird das Metakarpophalangealgelenk des fünften Fingers ganz vom N. ulnaris, volar von dem Ramus profundus des N. digitalis volaris, dorsal vom Ramus dorsalis des N. ulnaris versorgt. Das Metakarpophalangealgelenk des vierten Fingers wird volar vom N. ulnaris und medianus (Rami profundi der Nervi digit. volar. communes), dorsal vom N. radialis (N. interosseus IV von Rauber) und vom Ramus dorsalis des N. ulnaris, manchmal vom letzteren allein, versorgt. Die Metakarpophalangealgelenke des dritten und zweiten Fingers und Daumens versorgt volar der N. medianus, dorsal am dritten Finger der N. ulnaris und N. radialis, an den anderen nur der Radialis (Nervi interossei II, I von Rauber). Die Nervi interossei dorsales von Rauber stehen in Anastomose mit den Rami perforantes des Ramus profundus N. ulnaris.

Sämtliche Phalangen und Interphalangealgelenke des fünften Fingers werden vom N. ulnaris versorgt (Nervi digitales volares proprii, Nervi digitales dorsales des Ramus dorsalis des N. ulnaris). An den übrigen Fingern deckt sich die Innervation der Phalangen und Interphalangealgelenke wahrscheinlich mit der Verteilung der Hautnerven; sämtliche Rami periostales und articulares gehen von den Nervi digitales volares et dorsales proprii des Medianus, Ulnaris und Radialis aus. Demnach werden die Mittel- und Endphalangen des Zeige- und Mittelfingers sowie die beiden Interphalangealgelenke allein vom N. medianus versorgt, am vierten Finger teilen sich volar sowie am Dorsum von Mittel und Endphalange Medianus und Ulnaris, am Daumen werden Grund- und Endphalange und Interphalangealgelenk volar vom Medianus, dorsal vom Radialis versorgt. Die Grundphalange des vierten Fingers wird dorsal vom Ulnaris, die des Zeigefingers vom Radialis, die des Mittelfingers halb vom Ulnaris, halb vom Radialis versorgt. C. Frank gibt eine etwas andere Versorgung der Finger an, der fünfte Finger soll ausschließlich vom Ulnaris, der vierte vom Ulnaris und Radialis, der dritte, zweite und erste vom Medianus und Radialis versorgt werden.

An der unteren Extremität verhält sich die Periost- und Gelenkinnervation folgendermaßen:

Das Hüftgelenk wird vorn vom N. cruralis (Ramus articularis coxae und Ramus M. recti femoris) und N. obturatorius (Ramus articularis coxae), hinten vom N. glutaeus inferior (Ramus articularis coxae) und N. ischiadicus (Ramus articularis coxae) versorgt.

Der Femur wird vorn ganz vom N. cruralis versorgt (N. epiphysarius femoris superior, Rami periostales, Nervus arteriae femoralis proprius, Ast des M. vastus intermedius, der als N. epiphysarius femoris inferior bezeichnet wird). Nach C. Hasse nehmen auch Periostzweige aus dem Aste des Vastus medialis an der Versorgung des untersten medialen Abschnittes des Femurs und des Epicondylus medialis femoris teil. Die Rückseite des Femur wird in ihrem obersten Abschnitt vom N. diaphysarius femoris superior, der dem N. ischiadicus entstammt und in die Markhöhle eindringt, versorgt, im mittleren Abschnitte vom N. obturatorius, und zwar mittels des Astes des M. adductor magnus, welcher nach Abgabe der Periostzweige als N. diaphysarius femoris inferior nervi obturatorii in das Foramen nutritium inferius eintritt, im unteren Abschnitt vom N. cruralis, und zwar mittels des N. arteriae femoralis

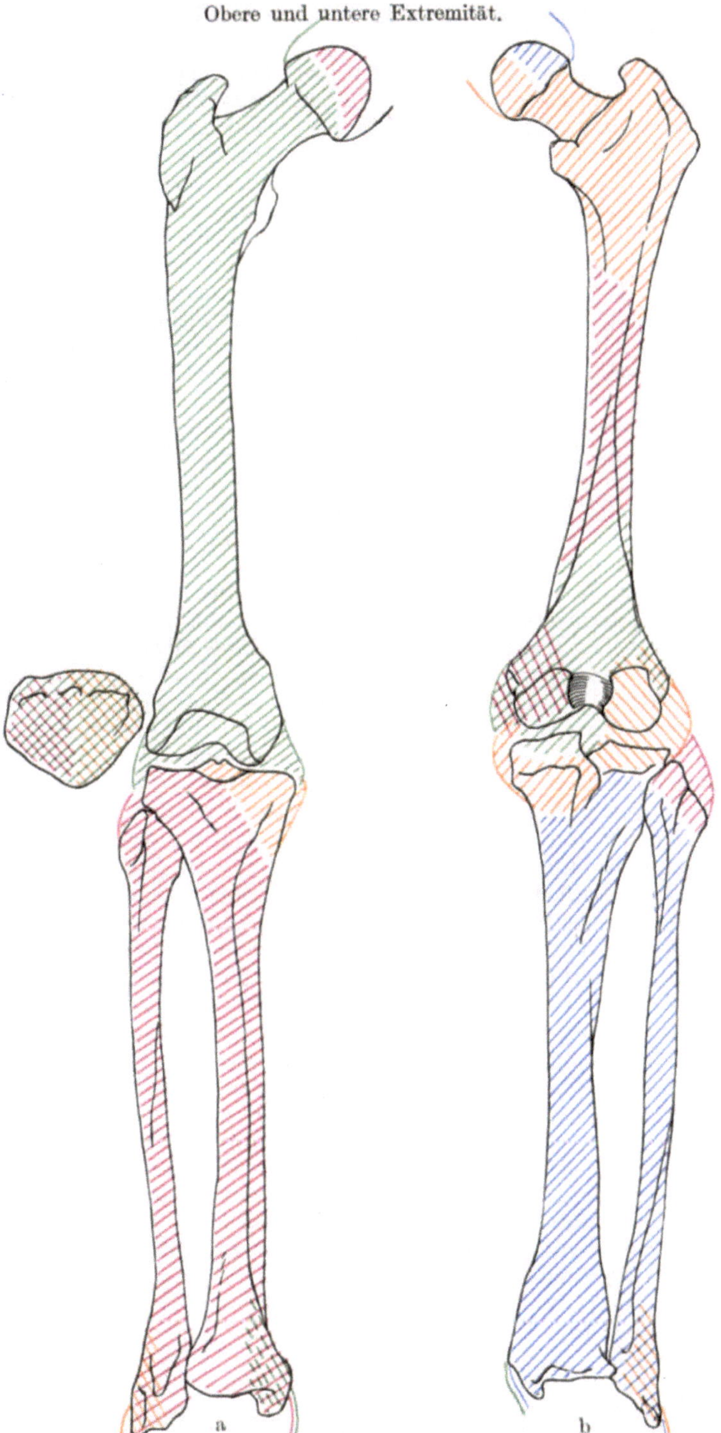

Abb. 45a und b. Sensible Versorgung der Knochen und Gelenke der unteren Extremität a Vorderseite, b Rückseite. Grün: N. cruralis; Rot am Femur: N. obturatorius; Blau an Hüftgelenk: N. glutaeus inferior; Orange: N. ischiadicus; Rot an Patella und Unterschenkel: N. peroneus; Blau am Unterschenkel: N. tibialis; Grün am distalen Teil de Unterschenkels: N. saphenus; Orange am distalen Teil des Unterschenkels: N. suralis proprius, der außer den Periostzweigen auch den Nervus diaphysarius femoris inferior Nervi cruralis in das Foramen nutritium inferius abgibt. Den Epicondylus lateralis versorgt auch der Ramus articularis des N. ischiadicus.

Bezüglich der Versorgung der Markhöhle bemerke ich, daß C. Hasse im Gegensatz zu den hier gemachten, von C. Frank vertretenen Angaben, den oberen N. diaphysarius aus dem Kruralis (N. arteriae femor. propr.), den unteren aus dem Ischiadikus hervorgehen läßt.

Das Kniegelenk wird vorn vom N. cruralis versorgt, und zwar gehen die Äste zum Teil aus dem Aste des M. vastus intermedius (N. epiphysarius femoris inferior), zum Teil aus dem Aste des Vastus medialis, zum Teil aus dem N. saphenus hervor. Außerdem gibt aber auch der N. ischiadicus Äste bis zur Vorderseite ab, einmal den direkten Ramus articularis genu und ferner entspringt aus dem N. peroneus communis ein Ramus articularis zum Kniegelenk. Die Rückseite des Kniegelenkes wird von dem Muskelaste des Adductor magnus des N. obturatorius, von dem direkten Ramus articularis genu des N. ischiadicus, von dem Ramus articularis des N. peroneus communis, von den Rami articulares des N. tibialis (Plexus popliteus von Rüdinger) und vom N. saphenus (Ramus articularis genu) versorgt.

Die Patella wird vom N. cruralis (Ast des Vastus intermedius, Ast des Vastus medialis, N. saphenus), vom N. ischiadicus (Ramus articularis genu) und vom N. peroneus communis (Ramus articularis genu) versorgt.

Während nach C. Hasse die Tibia gänzlich vom N. tibialis versorgt wird, und zwar aus dem Plexus popliteus und dem Ramus interosseus tibialis, ist es nach C. Frank vorne besonders der N. peroneus, welcher dem Tibiaperiost seine Zweige liefert. Im obersten Teil des Unterschenkels löst sich vom N. peroneus profundus ein besonderer Ast ab, der N. epiphysarius tibiae anterior, der zugleich auch an den M. tibialis anterior einen schwachen Ast abgibt. Weitere Äste entspringen in der Mitte und im untersten Teile des Unterschenkels aus dem N. peroneus profundus und versorgen sowohl die Vorderseite der Tibia als die Membrana interossea. An der Versorgung des Malleolus internus beteiligt sich der Saphenus. Die Rückseite der Tibia versorgt, abgesehen vom allerobersten Abschnitt, der N. tibialis, und zwar der aus dem Aste des M. popliteus hervorgehende N. ligamenti interossei, der sowohl den N. epiphysarius tibiae posterior superior als den N. diaphysarius tibiae hervorgehen läßt. Außerdem gibt der Ast des M. tibialis posterior Zweige an das Periost der Tibia ab, ebenso der Ast des M. flexor digitor. longus; beide zusammen bilden den N. epiphysarius tibiae posterior inferior.

Das Fibulaköpfchen erhält Periostzweige aus dem N. peroneus communis, die aus dem Ramus articularis genu dieses Nerven hervorgehen, und aus dem N. peroneus superficialis. Die Vorderfläche des Fibulaschaftes wird von dem im oberen Drittel des Unterschenkels aus dem N. peroneus profundus hervorgehenden N. epiphysarius fibulae anterior und von dem in der Mitte und im untersten Teil des Unterschenkels aus dem N. peroneus prof. entspringenden Ramuli periostei fibulae anteriores medii et inferiores versorgt. Die Rückseite der Fibula versorgt der N. tibialis; der aus dem Aste des M. popliteus hervorgehende N. ligamenti interossei gibt den N. epiphysarius fibulae posterior superior ab; außerdem entspringt aus dem Aste des M. tibialis posticus der N. interosseus fibulae, welcher sowohl das Periost der Fibula versorgt, als auch den N. diaphysarius fibulae hervorgehen läßt, weiter distal gibt er auch Zweige an den Malleolus externus ab. Dieser letztere erhält auch Periostzweige aus dem N. suralis.

Das Fußgelenk erhält vorn Zweige aus dem N. peroneus profundus (Ramus articularis talocruralis Nervi peron. profundi), hinten solche aus dem

N. tibialis, welche als Ramus articularis pedis dicht oberhalb der Teilungsstelle des Nerven in die beiden Nervi plantares entspringen; schließlich entspringen auch aus dem N. suralis Zweige für den lateralen Teil des Fußgelenkes.
Nach R. Fick ist auch der N. saphenus beteiligt.

Der Tarsus, die Metatarsalia, die Metatarsophalangealgelenke,
die Zehen und die Interphalangealgelenke werden dorsal durch die Endzweige des N. peroneus superficialis und N. peroneus profundus (die Nervi
interossei pedis I bis IV) und durch die Endäste des N. tibialis (N. plantaris

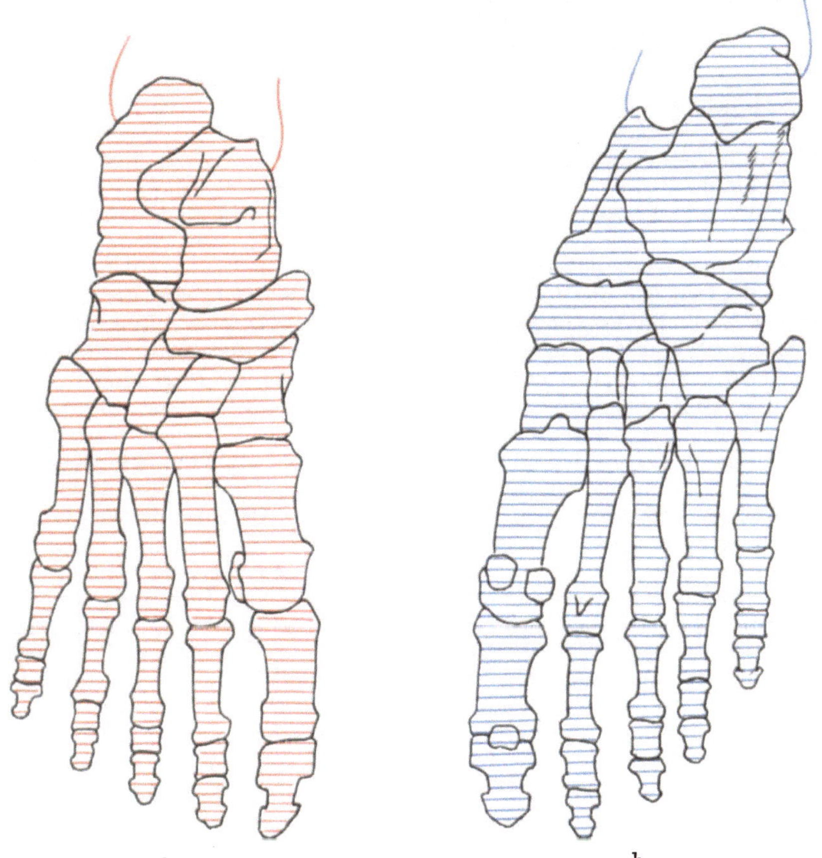

Abb. 46a und b. Sensible Versorgung der Knochen und Gelenke des Fußes. a Dorsalseite,
b Plantarseite. Rot: N. peroneus; Blau: N. tibialis.

lateralis et medialis) versorgt. Die Angaben der Autoren sind hier teilweise
widersprechend. Nach C. Hasse werden sämtliche Intertarsal- und Metatarsophalangealgelenke mit Ausnahme des der Großzehe vom N. peroneus profundus versorgt; dieses letztere, sowie die Interphalangealgelenke der ersten
bis dritten Zehe sollen dem N. plantaris medialis, die der fünften Zehe dem N.
plantaris lateralis unterstehen, während die der vierten Zehe von beiden N.
plantares versorgt werden. C. Frank gibt an, daß der Peroneus profundus
(N. interossei pedis dorsales I bis IV) den Tarsus, die Metatarsalia und
Metatarsophalangealgelenke, der N. plantaris medialis die Hinterfläche der

Articulatio cuneocuboidea, die Articulatio cuneo navicularis und das Cuneiforme I und II, der Plantaris lateralis die übrigen Knochen des Tarsus, die Metatarsalia, Metatarsophalangealgelenke, die Phalangen der Zehen und die Interphalangealgelenke versorge. R. Fick gibt an, daß die Nervenzweige der Metatarsophalangealgelenke aus den Hautästen der betreffenden Zehennerven, also dorsal aus dem N. peroneus superficialis et profundus und dem N. suralis, plantar aus dem N. plantaris medialis et lateralis, aber auch aus den N. interossei pedis Nervi peronei profundi hervorgehen. Die Interphalangealgelenke würden ebenfalls wie das Periost der Zehen von den entsprechenden dorsalen und plantaren Zehenhautästen innerviert.

Die genaue anatomische Kenntnis der sensiblen Versorgung der Knochen ist von großer klinischer Bedeutung für die Ausbreitung der Störungen der Knochensensibilität bei Unterbrechung der einzelnen peripheren Nervenstämme. Die afferenten Bahnen des Skelettsystems bilden einen Teil des Systems der sog. Tiefensensibilität. Als solche spielen sie z. B. bei dem Zustandekommen des sog. Tiefenschmerzes (Knochenschmerz, Gelenkschmerz) eine Rolle. An der Entstehung der Druckempfindung sind, wie später ausführlich erörtert werden wird, nicht nur die kutanen Rezeptoren und Hautnerven, sondern auch die Rezeptoren der Tiefensubstrate und deren afferente Nerven in hohem Maße beteiligt, und zu den hierfür in Betracht kommenden Tiefensubstraten gehören zweifellos auch die Rezeptoren des Periostes der Knochen. Wir können die Knochensensibilität nahezu isoliert prüfen durch Aufsetzen des Fußes einer schwingenden Stimmgabel auf alle direkt unter der Haut gelegenen Skelettteile. Die hierbei auftretende Vibrationsempfindung ist fast ausschließlich auf eine Erregung der Rezeptoren des Periostes und der Markhöhlen der Knochen zurückzuführen, womit natürlich nicht gesagt sein soll, daß die Rezeptoren anderer Gewebe nicht ebensogut imstande wären, eine diskontinuierliche, rhythmisch pulsierende Empfindung zu vermitteln. Dazu sind z. B. die Rezeptoren der Haut in hohem Maße befähigt. Um aber die Vibrationsempfindung der Haut zu prüfen, muß man sich der Stimmgabel in anderer Weise bedienen als bei der Prüfung der Knochensensibilität. Man muß das freie Ende der Stimmgabel gegen die Hautoberfläche schwingen lassen. Bei Aufsetzen des Fußes der Stimmgabel werden die Hautrezeptoren nur in ganz geringem Grade erregt.

Bei der Unterbrechung der verschiedenen peripheren Nervenstämme beobachten wir einen völligen Verlust der Vibrationsempfindung nur an denjenigen Skeletteilen, welche ausschließlich von den unterbrochenen Nerven versorgt werden, also z. B. bei einer Ulnarisunterbrechung nur am kleinen Finger und am fünften Metakarpale und dem ulnaren Teile des Karpus, bei einer Medianusunterbrechung nur an der Mittel- und Endphalange des Zeige- und Mittelfingers. Bei der Ulnarisunterbrechung ist am ulnaren Rande des vierten Fingers zwar meist die Vibrationsempfindung merklich herabgesetzt, ich fand sie aber niemals ganz aufgehoben, weil die drei Phalangen des vierten Fingers auch vom Medianus versorgt werden. Bei gleichzeitiger Medianus- und Ulnarisunterbrechung fand ich sie stets am vierten Finger ganz erloschen. Dagegen bewahrt die Grundphalange des dritten Fingers bei kombinierter Ulnaris-Medianusunterbrechung noch einen Rest von Vibrationsempfindung, weil der Radialis an ihrer Versorgung teilnimmt. Umgekehrt ist bei einer isolierten Durchtrennung des Medianus die Vibrationsempfindung am radialen Rande des vierten Fingers nur herabgesetzt, weil an der Versorgung desselben der Ulnaris beteiligt ist, bei kombinierter Ulnaris-Medianusunterbrechung fehlt die Vibrationsempfindung am vierten Finger völlig. Bei isolierter Ulnarisunterbrechung ist die Vibrationsempfindung am vierten Metakarpale nicht aufgehoben, weil der Radialis an der Versorgung teilnimmt; einen völligen

Verlust derselben beobachten wir nur bei kombinierter Ulnaris - Radialis-lähmung. Ebenso ist bei isolierter Medianusunterbrechung an den Phalangen des Daumens, an der Grundphalange des Index, am ersten, zweiten und dritten Metakarpale die Vibrationsempfindung mehr oder weniger erhalten, weil der Radialis an der Versorgung derselben beteiligt ist, einen Verlust der Vibrationsempfindung an den genannten Skeletteilen beobachten wir nur bei kombinierter Medianus-Radialisunterbrechung. Und an der Grundphalange des Mittelfingers ist, entsprechend der gleichzeitigen Versorgung derselben durch den Medianus, Ulnaris und Radialis, die Vibrationsempfindung erst bei Unterbrechung aller drei Nerven erloschen. Analoge Betrachtungen lassen sich für die Vibrationsempfindung der Knochen des Vorderarms und des Humerus anstellen.

An der unteren Extremität wird, wie ersichtlich, das Fußskelett vom Peroneus und Tibialis versorgt. Bei totaler Ischiadikuslähmung ist daher die Vibrationsempfindung am gesamten Fuß erloschen; niemals aber fehlt bei einer Totaltrennung des Peroneus die Vibrationsempfindung am Fußrücken und niemals bei einer Tibialislähmung an der Fußsohle völlig, sondern es ist höchstens eine Herabsetzung festzustellen. Bei gleichzeitiger Totaltrennung des Peroneus und Tibialis oder bei totaler Ischiadikuslähmung ist die Vibrationsempfindung am gesamten Fußskelett erloschen, am inneren Knöchel und dem anstoßenden Teile der Tibia aber erhalten, weil der Saphenus Anteil an der Versorgung derselben hat. Der äußere Knöchel bewahrt bei Unterbrechung des Peroneus und Tibialis unterhalb des Abganges der Cutanei surae lat. et med. seine Vibrationsempfindung, weil an der Versorgung außer dem Peroneus der Suralis beteiligt ist.

Eine viel geringere klinische Bedeutung als die Versorgung der Knochen besitzt die der Gelenke. Die Bewegungsempfindungen sind nicht, wie früher vielfach angenommen wurde und auch noch heute von manchen Autoren immer wieder irrtümlich behauptet wird, an die Rezeptoren und die afferenten Nerven der Gelenke geknüpft; sie entstehen durch die Erregung der Rezeptoren anderer Tiefensubstrate, vor allem der Muskeln und Sehnen, aber auch der anderen Tiefenteile (Faszien, subkutanes Zell- und Fettgewebe), und zum kleinen Teil auch der Haut.

Literatur.

Fick, R.: Anatomie der Gelenke. I. 1904.
Frank, C.: Arch. f. Psychiatr. u. Nervenkrankh. Bd. 62, H. 3.
Hasse, C.: Atlas der motorischen und sensiblen Nervenversorgungen.

IV. Astfolge der peripheren Nerven.

Die Reihenfolge, in welcher die einzelnen Äste aus dem Nervenstamm hervorgehen, die Astabgangsfolge, ist für jeden peripheren Nerven eine ziemlich gesetzmäßige, aber von der deskriptiven Anatomie nicht immer genügend gewürdigt worden und von den Neurologen jedenfalls in ihrer Bedeutung früher nicht erkannt worden. Ein Nerv kann in ganz verschiedener Höhe seines langgestreckten Verlaufes unterbrochen werden; die Muskeln und Hautbezirke, welche von den Ästen innerviert werden, die oberhalb der Läsion den Stamm bereits verlassen haben, bleiben dabei von der Lähmung und von Sensibilitätsstörungen verschont, hingegen die Muskeln und Hautareale, welche von den erst unterhalb der Läsionsstelle abgehenden Ästen innerviert werden, sind in

die Lähmung einbezogen und weisen Sensibilitätsdefekte auf. Diese disso-
ziierten Lähmungen durch verschiedenen Höhensitz der Läsion
sind bei der überaus großen Zahl von Schußverletzungen der peripheren Nerven,
welche während des Krieges beobachtet worden sind, ein keineswegs seltenes
Vorkommnis gewesen, das von zahlreichen Autoren, z. B. Hezel, F. Kramer,
O. Foerster u. a. erwähnt und durch mannigfache Beispiele belegt wurde.
Tatsächlich existieren in meinem Material für die am häufigsten verletzten
Nervenstämme, den Muskulokutaneus, Medianus, Radialis, Ulnaris, Ischiadikus,
Peroneus und Tibialis fast für jede mögliche Lokalisation und für die dadurch
bedingte Dissoziation der Lähmung Belege. Einzelne solcher dissoziierter Läh-
mungen sind sogar ein sehr häufiges Vorkommnis.

Der Abgang eines Astes vom Hauptstamm ist nicht identisch mit seinem
sofortigen Eintritt in den von ihm versorgten Muskel; oft nimmt ein Ast einen
mehr oder weniger langgestreckten Verlauf in der Nachbarschaft seines Stammes,
manchmal aber auch in enger Nachbarschaft eines anderen Nerven. So liegt
z. B. ein aus dem Radialisstamm hervorgehender Ast für das Caput mediale
tricipitis dem Nervus ulnaris eine längere Wegstrecke eng an (Nervus collateralis ulnaris). Der Ast für das Caput laterale bleibt hingegen in mehr oder
weniger enger Nachbarschaft des Radialisstammes. Der mehr oder weniger
freie, mehr oder weniger langgestreckte Verlauf eines Muskelastes bringt es
mit sich, daß letzterer entweder ganz isoliert oder gemeinsam mit seinem
Hauptstamm oder aber auch gemeinsam mit einem anderen Nervenstamm ver-
letzt sein kann. Dadurch resultieren bisweilen ganz besondere Lähmungstypen.
Diesen anatomischen Verhältnissen ist bei der Beurteilung der motorischen
Ausfälle bei Nervenverletzungen in einer bestimmten Höhe immer Rechnung
zu tragen. Die Kenntnis des Abganges und Verlaufes der einzelnen Muskeläste ist aber auch von ganz besonderer Wichtigkeit bei der Ausführung von
Nervenoperationen, die in einer Gegend stattfinden, in der wichtige Nervenäste
den Nervenstamm verlassen oder in seiner Nähe verlaufen.

Der verschieden lange Verlauf der einzelnen Äste bis zu ihrem definitiven
Eintritt in den Muskel bringt es mit sich, daß Astabgangsfolge und Asteintrittsfolge nicht immer die gleiche Reihenfolge erkennen lassen, zumeist
besteht allerdings Übereinstimmung unter ihnen. Die Kenntnis der Reihenfolge der Eintrittspunkte der einzelnen Nervenäste in die Muskeln ist von be-
sonderem Interesse für die Frage der Restitutionsfolge der einzelnen von einem
Nerven versorgten Muskeln bei der Regeneration; je distaler der Eintrittspunkt
in den Muskel liegt, d. h. je länger die Wegstrecke ist, die die vom zentralen
Stumpf auswachsende Nervenfaser bis zu ihrem Erfolgsorgan, dem Muskel,
zurückzulegen hat, um so später restituiert sich der betreffende Muskel.

Die Asteintrittsfolge steht aber auch in enger Beziehung zu denjenigen
dissoziierten Lähmungen, welche bei einer unvollständigen Leitungsunterbrechung des Nervenstammes häufig beobachtet werden, und welche darauf
beruhen, daß die im Nervenquerschnitt vereinigten Fasern für die einzelnen
von den betreffenden Nerven versorgten Muskeln gegenüber der schädigenden
Noxe eine verschieden starke Resistenz zeigen. Die verschiedene Vulnerabilität
der einzelnen Muskelbahnen im Nervenquerschnitt spielt sowohl bei traumatischen wie bei toxischen Schädigungen eine wichtige Rolle. Sie ist bei Schußverletzungen mit diffuser Schädigung des Nervenquerschnittes, bei Druck-
lähmungen eines Nerven, bei Injektionen von Alkohol oder Formalin in den
Nervenstamm, bei der Nervenvereisung, bei Unterbrechung der Zirkulation
in der gleichen Weise zu beobachten. Es gilt als Regel, daß die Nervenfasern
der distalsten Muskeln am vulnerabelsten, die der proximalen Muskeln am
resistentesten sind. Je länger eine Nervenbahn, vom Rückenmark an bis

zu ihrem Eintritt in den Muskel gerechnet, ist, um so vulnerabler ist sie, je kürzer sie ist, um so resistenter ist sie. Diese hochinteressanten Beziehungen zwischen Asteintrittsfolge und Restitutionsfolge bei der Nervenregeneration und zwischen Nervenfaserlänge und Vulnerabilität werden später bei Besprechung der dissoziierten Lähmungen eingehend erörtert werden.

Wir treten jetzt in die Besprechung der Astabgangsfolge der einzelnen Nervenstämme ein.

1. Der N. axillaris (Abb. 2, S. 792, Abb. 47 und 48).

Er geht aus dem Fasciculus posterior hervor. Gelegentlich kommt es vor, daß der N. thoracodorsalis und gelegentlich auch derjenige N. subscapularis,

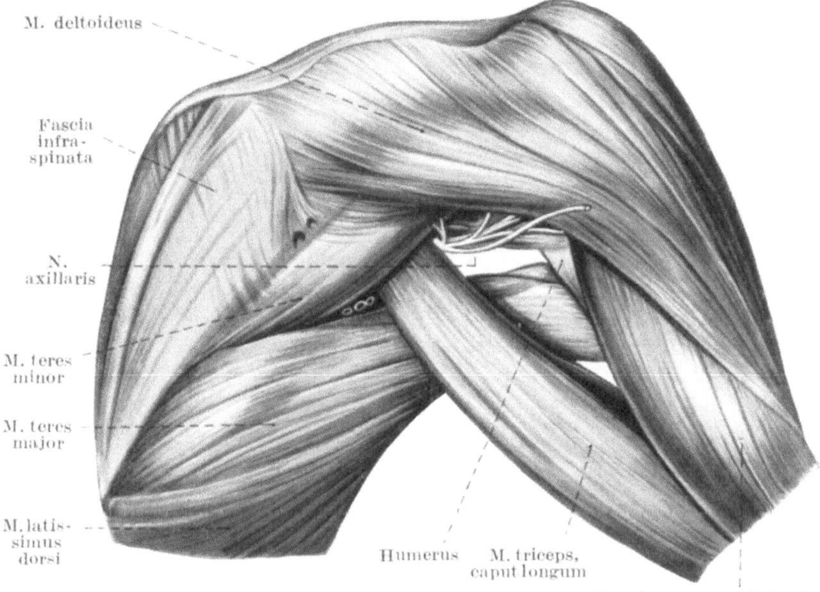

Abb. 47. N. axillaris, Teilung in Ramus anterior et posterior, von hinten gesehen, ersterer etwas dunkler gehalten verläuft ungeteilt von innen nach außen und tritt am hinteren Rande des Deltoideus vor die Portio spinata des letzteren; an dieser Stelle zeigt der Nerv eine leichte Gabelung. Der Ramus posterior, ganz weiß gehalten, teilt sich alsbald in den aufwärts gerichteten kleinen gegabelten Ast für den Teres minor, den horizontal nach außen ziehenden in zwei Unteräste zerfallenden Ast für die Portio spinata deltoidei und den ungeteilt nach außen ziehenden Cutan. hum. lateral. (Nach Frohse und Fränkel.)

welcher die lateralen Portionen des M. subscapularis und den M. teres major versorgt, nicht wie normaliter aus dem Fasciculus posterior, sondern erst aus dem N. axillaris entspringen. Die beiden Nerven stellen in diesen allerdings seltenen Fällen die obersten Äste des Axillaris dar. Normaliter entspringen folgende Äste aus dem Axillaris:

1. Der Ast für die lateralste Portion des M. subscapularis (Abb. 2, S. 792). Er geht aus dem Axillaris-Stamm hervor, während dieser an der Vorderfläche des Subscapularis bzw. über dessen Ansatzsehne hinwegzieht.

Gleich nach dem Durchtritt des N. axillaris durch die Lücke zwischen Teres major, minor, Triceps caput longum und Humerus teilt sich der Axillaris in den Ramus posterior und den Ramus anterior. Aus dem Ramus posterior entspringt alsbald der zweite Ast des Axillaris.

2. Der Ast für den Teres minor. Derselbe schlägt sich hakenförmig nach oben um und tritt sogleich in den unteren Rand des Muskels ein; 'er zeigt an seinem Abgang eine ganglioforme Anschwellung, die offenbar auf einer Vermehrung des interstitiellen Bindegewebes des Nerven beruht und wohl als Schutzvorrichtung für den hier an exponierter Stelle befindlichen Nervenzweig aufzufassen ist. Der Zweig für den Teres minor kann gelegentlich über den Teres minor hinaus bis in den unteren Abschnitt des M. infraspinatus vordringen und an dessen Versorgung teilnehmen.

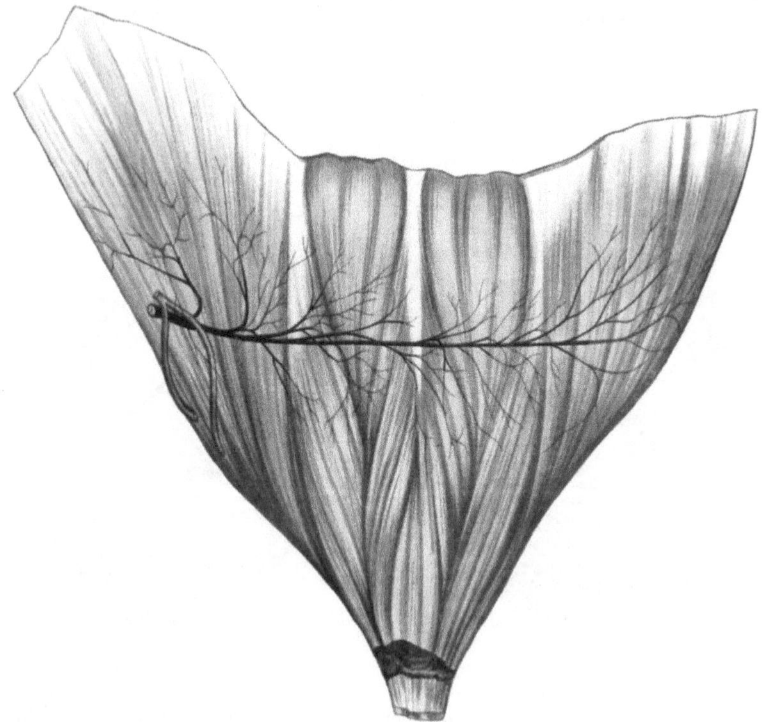

Abb. 48. Nervenversorgung des M. deltoideus. Die Teilung des Axillaris in Ramus anterior für Portio medii et anterior des Muskels und Ramus posterior für Portio spinata kommt nicht zum Ausdruck; nur der Cutaneus humeri lateralis ist gesondert dargestellt, blaß gehalten. (Nach Frohse und Fränkel.)

3. Der Cutaneus humeri lateralis (Abb. 47 und Abb. 25, 26, S. 824, 825). Er entspringt aus dem Ram. post. fast an derselben Stelle wie der vorige Ast, zieht lateralwärts über den hinteren Rand des Deltamuskels hinweg. Über seine Ausbreitung in der Haut s. 2. Kap. S. 823.

4. Der Ast für die hintere Portion des Deltoideus (Portio spinata) (Abb. 47). Auch er entspringt aus dem Ram. post. fast an derselben Stelle wie die beiden vorhergehenden, zieht ebenfalls lateralwärts und tritt vor die hintere Portion des Deltoideus, in die er also von der Facies profunda aus eindringt.

Der Stamm des Axillaris zieht nach Abgang des Ramus posterior, den beiden eben genannten Ästen parallel, als Ramus anterior lateralwärts und tritt ebenfalls am hinteren Rande der Portio spinata des Deltoideus vor diese letztere und zieht dann, vom Muskel bedeckt, um den Humerus halbringförmig herum nach vorne (N. circumflexus). Dabei gibt er der Reihe nach folgende Äste ab.

5. **Die Äste für die mittlere Portion des Deltoideus.**

6. **Die Äste für die vordere Portion des Deltoideus.**

7. **Ramus articularis humeri** (s. 3. Kap., S. 856).

8. **Ramus intertubercularis (Rauber)** (s. Kap. 3, S. 856), welcher der Versorgung des Periostes des obersten Teiles des Humerus dient.

Manchmal reichen die vordersten Endäste des N. axillaris über die vordere Portion des M. deltoideus nach vorne und es ist ein

9. **Ast für die Portio clavicularis des Pectoralis major vorhanden** (s. 1. Kap., S. 793).

Die Mehrzahl der Anatomen geben an, daß aus dem Ramus anterior des Axillaris während seines Verlaufes um den Humerus herum auch noch einzelne Äste entspringen, welche den Muskel durchbohren, durch die Faszie hindurchtreten und an der Versorgung der Haut über der mittleren und vorderen Portion des Deltoideus teilnehmen. Frohse und Fränkel geben zwar das Vorhandensein derartiger Rami perforantes zu, behaupten aber, daß sie niemals die Faszie durchbohren und zur Haut gelangen. Ich selbst muß aber doch auf Grund eigener Beobachtungen dafür eintreten, daß solche Rami perforantes cutanei tatsächlich manchmal vorkommen (s. 2. Kap., S. 823).

Die Asteintrittsfolge stimmt beim Axillaris mit der Astabgangsfolge überein. Dissoziierte Lähmungen infolge verschiedenen Höhensitzes der Läsion sind beim N. axillaris nur selten beobachtet; einige Male habe ich feststellen können, daß der Nerv erst nach Abgang des Ramus posterior unterbrochen war, die Läsion also nur den Ramus anterior betraf. Bei der Regeneration stellen sich die vom N. axillaris versorgten Muskeln in der Reihenfolge der Asteintritte in die Muskeln wieder her, also der Reihe nach Teres minor, Portio spinata deltoidei, Portio media, Portio anterior. Bei inkompletter Stammläsion ist die Portio anterior in der Regel am meisten geschädigt.

2. Der Muskulokutaneus. (Abb. 49, Abb. 5, S. 796, Abb. 6, S. 798, Abb. 28, S. 829).

Der Muskulokutaneus zeigt bezüglich seines Abganges aus dem Fasciculus lateralis gewisse individuelle Schwankungen; er kann sehr hoch oben entspringen, so daß die laterale Medianuswurzel sehr lang erscheint, er kann aber auch sehr tief abgehen, so daß die laterale Medianuswurzel ganz kurz ist, ja er kann gelegentlich sogar statt aus dem Fasciculus lateralis erst aus dem Medianus, d. h. präziser gesprochen aus dem aus der Vereinigung des Fasciculus lateralis und der medialen Medianuswurzel vereinigten Nervenstamm hervorgehen. Es kommt auch vor, daß ein besonderer Muskulokutaneusstamm überhaupt nicht existiert, sondern daß die normaliter aus ihm entspringenden Äste alle aus dem eben erwähnten, aus der Vereinigung des Fasciculus lateralis und der medialen Medianuswurzel hervorgegangenen Nervenstamm entspringen. Bisweilen hört der Muskulokutaneus in der Höhe des unteren Drittels des Oberarmes, nach Abgabe des Astes des Brachialis internus, auf, und der Cutaneus antibrachialis lateralis, der normaliter die Fortsetzung des Muskulokutaneus am Vorderarm bildet, entspringt aus dem N. medianus. Umgekehrt kann aber auch der Muskulokutaneus gegenüber dem Medianus eine besonders starke Entwicklung aufweisen und einen Stamm bilden, der nicht nur die normaliter aus dem Muskulokutaneus entspringenden Äste abgibt, sondern sich nach Abgabe des Cutaneus antibrachii lateralis distal fortsetzt und sich im Bereich der

Ellbeuge oder etwas oberhalb mit dem im Bereiche des Oberarmes eine nur schwache Entwicklung zeigenden N. medianus vereinigt. Wie schon im ersten Kapitel erwähnt wurde, existiert nicht selten am Oberarm eine Anastomose vom Muskulokutaneus zum Medianus oder eine Anastomose vom Medianus zum Muskulokutaneus. Auch kann ein direkter Ast vom Muskulokutaneus zum M. pronator teres abgegeben werden.

Normaliter gehen aus dem Muskulokutaneus folgende Äste hervor:

1. Der Ast für den Korakobrachialis. Dieser entspringt hoch am Oberam. Manchmal sind zwei kleine Äste für den Korakobrachialis vorhanden. Dieser Ast für den Korakobrachialis entspringt sehr oft gar nicht aus dem Muskulokutaneus, sondern selbständig aus dem Fasciculus lateralis, und selbst wenn die Äste aus dem Muskulokutaneusstamm hervorgehen, bildet ihre zentrale Fortsetzung im Stamm nur ein dem übrigen Teile desselben mehr oder weniger locker angelegtes Bündel.

2. Der Ramus periostalis humeri. Er entspringt entweder selbständig aus dem Stamm unmittelbar unterhalb des vorigen oder er geht aus dem vorigen Aste hervor. Er versorgt fast die gesamte Vorderfläche des Humerusperiostes und dringt als Ramus diaphysarius humeri ins Innere des Knochens ein (vgl. 3. Kap., S. 856).

Im weiteren Verlaufe durchbohrt der Muskulokutaneus in der Regel den M. coracobrachialis, doch kann diese Durchbohrung auch ganz fehlen. Bald nach dem Durchtritt des Muskulokutaneus durch den Korakobrachialis, etwa an der Grenze zwischen oberem und mittlerem Drittel des Oberarms, entspringt von der vorderen lateralen Kante des Stammes

3. der Ast für den Biceps brachii, der sich sogleich in einen Ast für das Caput breve und einen für das Caput longum teilt; manchmal entspringt der Ast für das Caput longum gesondert von dem Aste für das Caput breve aus dem Hauptstamm.

Es kommt auch vor, daß einer dieser gesondert entspringenden Äste gleichzeitig sowohl das Caput longum wie das Caput breve versorgt (Abb. 49).

4. Der Ast für den Brachialis internus. Er verläßt den Stamm etwa in der Mitte des Oberarmes meist an der medialen Kante. Aus diesem Aste für den Brachialis internus entspringt zumeist auch der Ramus articularis cubiti des Muskulokutaneus, doch kann derselbe auch selbständig weiter distal aus dem Hauptstamm hervorgehen. Nach Abgang des Astes für den Brachialis internus setzt sich der Muskulokutaneus als

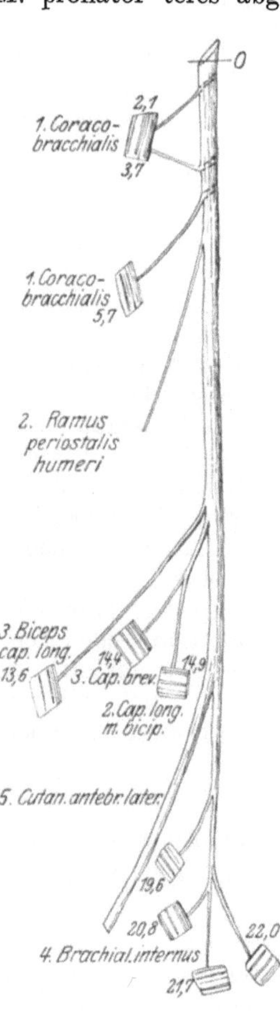

Abb. 49. N. musculocutaneus mit seiner Astabgangsfolge. Die an den Muskeln angebrachten Zahlen bedeuten die Wegstrecke in Zentimetern vom Punkte 0, dem Ursprung des Muskulokutaneus aus dem Fascic. lateralis bis zum Eintritt in die einzelnen Muskeln.

5. Cutaneus antibrachii lateralis (Abb. 26, S. 825, Abb. 27, S. 827, Abb. 28, S. 829) fort; er versorgt die Haut der lateralen Hälfte des Vorderarmes (s. 2. Kap,) und kann gelegentlich mit einem Endzweige an der sensiblen Versorgung des Handgelenkes teilnehmen (s. 3. Kap.).

Dissoziierte Lähmungen des Muskulokutaneus infolge verschiedenen Höhensitzes der Läsion habe ich mehrfach beobachtet. Astabgangsfolge und Asteintrittsfolge verhalten sich bei Muskulokutaneus übereinstimmend. Die Reihenfolge der Wiederherstellung der vom Muskulokutaneum versorgten Muskeln bei der Regeneration ist nach meinen Erfahrungen gesetzmäßig: Korakobrachialis, Bizeps, Brachialis internus. Dieselbe Reihenfolge zeigen die Muskeln in bezug auf die Resistenz der sie versorgenden Nervenfasern gegenüber Noxen, welche den Muskulokutaneusstamm treffen.

3. Der N. medianus
(Abb. 50, 51, Abb. 5, S. 796, Abb. 6, S. 798, Abb. 17 u. 18, S. 808 u. 809, Abb. 9, S. 801, Abb. 10, S. 802, Abb. 11, S. 803, Abb. 33, S. 835).

Er geht bekanntlich aus der Vereinigung der lateralen und medialen Medianuswurzel hervor. Über deren wechselseitige Beziehungen und über die Anomalien, welche sie aufweisen können, wird bei Besprechung des Plexus brachialis ausführlich berichtet werden. Der Medianus kann, wie vorhin erwähnt, am Oberarm im Verhältnis zum Muskulokutaneus sehr schwach entwickelt sein und erst dadurch, daß sich der Muskulokutaneus nach Abgabe seines letzten normalen Astes, des Cutaneus antibrachii lateralis, weiter fortsetzt und sich etwa in der Ellbeuge mit dem schwachkalibrigen Medianus vereinigt, letzterem erst seine Hauptfasermasse oder doch einen beträchtlichen Teil derselben zuführen. Nicht selten führt im Bereiche des Oberarmes eine Anastomose vom Muskulokutaneus zum Medianus. Umgekehrt kann der Medianus im Bereiche des Oberarmes gegenüber dem Muskulokutaneus stark entwickelt sein, er kann eine Anastomose in ihn entsenden, er kann direkte Äste an den Korakobrachialis, Bizeps und Brachialis internus oder einzelne dieser Muskeln abgeben, der Cutaneus antibrachii lateralis kann aus dem Medianus statt aus dem Muskulokutaneus hervorgehen. Die von Villars beschriebene Anastomose zwischen

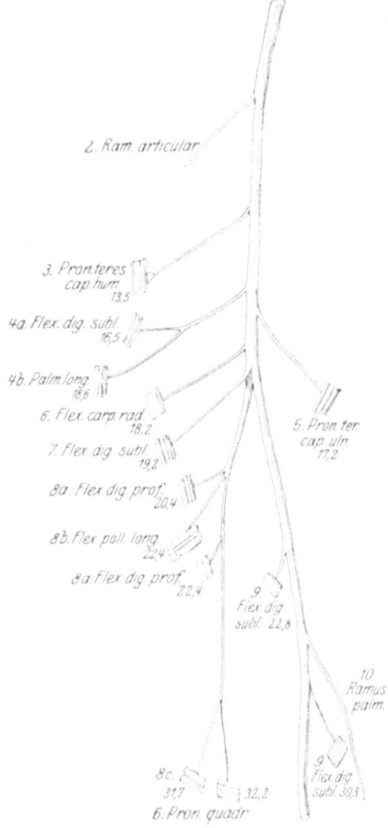

Abb. 50. N. medianus. Astabgangsfolge. Distanz der Asteintritte in die einzelnen Muskeln von der Mitte des Oberarms an gerechnet.

Medianus und Ulnaris im Bereiche des Oberarmes ist offenbar sehr selten. Thompson beschreibt das Vorkommen einer Anastomose, die vom Medianusstamm etwa in der Höhe der Ellbeuge entspringt und oberflächlich über die Beugemuskeln hinweg zum N. ulnaris hinzieht, in den sie sich etwa im mittleren Drittel des Vorderarmes einsenkt.

Der Medianus gibt normaliter folgende Äste ab:

1. Ramus collateralis N. mediani zum M. brachialis internus (s. Abb. 5, S. 796). Der Ast verläßt den Stamm im Bereiche des Oberarmes; er soll

nach **Frohse** und **Fränkel** fast konstant vorhanden sein, ist aber sicher in der überwiegenden Mehrzahl der Fälle sehr schwach entwickelt und dann als praktisch bedeutungslos anzusehen.

2. **Ramus articularis cubiti** (Abb. 50). Er verläßt den Stamm im untersten Abschnitte des Humerus (s. 3. Kap.). Sehr häufig bildet er nur einen Zweig des Muskelastes für den M. pronator teres, welcher gleichzeitig als **Ramulus periostalis capituli radii anterior** an der Versorgung des Radiusköpfchens beteiligt ist (s. 3. Kap.).

3. **Der obere Ast für den Pronator teres** (Abb. 6, S. 798, Abb. 50, 51, Abb. 18, S. 809). Er entspringt an der ulnaren Seite des Stammes und tritt nach kurzem Verlaufe in den Muskel ein; er versorgt die **proximalen Partien des Caput humerale**. Manchmal sind zwei derartige Äste vorhanden.

4. **Ast für den oberen Bauch des Flexor sublimis indicis und Palmaris longus** (Abb. 50, 51, Abb. 6, S. 798, Abb. 18, S. 809). Er geht etwa in der Höhe der Ellbeuge von der ulnaren Kante des Stammes ab; der Verlauf ist meist ein kurzer; nur der Teil, welcher in den Palmaris longus eintritt, hat oft beträchtlich längeren Verlauf, da er erst nach Durchbohrung des Flexor digitor. sublimis in den Palmaris longus, und zwar von dessen dorsaler Seite her, eintritt. Ich kann die Angabe von **Frohse** und **Fränkel**, daß der Eintrittspunkt des Nervenastes in den Palmaris longus proximaler gelegen sei als der Muskeleintrittspunkt des Astes des Flexor carpi radialis nicht als allgemeingültig akzeptieren, finde vielmehr, daß die von T. **Cohn** wenigstens in den ersten Auflagen seiner Elektrodiagnostik und Elektrotherapie enthaltene Angabe des Reizpunktes des Palmaris longus, distal von dem des Flexor carpi radialis für die Mehrzahl der Fälle den tatsächlichen Verhältnissen der Asteintrittsfolge entspricht. Von dem Aste für den Flexor sublimis indicis und Palmaris longus entspringt manchmal auch ein Zweig, der den M. flexor carpi ulnaris mitversorgt (**Frohse** und **Fränkel**) (Abb. 16, S. 806).

5. **Unterer Ast für den Pronator teres**, und zwar für die distalen Partien des Caput humerale und für das Caput ulnare (Abb. 50, 51, 52, Abb. 6, S. 798, Abb. 18, S. 809). Er entspringt im Gegensatz zu den vorangehenden Ästen oft von der radialen Kante des Stammes; er zeigt in bezug auf die Höhe seines Ursprunges vom Stamm nicht unbeträchtliche individuelle Schwankungen; er kann viel höher, dicht unterhalb des oberen Pronatorastes oder umgekehrt auch distaler, unterhalb des Astes für den Flexor carpi rad. (Abb. 51) oder gar unterhalb des Ramus interosseus volaris entspringen. Sein Eintrittspunkt in den Muskel liegt meist relativ weit distal.

6. **Ast des Flexor carpi radialis** (Abb. 50, 51, 52, Abb. 6, S. 798, Abb. 18, S. 809). Er verläßt den Stamm wieder an der ulnaren Kante; sein Eintrittspunkt in den Muskel liegt meist etwas höher als der des Astes für den Palmaris longus.

7. **Ast für den Flexor digitorum sublimis des dritten, vierten und fünften Fingers** (Abb. 50, 51, 52, Abb. 6, S. 798, Abb. 18, S. 809). Auch er entspringt von der ulnaren Kante des Stammes.

8. **Ramus interosseus volaris** (Abb. 50, 51, Abb. 17, 18, S. 809). Er entspringt etwa in derselben Höhe wie der Ast für den Flexor sublimis, manchmal sogar schon etwas oberhalb, manchmal etwas tiefer von der dorsoulnaren Seite des Stammes. Er versorgt den **Flexor digitorum profundus** des zweiten und dritten Fingers, den **Flexor pollicis longus** und den **Pronator quadratus**; die Zweige für den Flexor pollicis longus treten oft tiefer in den Muskel ein als die für den Flexor digitorum profundus. Der Ast für den Pronator quadratus nimmt einen wesentlich längeren Verlauf (Abb. 9, S. 801). Außerdem versorgt der N. interosseus volaris des Medianus teils durch

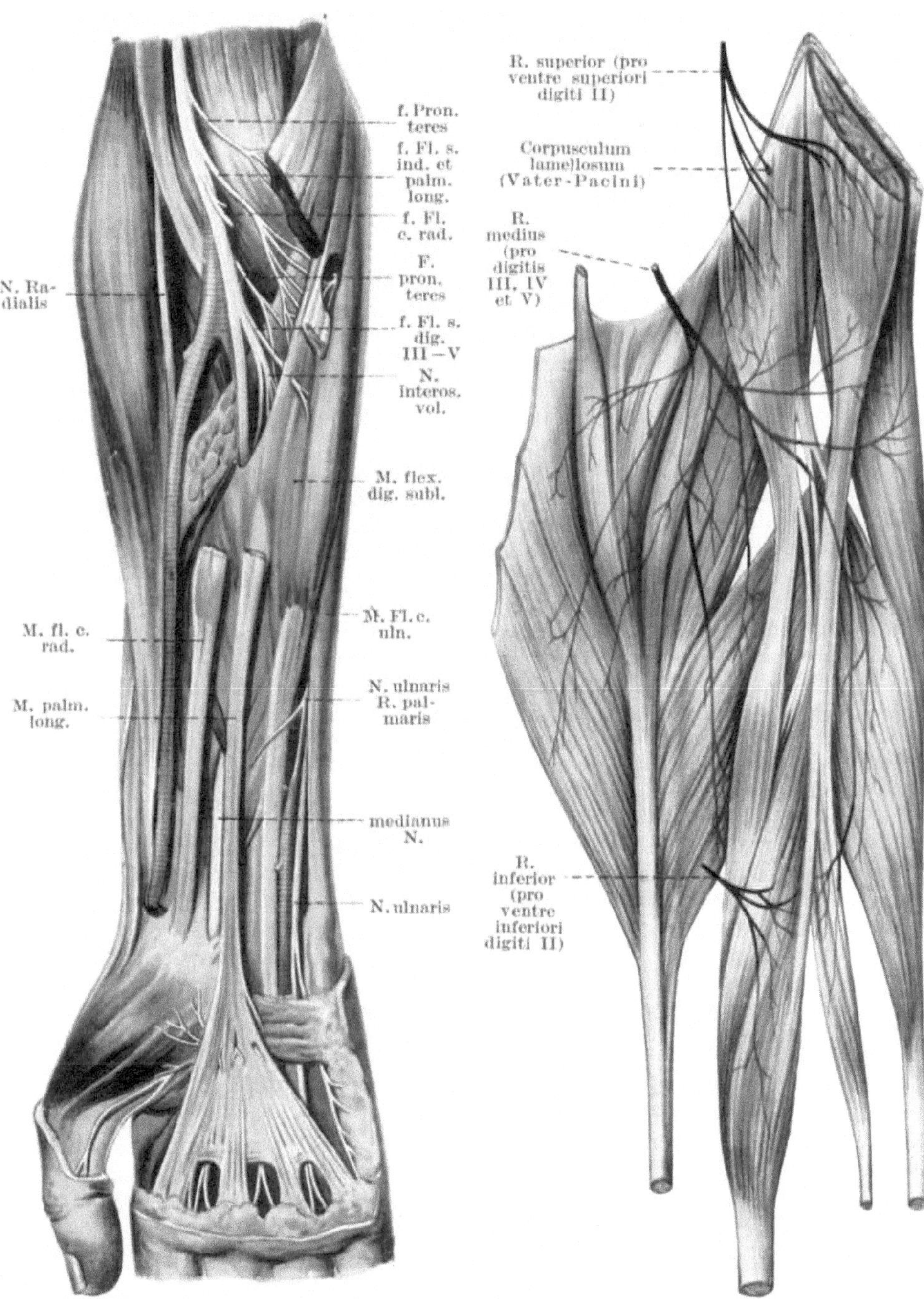

Abb. 51. N. medianus. Astabgangsfolge. (Nach Spalteholz.)

Abb. 52. Äste des Medianus zum Flexor dig. sublimis. (Nach Frohse und Fränkel.)

direkte Äste, teils durch die aus ihm entspringenden Nervus membranae interosseae, Ramulus ulnaris, Ramulus radialis, Ramus diaphysarius
ulnar, Ramus diaphysarius radii, Ramus perforans nervi interossei
volaris, Ramus anastomoticus cum interosseus dorsali, das Periost
und die Markhöhlen des Radius und der Ulna, das Handgelenk und das Periost
der Ossa carpalia. Aus dem N. interosseus volaris des Medianus entspringt
auch, wenn sie vorhanden ist, in der Regel die sog. Grubersche Anastomose
vom Medianus zum Ulnaris, ebenso wie die schlingenförmige Anastomose zwischen
Medianus und Ulnaris (Abb. 17 und 18, S. 809).

9. Ast für den distalen Bauch des Flexor sublimis indicis (Abb. 50
und 53). Er verläßt den Stamm etwa in der Vorderarmmitte und entspringt
von der dorsoulnaren Kante des Stammes. Manchmal folgt diesem Ast noch
ein zweiter distalerer Ast für denselben Muskel (Abb. 50).

10. Ramus palmaris N. mediani (Abb. 50, Abb. 27, S. 827). Er entspringt
im unteren Drittel des Vorderames von der volaren Fläche des Stammes. Sein
Abgang ist aber bezüglich der Höhe beträchtlichen Schwankungen unterworfen.

11. Ramus articularis manus. Derselbe ist nicht konstant vorhanden,
sondern nicht selten gehen die sensiblen Zweige des Medianus für das Handgelenk ausschließlich aus dem N. interosseus volaris hervor. Wenn ein besonderer Ramus articularis manus vorhanden ist, geht derselbe dicht oberhalb
des Ligamentum carpi transversum vom Stamme ab.

12. Ramus terminalis (Abb. 33, S. 835). Bei seinem Durchtritt unter
dem Ligamentum carpi transversum teilt sich der N. medianus in seine Endäste auf. Er zerfällt zunächst in zwei Hauptendäste, den Ramus terminalis
radialis und den Ramus terminalis ulnaris. Der Ramus terminalis radialis
teilt sich alsbald in folgende drei bzw. vier Zweige:

12a. Ramus muscularis für den M. abductor pollicis brevis, Flexor
pollicis brevis (Caput radiale) und Opponeus. Er geht nach Frohse und
Fränkel eine konstant vorhandene Anastomose mit dem Ramus profundus
des Ulnaris ein, durch welche in manchen Fällen die genannten Muskeln des
Daumenballens auch Nervenfasern aus dem Ulnaris erhalten (s. Abb. 9, 10,
11, S. 801, 802, 803).

12b. Nervus digitalis volaris pollicis radialis, welcher die radiale
Hälfte der Volarseite des Daumens versorgt (s. Abb. 33, S. 835).

12c. Nervus digitalis volaris communis I (s. Abb. 33, S. 835), welcher
sich in den Nerv digitalis volaris pollicis ulnaris und den Nerv
digitalis volaris indicis radialis teilt. Letzterer versorgt außer der Haut
den M. lumbricalis I.

13. Ramus terminalis ulnaris. Er teilt sich in den Nervus digitalis
volaris communis II und III; ersterer versorgt den Lumbricalis II und
zerfällt in den N. digitalis volaris proprius indicis ulnaris und N. digitalis volaris proprius medii radialis: Der N. digitalis volaris communis III versorgt den Lumbricalis III und teilt sich in den N. digitalis
volaris proprius medii ulnaris und N. digitalis volaris proprius
annularis radialis. Der N. digitalis volaris communis III steht in kon-
stanter Anastomose mit dem N. digitalis volaris communis IV des Ramus
superficialis des Ulnaris (s. Abb. 33, S. 835), durch welche nicht nur Fasern aus
dem Ulnaris zur radialen Hälfte des vierten Fingers, sondern auch Fasern aus
dem Medianus zur ulnaren Hälfte desselben Fingers gelangen.

Die N. digitales volares communes des Medianus nehmen durch die aus
ihnen hervorgehenden Rami profundi an der Versorgung des Periostes des
ersten bis dritten Metakarpalknochens und des ersten bis vierten Metakarpophalangealgelenkes Anteil. Die N. digitales volares proprii versorgen außer der

Haut auch das Periost und die Interphalangealgelenke der betreffenden Finger (vgl. 3. Kap.).

Die Asteintrittsfolge ist für den Medianus folgende:

Pronator teres caput humerale (oberer Teil).

Oberer Bauch des Flexor sublimis indicis.

Flexor carpi radialis.

Palmaris longus.

Pronator teres caput humerale (unterer Teil) und Caput ulnare.

Flexor sublimis des dritten, vierten und fünften Fingers.

{Flexor profundus digiti II und III.
{Flexor pollicis longus.

Flexor sublimis indicis (unterer Teil).

Pronator quadratus.

{Flexor pollicis brevis (Caput radiale).
{Abductor pollicis brevis und Opponens.
{Lumbricales I und II.

Dissoziierte Medianuslähmungen infolge verschiedenen Höhensitzes der Läsion sind unter den Schußverletzungen sehr häufig beobachtet worden. Die hauptsächlichsten Formen werden später an entsprechender Stelle beschrieben werden. Die Reihenfolge der Restitution der vom Medianus innervierten Muskeln entspricht in der Regel der soeben angeführten Asteintrittsfolge. Geringe Abweichungen hängen mit individuellen Schwankungen in der Höhe der Eintrittspunkte der einzelnen Äste in die Muskeln zusammen. Die verschiedengradige Vulnerabilität der Nervenfasern der einzelnen Muskeln innerhalb des Medianusstammes entspricht der Asteintrittsfolge recht genau.

4. N. ulnaris

(Abb. 17, 18, S. 808, 809, Abb. 16, S. 806, Abb. 27, S. 827, Abb. 29, S. 830, Abb. 30, S. 832, Abb. 9, S. 801, Abb. 10, S. 802, Abb. 11, S. 803, Abb. 33, S. 835).

Der N. ulnaris, welcher aus dem Fasciculus medialis hervorgeht, steht im Bereiche des Oberarmes nur selten mit dem N. medianus in anastomotischer Verbindung (Villarsche Anastomose). Der N. collateralis ulnaris des Radialis, welcher den medialen Trizepskopf versorgt, kann eine Strecke geradezu in der Scheide des Ulnaris verlaufen und die in den medialen Trizepskopf eintretenden Zweige können dann gleichsam wie Äste des Ulnaris erscheinen. Es kommt aber auch, wenn auch nur selten, vor, daß im Bereiche des Oberarmes ein oder zwei Äste vom Ulnaris selbst an das Caput mediale tricipitis abgegeben werden (s. 1. Kap., S. 795).

Normaliter entspringen aus dem Ulnaris folgende Äste:

1. Ramus articularis cubiti. Er verläßt den Stamm im untersten Abschnitte des Oberarmes und versorgt das Ellbogengelenk sowie das Periost des Epicondylus medialis und des Oberarmes (s. 3. Kap., S. 858).

2. Oberer Ast des Flexor carpi ulnaris (Abb. 16, S. 806, Abb. 17, S. 808, Abb. 18, S. 809). Er entspringt in der Regel gleich, nachdem der Ulnaris den Epicondylus medialis passiert hat, von der ulnaren Kante des Stammes; sehr oft gehen in unmittelbarer Folge zwei Äste für den Flexor carpi ulnaris ab. Einer dieser Äste kann sogar den Nerven bereits einige Zentimeter oberhalb des Epicondylus medialis verlassen. Manchmal teilt sich, wenn zwei Äste vorhanden sind, der untere derselben in zwei Zweige, von denen der eine den Flexor carpi ulnaris, der andere den Flexor digitorum profundus versorgt.

3. Äste des Flexor digitorum profundus des fünften, vierten und dritten Fingers (Abb. 16, S. 806, Abb. 17, 18, S. 808, 809). Gelegentlich

kann auch der Flexor profundus indicis von diesen Ästen mitversorgt werden. Die Äste für den Flexor digitorum profundus entspringen im allgemeinen von der radialen hinteren Kante des Stammes, doch kommen in dieser Hinsicht auch Abweichungen vor. Meist handelt es sich um zwei Äste, welche in kurzem Abstand nacheinander entspringen, manchmal geht der eine dieser Äste beträchtlich tiefer ab, manchmal besteht überhaupt nur ein gemeinsamer Ast. Die Äste für den Flexor digitorum profundus sind an der im Bereiche des oberen Drittels des Vorderarmes gelegentlich vorhandenen schlingenförmigen Anastomose zwischen Ulnaris und Medianus beteiligt (s. 1. Kap., S. 807 und Abb. 18, S. 809, Abb. 19, S. 810). Mittels dieser Anastomose nimmt in erster Linie der Medianus an der Innervation des Flexor digitorum profundus des vierten und fünften Fingers Anteil. Vielleicht findet aber auch das umge-kehrte Verhältnis, nämlich ein Übergreifen des Ulnaris in die Domäne des Medianus (Flexor profundus des Index) gelegentlich auf diesem Wege statt.

4. Tiefer Ast des Flexor carpi ulnaris (Abb. 17, 18, S. 809). Sein Abgang wechselt der Höhe nach, liegt aber tiefer als der der Äste des Flexor digitorum profundus, wenigstens tiefer als der obere dieser Äste. Der tiefe Ast für den Flexor carpi ulnaris versorgt die distale Portion des Muskels. Der Ast ist nicht konstant vorhanden.

5. Ramus dorsalis des N. ulnaris ((Abb. 17, Abb. 29, S. 830, Abb. 30, S. 830). Er zeigt in bezug auf die Höhe seines Abganges beträchtliche indivi-duelle Schwankungen; er kann ganz proximal dicht unter dem Epicondylus internus (Henle), und ganz distal etwa in der Höhe des Proc. styloideus ulnar entspringen. Er zeigt manchmal eine ganz auffallende Stärke, so daß er mit dem Hauptstamm verwechselt werden kann. Der Ausbreitungsbezirk des Ramus dorsalis des N. ulnaris in der Haut ist bereits früher eingehend beschrieben worden (s. 2. Kap., S. 834), desgleichen ist im 3. Kap. S. 858 seine Anteilnahme an der Versorgung des Periostes der Ulna, des Handge-lenkes, des Periostes des Karpus, des fünften Metakarpale, des fünften, vierten und dritten Metakarpophalangealgelenkes, des Periostes des fünften, vierten und dritten Fingers und der Interphalangealgelenke derselben eingehend er-örtert worden.

6. Ramus palmaris des N. ulnaris (Abb. 17, 27, S. 827). Er entspringt im untersten Abschnitte des Vorderarmes, meist von der radiovolaren Seite des Stammes. Er kann gelegentlich proximaler als der vorangehende Ast vom Stamm entspringen.

7. Ramus superficiales des N. ulnaris (s. Abb. 33, S. 835). Etwa in der Höhe des Erbsenbeines teilt sich der Ulnaris in seine beiden Endäste, den Ramus superficialis und den Ramus profundus. Der Ramus superficialis gibt einen Ast an den Palmaris brevis und zur Haut des Kleinfingerballens ab und teilt sich alsdann in den N. dig. volaris proprius ulnaris digiti minimi und den N. dig. volaris communis IV, welcher sich seinerseits in den N. dig. volaris proprius digiti minimi radialis und den N. dig. volaris proprius digiti quarti ulnaris spaltet. Von dem N. dig. volaris communis IV entspringt der konstant vorhandene oberflächliche Anastomose vom Ulnaris zum Medianus (N. dig. volaris communis III). (Abb. 33, S. 835).

Der N. dig. volaris communis IV versorgt durch den aus ihm hervor-gehenden Ramus profundus das Periost des fünften und vierten Metakarpale sowie das fünfte und vierte Metakarpophalangealgelenk. Die Nervi dig. volaris proprii des Ulnaris versorgen außer der Haut des fünften und vierten Fingers das Periost der Phalangen und die Interphalangealgelenke dieser Finger.

8. Der Ramus profundus des Ulnaris (s. Abb. 33, S. 835, Abb. 9, S. 801, Abb. 10, S. 802, Abb. 11, S. 803), radial und dorsal von dem

vorangehenden gelagert, versorgt die Muskeln des Kleinfingerballens, die Interossei, die Lumbricales III und IV und den Adductor pollicis bzw. den Adductor pollicis + Flexor pollicis brevis caput ulnare. Aus dem Ramus profundus geht eine schlingenförmige Anastomose zum Ramus muscularis des Medianus (s. Abb. 9, S. 801, Abb. 10, S. 802, Abb. 11, S. 803). Sie soll nach Frohse und Fränkel konstant vorhanden sein; sie trägt unter Umständen bei zur Innervation der Muskeln des Daumenballens.

Die Asteintrittsfolge ist am N. ulnaris folgende:

Flexor carpi ulnaris (obere Portion).
Flexor digitor. profundus.
Flexor carpi ulnaris (untere Portion).
Palmaris brevis.
Hypothenar.
Interossei.
{Adductor pollicis brevis.
{Flexor pollicis brevis cap. int.
{Lumbricalis III und IV.

Dissoziierte Ulnarislähmungen infolge verschiedenen Höhensitzes der Stammläsion spielen in der Kasuistik der Schußverletzungen eine große Rolle. Die Reihenfolge der Restitution der einzelnen vom Ulnaris versorgten Muskeln entspricht genau der Asteintrittsfolge; die verschiedene Vulnerabilität der Nervenbahnen der einzelnen Muskeln innerhalb des Ulnarisstammes ebenfalls.

5. N. radialis

(Abb. 53, 54, 55, 56, 5, S. 796, Abb. 25, S. 824, Abb. 29, S. 830, Abb. 30, S. 832).

Der N. radialis geht zusammen mit dem N. axillaris aus dem Fasciculus posterior hervor. In seltenen Fällen entspringt aus ihm unmittelbar nach seiner Formierung der N. thoracodorsalis (statt aus dem Fasciculus posterior).

Die normaliter vom Radialis abgegebenen Äste sind folgende:

1. Ramus articularis humeri (Abb. 53), welcher das Skapulohumeralgelenk versorgt. Der Ast ist nicht immer selbständig vorhanden, sondern die Zweige zum Schultergelenk entspringen oft aus dem Aste zum Caput longum tricipitis (s. 3. Kap., S. 856).

2. Cutaneus humeri posterior (Abb. 53, 54, 25, S. 824) zur Haut der Rückseite des Oberarmes (vgl. 2. Kap., S. 828); auch er entspringt nicht immer als selbständiger Ast aus dem Radialisstamm, sondern geht nicht selten aus dem Ast für das Caput longum tricipitis hervor, manchmal nimmt er seinen Ursprung aus dem Cut. antebrachii dorsalis.

3. Ast des Caput longum tricipitis (Abb. 53, 54). Er tritt meist nach kurzem Verlauf in den Muskel ein. Manchmal sind statt eines Astes zwei dicht hintereinander abgehende Äste vorhanden.

4. Ast für das Caput laterale tricipitis (Abb. 53, 54).

5. Ast für die lateralen Partien des Caput mediale und des Anconaeus. Dieser Ast kann mit dem vorangehenden zu einem Ast vereint sein, der sich aber alsbald in zwei Unteräste teilt, von denen der obere nur das Caput laterale versorgt, während der untere die laterale Portion des Caput mediale und den Anconaeus innerviert. In jedem Falle liegt der Muskeleintritt der Zweige in das Caput laterale beträchtlich höher als der des Zweiges für das Caput mediale.

6. Ast für die mediale Hälfte des Caput mediale tricipitis = Ramus collateralis ulnaris Nervi radialis. (Abb. 53, 54.) Sein

Ursprung liegt in der Regel etwa in derselben Höhe wie der des vorigen Astes, bisweilen sogar etwas höher (Abb. 54), manchmal aber auch tiefer. Er verläuft bekanntlich in der Nachbarschaft des N. ulnaris, manchmal streckenweise geradezu in dessen Scheide. Sein Verlauf ist ein sehr langer, sein Eintritt in den Muskel liegt sehr distal. Auch er nimmt mit seinen Endausläufen an der Innervation des Anconaeus teil, wenn auch nicht in dem gleichen Ausmaße wie der vorangehende Ast für die laterale Portion des Caput mediale.

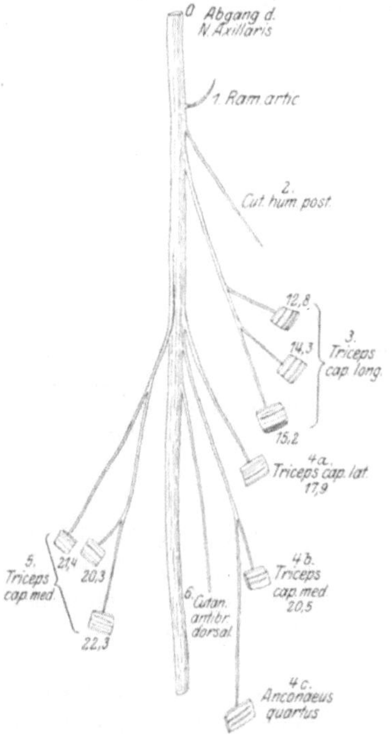

Alle drei Äste des Trizeps nehmen an der Versorgung des Periostes des Humerus Anteil; der Ramus collateralis ulnaris gibt auch Zweige zum Ellbogengelenk ab (s. 3. Kap. S. 858).

7. Cutaneus antibrachii dorsalis (Abbildg. 53, 54, 56, 25, S. 824). Er entspringt von der lateralen Seite des Nerven. Selten sind zwei Äste vorhanden, die eine Strecke weit gesondert durch den Canalis spiralis verlaufen und sich dann vereinigen, aber auch gesondert die Faszie durchbohren können. Der Cut. ant. dors. kann manchmal eine beträchtliche Dicke besitzen und mit dem Hauptstamm verwechselt werden.

8. Ast zum M. brachialis internus (Abb. 5, S. 796). Er entspringt meist unmittelbar, nachdem der N. radialis den Ansatz des Supinator longus durchbohrt hat, von der medialen Seite des Nerven. Der Ast ist äußerst fein. Er soll nach Frohse und Fränkel nahezu konstant vorhanden sein (in 75 % der Fälle). Wenn er auch nach meinen Erfahrungen nicht in einem derartig hohen Prozentsatz der Fälle vorhanden ist, so bin ich ihm andererseits doch so oft begegnet, daß ich ihn hier unter den Ästen des Radialis besonders mit aufführe. In jedem Falle handelt es sich aber nur um einen sehr feinen Ast, selten sind zwei derartige Äste vorhanden. Der Ast führt übrigens keineswegs immer motorische Fasern.

Abb. 53. N. radialis, Astabgangsfolge am Oberarm, 0 Teilungsstelle des Fasc. post. in Radialis und Axillaris.

9. Ast für den Supinator longus (Abb. 55). Er entspringt ebenfalls, während der Radialis in der Furche zwischen Supinator longus und Brachialis internus gelegen ist, von der lateralen Seite des Stammes. Nicht selten sind zwei Äste vorhanden. Die Äste für den Supinator longus beteiligen sich auch an der Versorgung des Ellbogengelenkes (s. 3. Kap., S. 858).

10. Ast für den Extensor carpi radialis longus (Abb. 55). Geht im Gegensatz zum vorigen von der dorsomedialen Seite des Stammes ab; er tritt meist nach kurzem Verlauf in den Muskel ein.

11. Radialis superficialis (Abb. 55, 56, 29, S. 830, Abb. 30, S. 832). Er entspringt dicht unterhalb des vorigen und geht aus dem radio-volaren Abschnitt des Nerven hervor; er folgt bekanntlich dem M. supinator longus bis zur Hand, an deren Versorgung er in der im 2. Kapitel S. 831 näher ausgeführten Weise teilnimmt. Über seine Teilnahme an der Versorgung des Periostes der Phalangen und Interphalangealgelenke des Daumens, Zeige- und Mittelfingers ist im 3. Kapitel, S. 859 und 860 berichtet worden.

Nach Abgabe des Radialis superficialis setzt sich der Radialisstamm als sog. Ramus profundus des N. radialis fort. Von diesem entspringt,

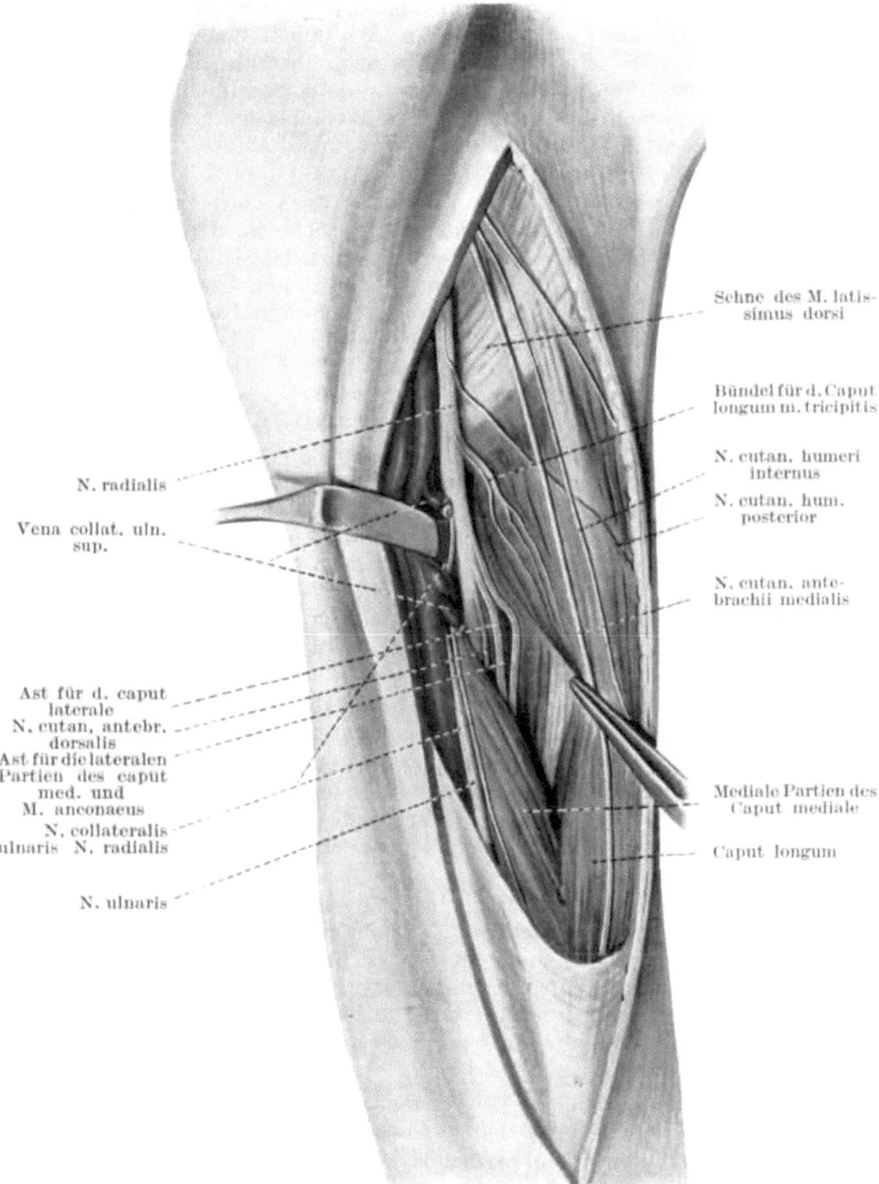

Abb. 54. N. radialis, Astabgangsfolge am Oberarm. (Aus Borchardt: Bruns' Beiträge. Bd. 117.)

abgesehen von einem zarten Ramus articularis für das Ellbogengelenk und für das Periost des Radiusköpfchens (Ramulus periostalis capituli radii posterior) (vgl. 3. Kap., S. 858).

12. **Der Ast des Extensor carpi radialis brevis** (Abb. 55). Er verläßt den Stamm an der radialen hinteren Kante und tritt nach relativ langem Verlauf weit distal in den Muskel ein.

13. **Ast des M. supinator brevis** (Abb. 55, 56). Er entspringt noch proximal vor dem Eintritt des N. radialis in den M. supinator von der ulnaren volaren Seite des Nerven; sein Muskeleintritt liegt oberhalb des Eintrittes des vorangehenden Astes für den Extensor carpi radialis brevis. Manchmal werden aber auch noch, während der N. radialis den M. supinator durchbohrt und ihn dabei in zwei Schichten teilt, einzelne weitere feine Ästchen in den Muskel abgegeben.

14. **Ast des Extensor digitorum communis und Extensor digiti minimi proprius** (Abb. 56). Er entspringt, nachdem der N. radialis den M. supinator durchbohrt hat und splittert sich meist alsbald pinselförmig auf und tritt in den Extensor digiti communis von dessen Unterseite, also von der ventralen Seite her ein. Aus diesem Ast geht ein besonderer Zweig für den Extensor digiti V proprius hervor, der meist einen ziemlich langen freien Verlauf hat und weit distal in den Muskel eintritt. Doch erhält auch der proximale Abschnitt dieses Muskels fast immer ein besonderes feineres Zweigchen aus dem gemeinsamen Aste des Fingerstreckers.

15. **Ast des Extensor carpi ulnaris** (Abb. 56). Er entspringt entweder selbständig aus dem Radialis profundus, unmittelbar distal von dem Aste des Extensor digitor. com. und Extensor digiti V proprius, oder aber beide Äste, der für den Extensor digitor. com. und Extensor digiti V proprius und der für den Extensor carpi ulnaris entspringen in einem gemeinsamen Hauptaste aus dem Radialis profundus, der alsbald in die beiden Unteräste zerfällt. Der Ast für den Extensor carpi ulnaris nimmt aber, wie auch im einzelnen sein Ursprung gestaltet sein mag, meist einen längeren selbständigen Verlauf entlang des M. extensor carpi ulnaris und tritt relativ weit distal in den Muskel ein.

16. **Ast des Abductor pollicis longus und Extensor pollicis brevis** (Abb. 56). Er entspringt von der radialen Seite des Stammes. Die Zweige für den Abductor pollicis longus treten meist rasch in den Muskel ein. Der Zweig für den Extensor pollicis brevis dagegen nimmt einen langen freien Verlauf und tritt meist sehr weit distal in den Muskel ein. Oft ist der Extensor pollicis brevis derjenige Muskel des Radialisgebietes, dessen Asteintritt die distalste Stelle einnimmt.

17. **Ast des Extensor pollicis longus und Extensor indicis proprius** (Abb. 56). Er entspringt ein gut Teil weiter distal als der vorangehende, von der ulnaren Seite; manchmal geht der Ast für den Extensor pollicis longus gesondert von dem für den Extensor indicis proprius hervor; der Zweig für den Extensor pollicis longus tritt meist etwas höher in den Muskel ein, während der Zweig für den Extensor indicis proprius einen langen Verlauf nimmt und sehr weit distal in den Muskel eintritt.

Nach Abgabe des Astes für den Extensor pollicis longus und Extensor indicis proprius setzt sich der Stamm des Radialis profundus fort als

18. **N. interosseus dorsalis** (Abb. 56). Er verläuft am radialen Rande des M. extensor pollicis longus, tritt dann unter diesen Muskel und verläuft auf der Membrana interossea zur Dorsalseite des Karpus und Metakarpus. Der N. interosseus dorsalis versorgt durch einzelne Rami periostales die Dorsalseite der Ulna, hauptsächlich deren mittleres Drittel, die Dorsalseite des Radius, hauptsächlich deren mittleres und unteres Drittel; etwa an der Grenze des mittleren und unteren Drittels der Vorderarmknochen steht der Interosseus dorsalis durch einen Ramus anastomoticus mit dem Interosseus volaris in Verbindung.

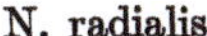

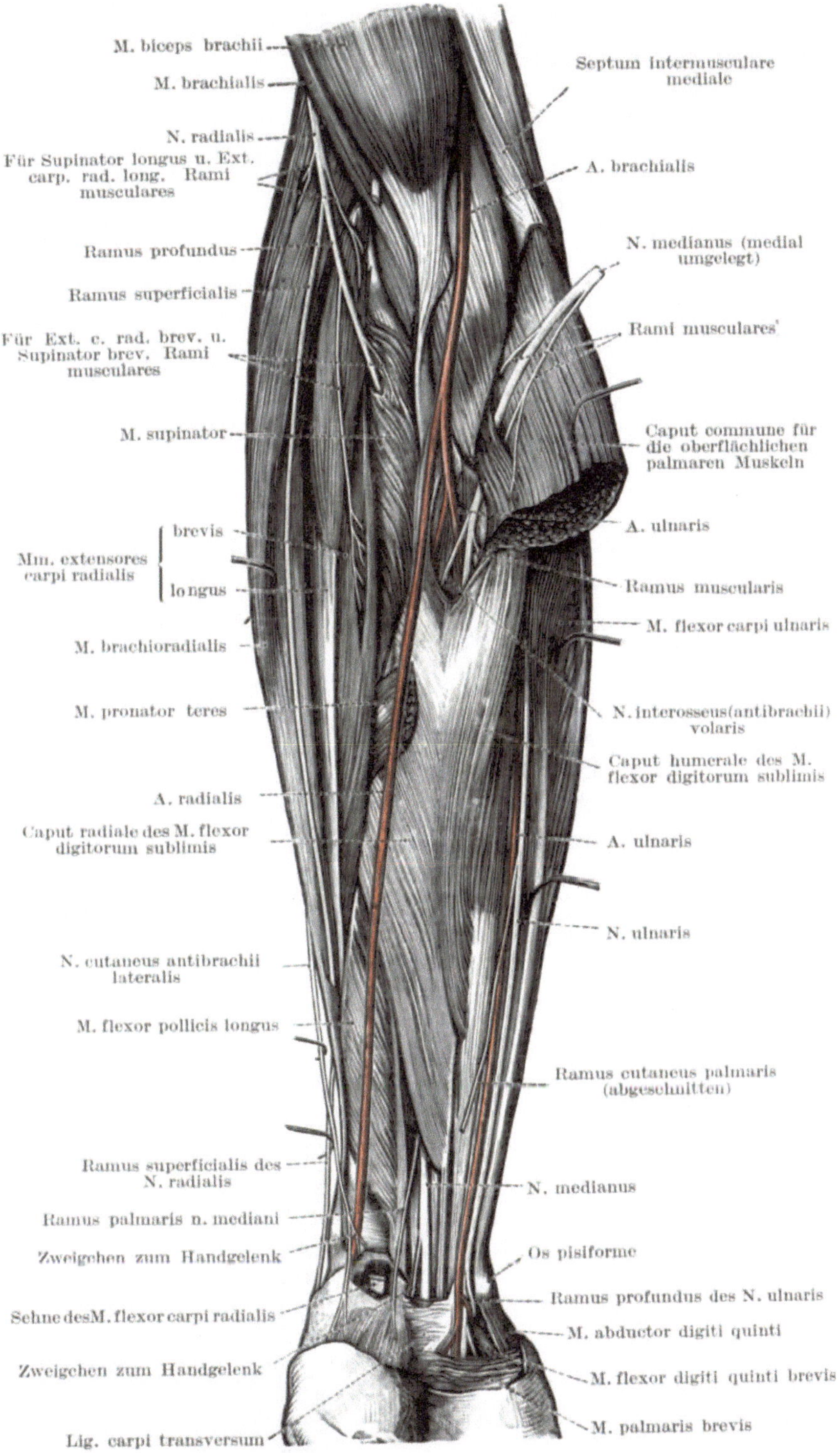

Abb. 55. N. radialis, Astabgangsfolge. (Nach Toldt.)

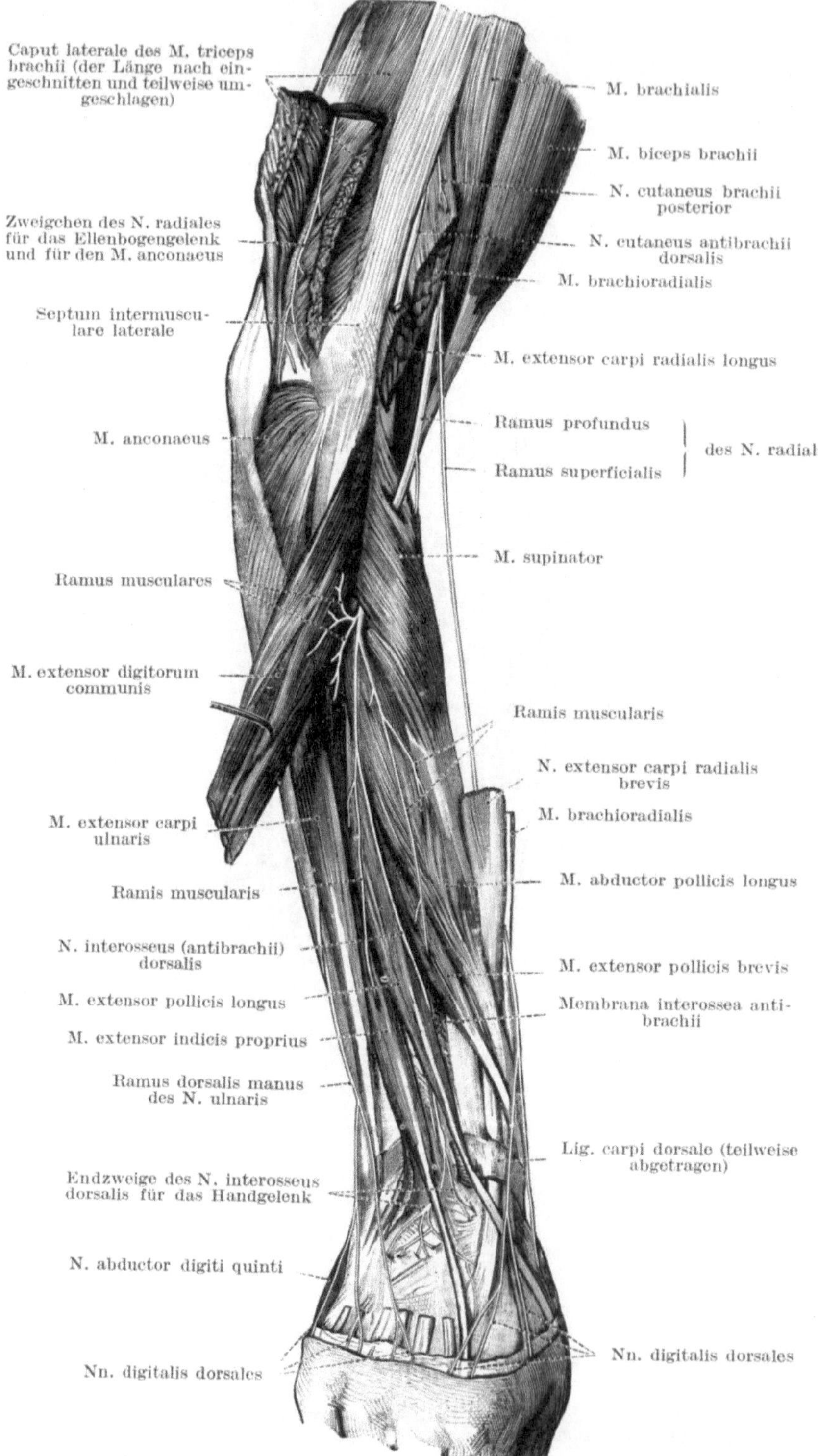

Abb. 56. N. radialis, Astabgangsfolge. (Nach Toldt.)

Ferner ist der Interosseus dorsalis an der Versorgung des Handgelenkes beteiligt; ihm untersteht die radiale Hälfte des Dorsums des Karpus, und mittels seiner Endäste, der sog. Rauberschen Nervi interossei dorsales I—IV, versorgt er das Dorsum des ersten bis vierten Metakarpale rud., nimmt er Teil an der Versorgung des ersten bis vierten Metakarpophalangealgelenkes. Die Nn. interossei dorsales stehen in Anastomose mit den Rami perforantes des Ramus profundus des N. ulnaris (vgl. 3. Kap., S. 860).

Bei der ungeheuer großen Zahl von Schußverletzungen des N. radialis, welche der Krieg mit sich gebracht hat, Verletzungen, welche den Nerven an den verschiedensten Punkten seines Verlaufes getroffen haben, ist es kein Wunder, daß die dissoziierten Lähmungen infolge verschiedenen Höhensitzes der Läsion bei keinem anderen Nerven in solcher Fülle und Mannigfaltigkeit vorgekommen sind wie beim Radialis. Jede tatsächlich denkbare Dissoziation ist von mir beobachtet worden, von der totalen Lähmung aller von Nerven versorgten Muskeln infolge von Unterbrechung des Stammes unmittelbar nach seinem Abgang aus dem Fascicul. posterior an bis zur isolierten Lähmung des Extensor pollicis longus und Extensor indicis proprius infolge von Unterbrechung des distalsten Abschnittes des Ramus profundus des N. radialis. Auch kein anderer Nerv weist so viele reine Astläsionen auf wie der Radialis.

Ferner tritt wohl bei keinem anderen Nerven die Abhängigkeit der Reihenfolge der Restitution der einzelnen vom Radialis versorgten Muskeln bei der Regeneration und die Abhängigkeit des Grades der Vulnerabilität der einzelnen im Radialisstamm enthaltenen Muskelbahnen von der Asteintrittsfolge so deutlich hervor wie beim N. radialis. Die Asteintrittsfolge ist folgende:

Triceps caput longum.
Triceps caput laterale.
Triceps caput mediale, zum Teil sehr tief.
Anconaeus quartus.
Supinator longus.
Extensor carpi radialis longus.
Supinator brevis.
Extensor digitorum communis.
Extensor carpi radialis brevis.
Abductor pollicis longus.
Extensor carpi ulnaris.
Extensor digiti quinti proprius.
Extensor pollicis longus.
Extensor pollicis brevis.
Extensor indicis proprius.

6. N. femoralis (Abb. 37, S. 842, Abb. 57, 58, 59, 60, 36, S. 841, Abb. 37, S. 842, Abb. 38, S. 844).

Der N. femoralis, welcher aus dem Plexus lumbalis hervorgeht, gibt folgende Äste ab:

1. Äste für den Ileopsoas (Abb. 57, Abb. 37, S. 842, Abb. 91, S. 968). Sie entspringen bereits ganz hoch oben und versorgen sowohl den Iliakus wie die distalen Teile des Psoas major. In der Regel handelt es sich um einen Ast von der lateralen Kante des Stammes zum M. iliacus und einen oder zwei Äste von der medialen Kante zum distalen Teile des Psoas major.

2. Ramus articularis coxae. Er ist keineswegs immer selbständig vorhanden, sondern geht oft aus dem Aste des M. rectus femoris oder dem Aste

des Vastus medialis hervor (s. 3. Kap., S. 860). Bisweilen löst er sich aus dem dem N. saphenus entsprechenden Teile des N. femoralis ab.

3. **Ast zum M. pectineus** (Abb. 57, 58, 37, S. 842). Er entspringt in der Höhe der Leistenbeuge von der vorderen medialen Kante des Stammes und tritt hinter den Gefäßen zum Muskel.

4. **Nervus arteriae femoralis proprius** (Abb. 57, 58, 59). Er sondert sich oft schon innerhalb des großen Beckens vom Stamme ab, manchmal aber geht er erst tiefer, aus dem den Nn. cutanei femoris anteriores entsprechenden Bündel oder aus dem N. saphenus hervor. Er begleitet die Arteria femoralis in ihrer ganzen Länge. Aus ihm entspringt der N. epiphysarius femoris superior, welcher den oberen Abschnitt der Vorderseite des Periostes des Femur versorgt; er versorgt ferner mit Periostzweigen den unteren Abschnitt der Rückseite des Femur und gibt schließlich den N. diaphysarius femoris inferior ab, welcher in das Foramen nutritium inferius eindringt (s. 3. Kap., S. 860). Er entsendet nicht selten eine Anastomose zu dem Hautaste des N. obturatorius, dem Cutaneus femoris internus. Manchmal entspringt aus ihm ein Zweig für die distale Portion des Sartorius (Abb. 57).

5. **Nervi cutanei femoris anteriores** (Abb. 57, 58, Abb. 36, S. 841, Abb. 37, S. 842). Sie bilden in der Regel das vordere laterale Bündel des Nervenstammes, das sich in der Höhe der Leistenbeuge oder etwas tiefer vom Stamm sondert. Aus ihm entspringen ein oder zwei Äste für den M. sartorius, die hoch in den Muskel eintreten, und die Hautäste für die Vorderseite des Oberschenkels (Cutanei femoris anteriores) (s. 2. Kap., S. 842).

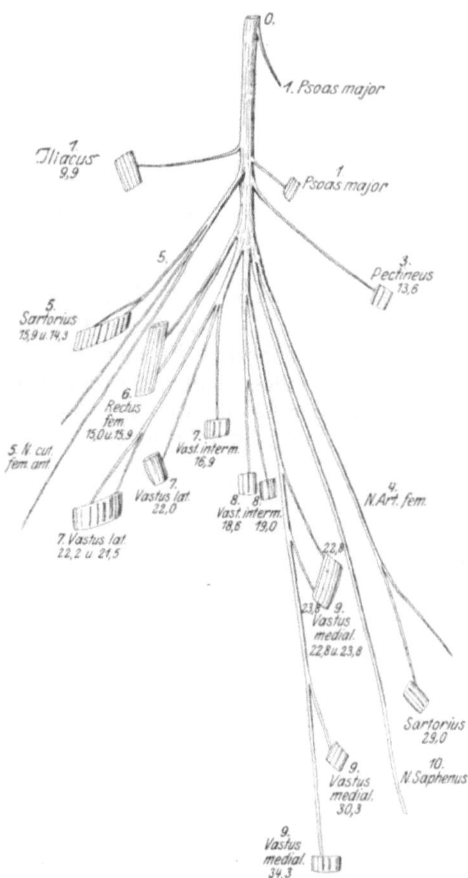

Abb. 57. N. femoralis, Astabgangsfolge.

6. **Ast für den M. rectus femoris** (Abb. 57, 58, 59). Nach Abgabe der Nn. cutanei femoris anteriores spaltet sich der N. femoralis gleichsam in seine Hauptendäste auf. Der lateralste dieser Endäste ist der Ast für den Rectus femoris. Aus ihm geht nicht selten der Ramus articularis coxae des N. femoralis hervor.

7. **Ast für den Vastus lateralis** (Abb. 57, 58, 59, 60). Er schließt sich medial an den vorigen an. Manchmal tritt ein Zweig dieses Astes in den Teil des M. vastus medialis, welcher als Vastus intermedius bezeichnet wird, über; in der Regel aber ist die Innervation des Vastus lateralis von der des Vastus medialis scharf gesondert (vgl. besonders Abb. 60).

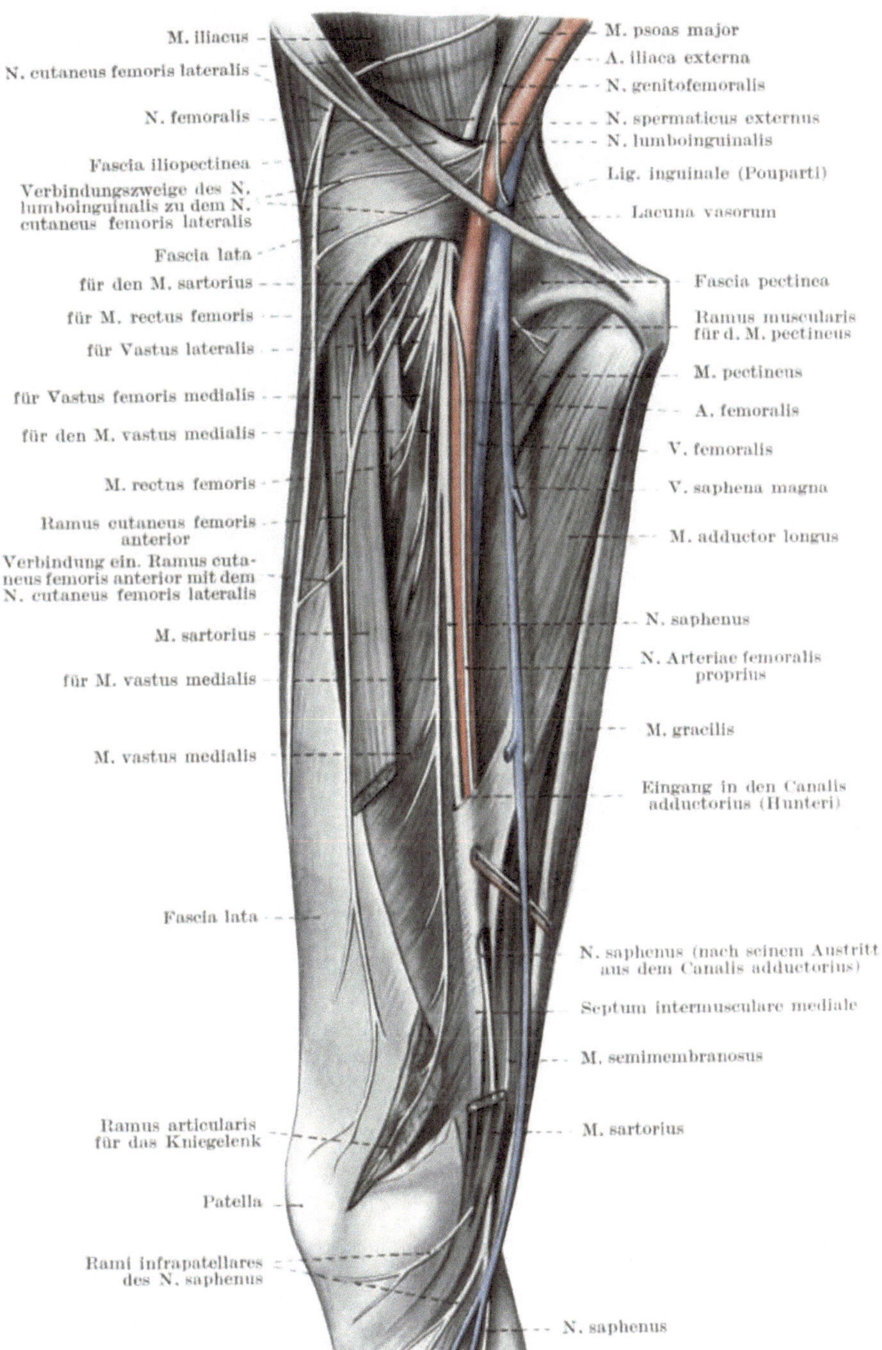

Abb. 58. N. femoralis, Astabgangsfolge. (Nach Toldt.)

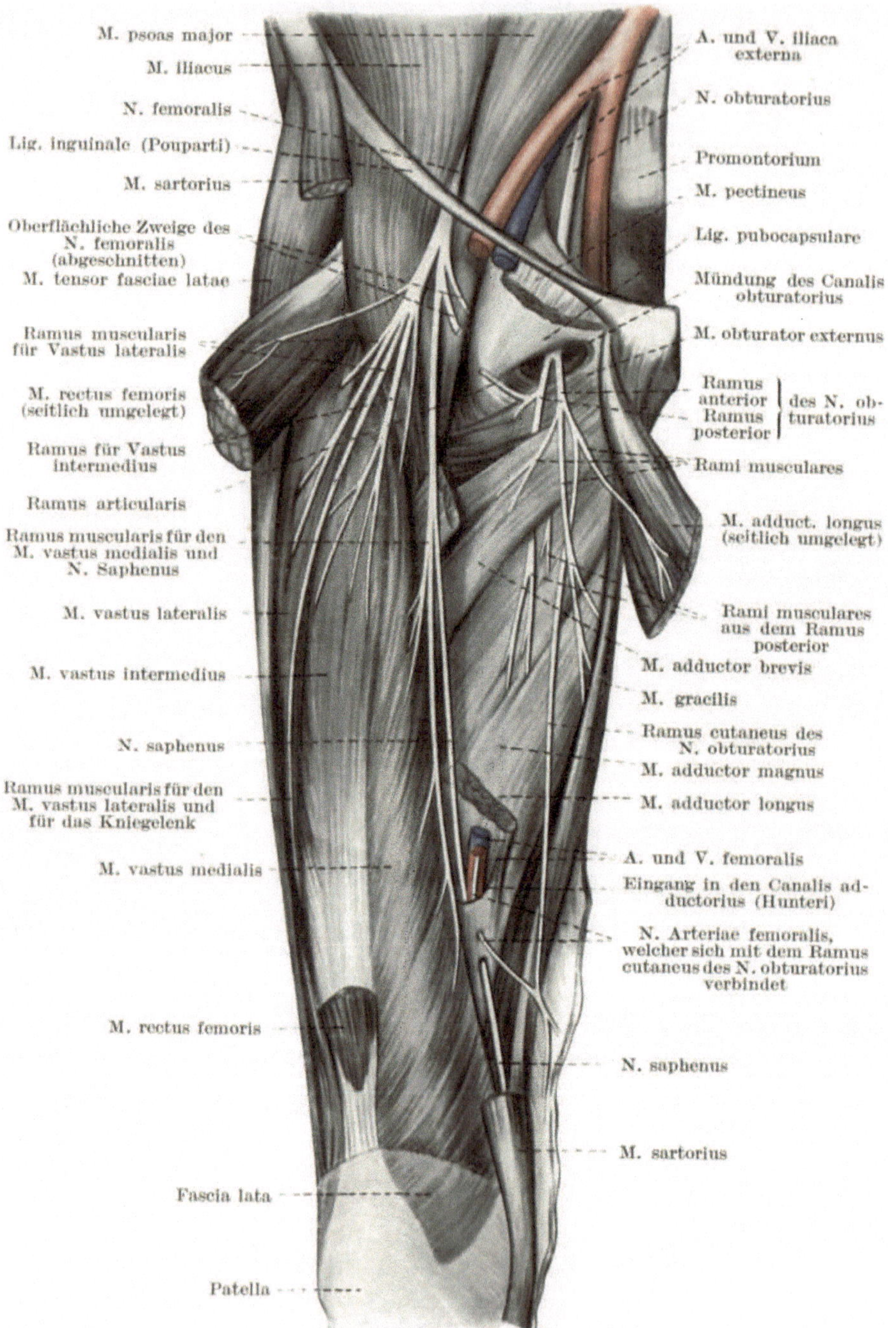

Abb. 59. N. femoralis, Astabgangsfolge und N. obturatorius, Astabgangsfolge.
(Nach Toldt.)

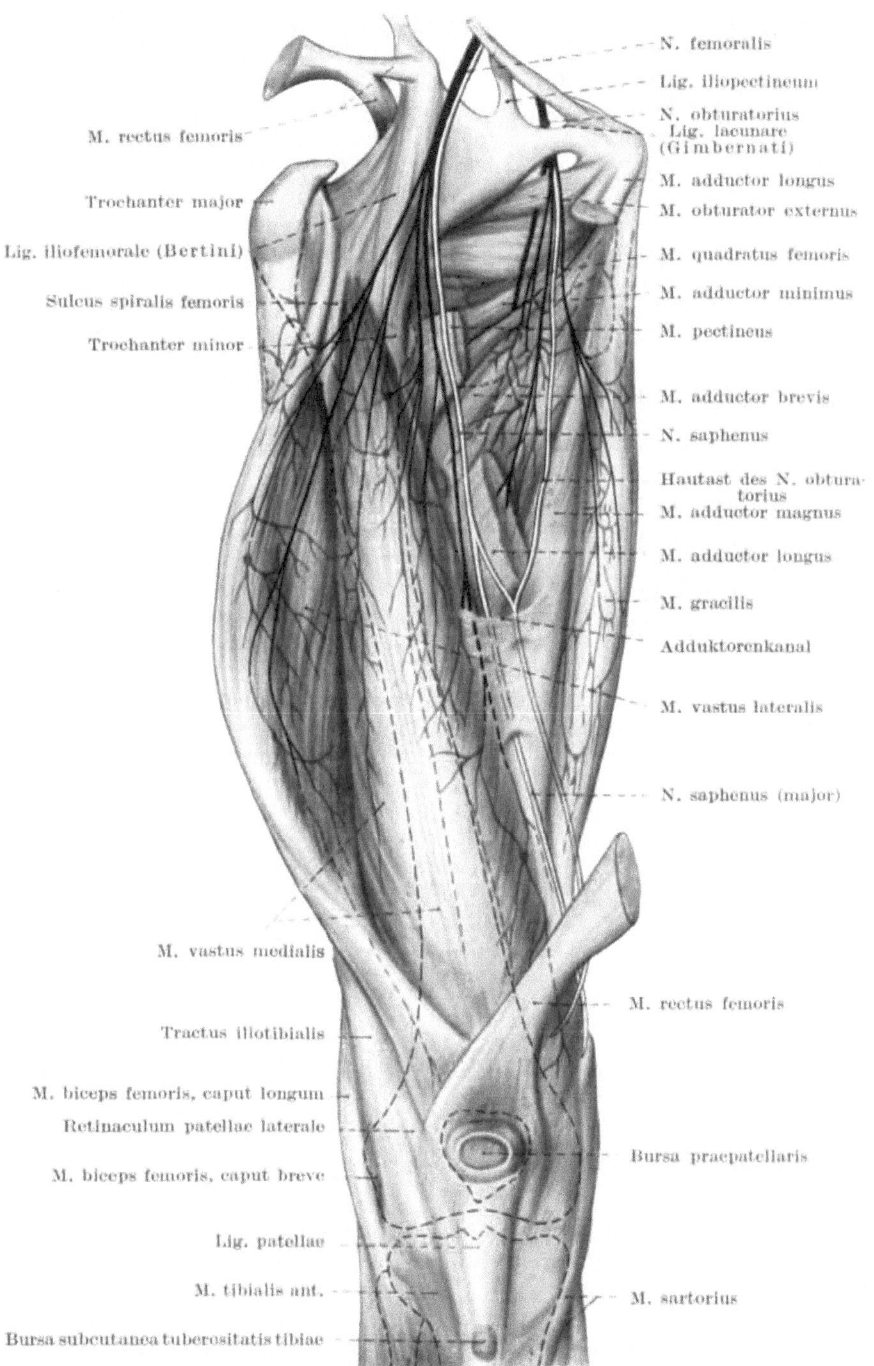

Abb. 60. N. femoralis, Astabgangsfolge und N. obturatorius, Astabgangsfolge.
(Nach Frohse und Fränkel.)

8. **Ast für den Vastus medialis** (Abb. 57—60). Er schließt sich wiederum medial an den vorigen Ast an und ist oft mit dem Ursprung des N. saphenus eng vereint, von dem er sich dann aber bald absondert. Der Ast für den Vastus medialis zerfällt in mehrere Zweige, von denen ein Teil den Vastus intermedius, ein Teil den Vastus medialis im engeren Sinne versorgt; die Zweige für den letzteren treten zum Teil recht tief in den Muskel ein. Gelegentlich nehmen die distal reichenden Zweige des Astes für den Vastus medialis an der Versorgung der distalen Portion des Sartorius teil.

Aus den Ästen für den Vastus lateralis und Vastus medialis gehen auch die Rami periostales für das Periost der Vorderseite des Femur hervor; einer dieser Zweige wird als N. epiphysarius femoris inferior bezeichnet. Dieser letztere sowie andere Zweige, welche aus dem Aste des Vastus medialis stammen, nehmen auch an der Versorgung des Kniegelenkes teil (s. 3. Kap., S. 862).

9. **N. saphenus** (Abb. 57—60, Abb. 37, S. 842, Abb. 38, S. 844). Er ist der am weitesten medial gelegene von den Endästen des N. femoralis. Er entsendet oft etwa in der Mitte des Oberschenkels eine Anastomose zum Hautaste des Obturatorius, welche als N. saphenus minor bezeichnet wird (Abb. 60), gibt einen Zweig zum Kniegelenk ab, entsendet den Ramus infrapatellaris zur Haut des Knies und versorgt alsdann die Innenseite des Unterschenkels. Über sein Ausbreitungsgebiet ist im 2. Kapitel ausführlich berichtet worden (vgl. auch 3. Kap., S. 843).

Dissoziierte Lähmungen infolge verschiedenen Höhensitzes der Läsion spielen beim N. femoralis keine so bedeutende Rolle wie bei den bisher besprochenen Nervenstämmen, weil sich einerseits der Ausfall der oberen Äste des Femoralis, der Äste des Ileopsoas und Pektineus klinisch wegen der Doppelinnervation dieser Muskeln kaum bemerkbar macht, und weil andererseits nach Abgabe dieser eben genannten Muskeläste der Stamm fast unmittelbar in seine Endzweige zerfällt.

Die Asteintrittsfolge ist für den N. cruralis etwa folgende:

Ileopsoas.
Pektineus.
Sartorius.
Rectus femoris.
{Vastus lateralis.
{Vastus intermedius.
Vastus medialis.

In dieser Reihenfolge restituieren sich die Muskeln bei der Regeneration und sie entspricht etwa auch dem Grade der Resistenz der einzelnen Muskelbahnen gegen diffuse Schädigungen des Nervenstammes.

7. Der N. obturatorius (Abb. 61, 60, 59, Abb. 20, S. 813).

Er gibt vor seinem Eintritt in den Canalis obturatorius nur einen Ast ab, den
1. **Ast für den Obturator externus** (Abb. 61), der aber auch das Foramen passiert und erst darauf von vorne oben her in den Muskel eintritt.

Unmittelbar nach seinem Durchtritt durch den Canalis obturatorius, teilt sich der Obturatorius in seine beiden Endäste, den Ramus anterior und Ramus posterior. Manchmal ist die Teilung schon während des Durchtrittes vollzogen, indem ein abgesondertes oberes Bündel des M. obturator externus die beiden Äste voneinander trennt (Abb. 60). Im weiteren Verlaufe werden

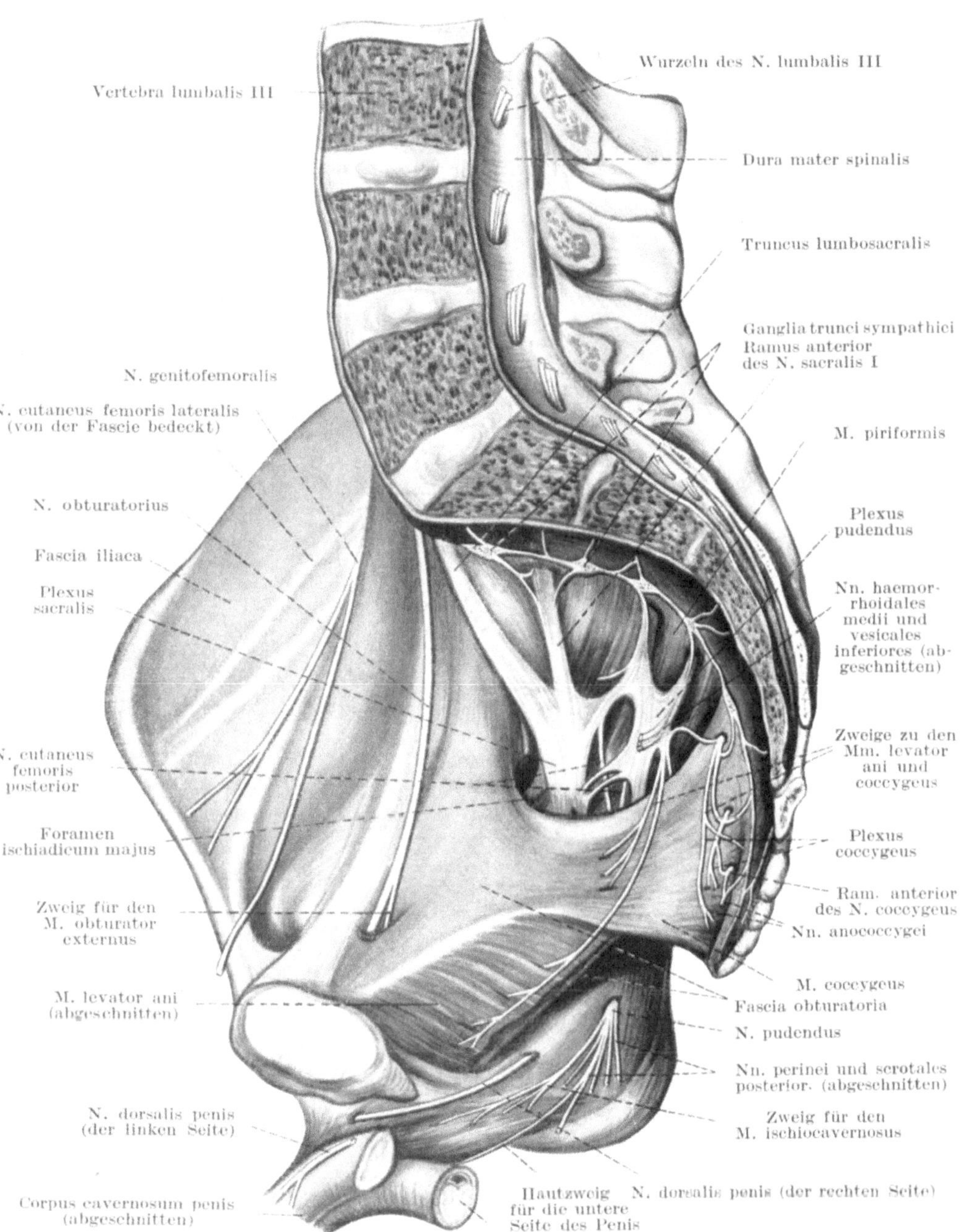

Abb. 61. N. obturatorius innerhalb des kleinen Beckens. (Nach Toldt.)

der Ramus anterior und posterior durch den M. adductor brevis getrennt;
ersterer liegt vor ihm, letzterer hinter ihm.

2. Der Ramus anterior versorgt den M. pectineus (inkonstant), den
Adductor brevis, Adductor longus und Gracilis und gibt den Ramus

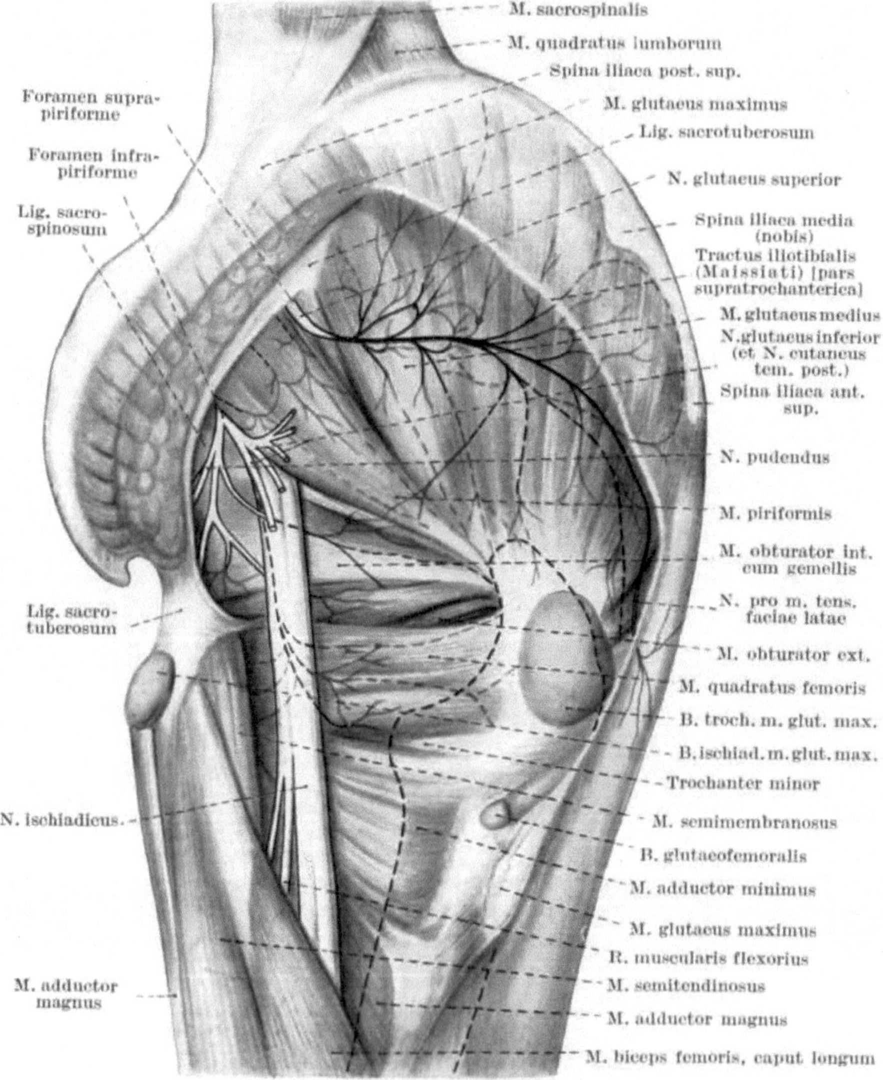

Abb. 62. N. ischiadicus, Astabgangsfolge. (Nach Frohse und Fränkel.)

cutaneus femoris internus ab, der mit dem N. art. femor. proper. oder
mit dem N. saphenus in Anastomose steht (sein Ausbreitungsgebiet s. 2. Kap.,
S. 843).

3. Der Ramus posterior versorgt den Adductor minimus und Adductor magnus, und zwar speziell dessen Portio muscularis (Abb. 20, S. 813),

ferner das Hüftgelenk (Ramus articularis coxae), Teile des Periostes der Rückseite des Femur und die Markhöhle desselben (Ramus diaphysarius femoris inferior N. obturatorii) und das Kniegelenk (s. 3. Kap., S. 860).

Infolge der getrennten Lage des Ramus anterior und posterior können isolierte Verletzungen eines der beiden Äste bei Integrität des anderen beobachtet werden.

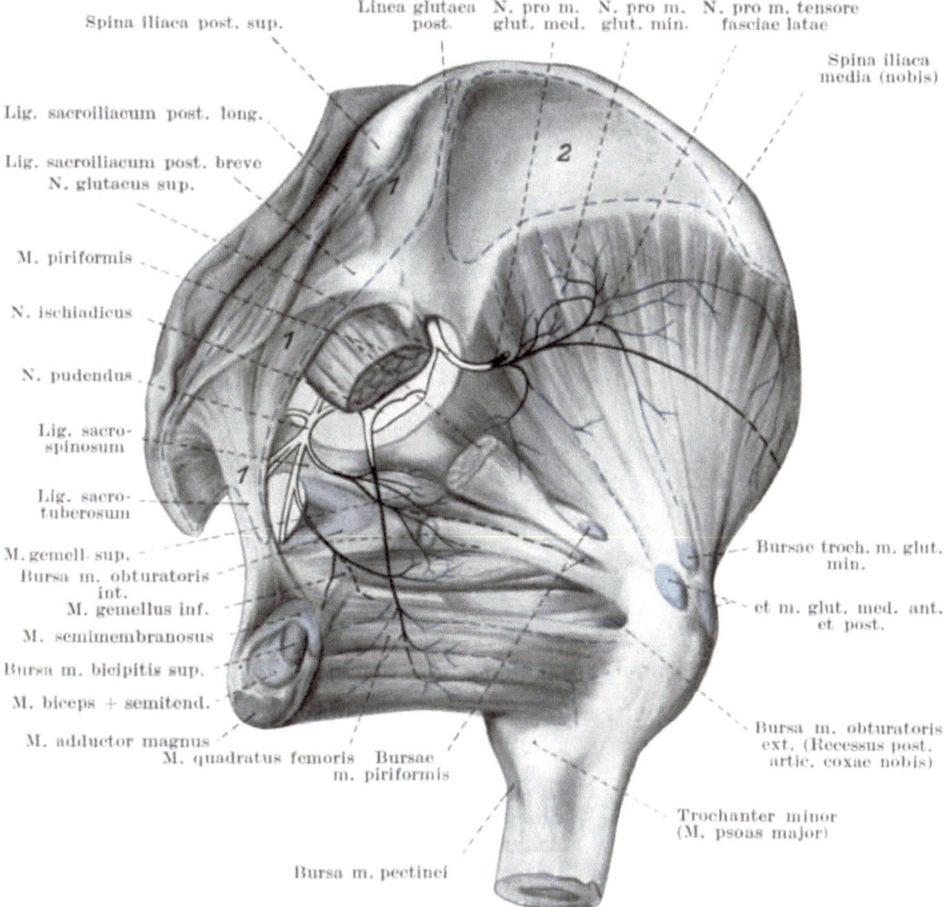

Abb. 63. N. ischiadicus, Astabgangsfolge. (Nach Frohse und Fränkel.)

8. N. ischiadicus (Abb. 91, S. 968, Abb. 62, 63, 64).

Er gibt, noch ehe er durch das Foramen infrapyriforme die Beckenhöhle verläßt oder während er durch dasselbe austritt, mehrere Äste ab. Diese sind:

1. Der Ast für den Quadratus femoris (Abb. 62, 63). Er verläßt den Stamm meist schon etwas oberhalb des Austrittes aus dem Foramen infrapyriforme und ist im Foramen der medialen Seite des Hüftnerven angelagert; außerhalb überquert er die dorsale Fläche des Obturator internus und der Gemelli und tritt dann in den Quadratus femoris ein. Er versorgt auch das Periost des Tuber ischii, Trochanter major et minor.

2. Der Ramus articularis coxae. Er entspringt nicht immer selbständig vom Stamm, sondern sehr oft aus dem vorangehenden Aste (s. 3. Kap., S. 860).

3. Der Ast für den Obturator internus, Gemellus superior und inferior. Er entspringt ebenfalls von der medialen Seite des Hüftnerven, während letzterer durch das Foramen infrapyriforme hindurchtritt. Er gibt Zweige an die beiden Gemelli ab, welcher durch das For. infrapyrif. austreten, wendet sich selbst aber im unteren inneren Winkel des Foramen infrapyriforme ins kleine Becken, um in den Obturator internus einzudringen. Dieser Ast kann statt aus dem N. ischiadicus aus dem N. pudendus hervorgehen (Abb. 62 und 63).

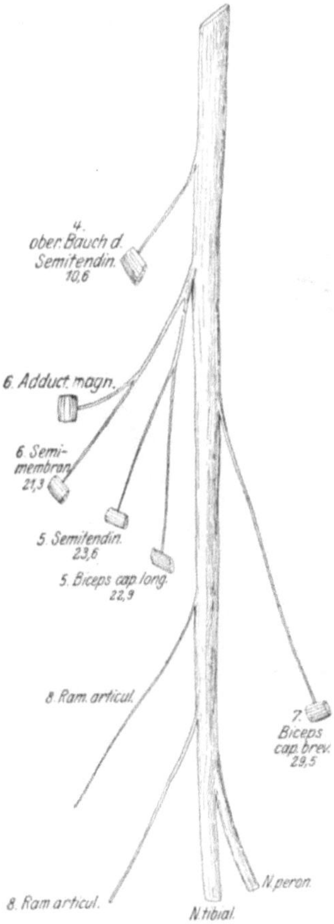

Im Bereiche des Oberschenkels verlassen den N. ischiadicus die Äste für die Kniebeuger. In der Regel sind es vier Äste; doch können dieselben auch zum Teil gemeinsam entspringen.

4. Der Ast für den oberen Teil des Semitendinosus (Abb. 64) entspringt am weitesten proximal und tritt auch weit proximal in den Muskel ein.

5. Ast für den Semimembranosus und Adductor magnus (Abb. 64 und Abb. 20, S. 813). Aus dem gemeinsamen Aste geht zuerst der Zweig für den Adductor magnus hervor; er versorgt im wesentlichen die Portio tendinea dieses Muskels. Der Zweig für den Semimembranosus nimmt einen relativ langen freien Verlauf und tritt tiefer in den Muskel ein.

6. Der Ast für das Caput longum bicipitis und den unteren Teil des Semitendinosus (Abb. 64). Die Zweige für die beiden Muskeln können auch getrennt entspringen.

Die soeben beschriebenen Äste für den oberen Teil des Semitendinosus, für das Caput longum bicipitis für den distalen Teil des Semitendinosus, und für den Semimembranosus und Adductor magnus entspringen gar nicht selten aus einem gemeinschaftlichen Aste aus dem Hüftnerven, der sich alsbald in die Zweige für die erwähnten Muskeln aufteilt. Dieser gemeinsame Ast wird als Ramus flexorius (Abb. 62, S. 890, Abb. 20, S. 813) bezeichnet. Manchmal entspringt der Ast für den proximalen Bauch des Semitendinosus gesondert, während die anderen Äste, in einem gemeinsamen Aste vereint, den Nervenstamm verlassen. Wie aber die Verhältnisse im einzelnen auch liegen mögen, stets entspringen die Äste für die genannten Muskeln von der medialen Seite des Hüftnerven, also vom tibialen Anteil desselben. Gar nicht selten lassen sich die einzelnen Äste oder der gemeinsame Ramus flexorius leicht vom Stamme des Tibialis ablösen; sie liegen entweder als selbständiger Nerv der medialen Seite des Hüftnerven nur einfach an, oder sie sind in dessen Scheide zwar locker eingebettet, lassen sich aber manchmal von ihm hoch hinauf trennen, ohne daß ein Austausch von

Abb. 64. N. ischiadicus, Astabgangsfolge am Oberschenkel.

Nervenfasern zwischen dem ihnen entsprechenden Bündel und den übrigen Hüftnerven stattfindet.

Im Gegensatz zu den vorangehenden Ästen für den Semitendinosus, Biceps caput longum, Semimembranosus und Adductor magnus geht der folgende

7. Ast für das Caput breve bicipitis (Abb. 64) aus dem peronealen Anteil des Hüftnerven hervor. Er entspringt meist tiefer als [die vorigen Äste und tritt auch weiter distal in den Muskel ein. Auch er läßt sich nicht selten eine Strecke von mehreren Zentimetern vom N. peroneus leicht ablösen, ohne daß dabei Verbindungsfasern zwischen ihm und dem Stamm zu durchtrennen wären.

8. Rami articulares genu des N. ischiadicus. In der Regel gehen vom Hüftnerven zwei Äste zum Kniegelenk. Davon entspringt der eine vom peronealen Anteil, der andere vom tibialen Anteil des Hüftnerven.

Die Teilung des Hüftnerven in den N. tibialis und N. peroneus kann in recht verschiedener Höhe stattfinden; gelegentlich ist sie schon beim Austritt aus dem Foramen infrapyriforme vollzogen, wobei der M. pyriformis vom N. peroneus durchsetzt wird und durch denselben in eine obere und untere Portion geteilt wird. In anderen Fällen sind N. peroneus und tibialis fast bis zur Kniekehle herab auf das innigste miteinander verbunden und von einer gemeinsamen Scheide umhüllt. Allerdings besteht im allgemeinen zwischen beiden keine Verbindung durch Nervenfasern und ihre Trennung läßt sich, ohne daß Anastomosen bestünden, vollziehen. Nur einige Male habe ich Nervenbündel vom Tibialis in den Peroneus im oberen Drittel des Oberschenkels übergehen sehen.

9. Der N. tibialis (Abb. 65, 66, 67, 68, 69, Abb. 38, S. 844, Abb. 39, S. 845, Abb. 42, S. 850).

Er gibt folgende Äste ab:

1. N. cutaneus surae medialis (Abb. 65, Abb. 39, S. 845). Er entspringt im Bereiche der Kniekehle von der dorsalen Partie des Stammes. Er läßt sich meist leicht eine beträchtliche Strecke aufwärts vom übrigen Stamm des Tibialis absondern, ohne daß Anastomosen zwischen ihm und dem übrigen Teile des Tibialis bestünden. Seine Endausbreitung in der Haut ist im 2. Kapitel ausführlich behandelt worden (vgl. S. 849).

2. Der Ast für den medialen Kopf des Gastroknemius (Abb. 65) verläßt den Stamm annähernd in derselben Höhe wie der vorangehende von der dorsalen Fläche des Nerven, medial vom vorigen Aste. Er tritt rasch in den medialen Kopf des Gastroknemius ein. Direkt von diesem Ast oder vom Stamm des Tibialis an der Ursprungsstelle des Astes des medialen Gastroknemiuskopfes sondert sich ein Zweig ab, welcher zur Arteria poplitea führt (Abb. 65).

3. Der Ast für den lateralen Kopf des Gastroknemius und die dorsale Portion des Soleus (Abb. 65). Auch er entspringt fast genau in derselben Höhe wie die beiden vorangehenden, von der Hinterfläche des Stammes, lateral vom Cutaneus surae medialis. Er teilt sich in zwei Zweige. Der Zweig für den lateralen Kopf des Gastroknemius tritt bald in den Muskel ein, während der Zweig für den Soleus erst eine Strecke weiter distal in den Muskel und zwar von dessen dorsaler Seite her, eingeht.

Die beiden Äste für den Gastroknemius und die dorsale Portion des Soleus lassen sich ebenso wie der Cut. sur. med. auch meist eine gewisse Strecke vom Stamme des N. tibialis ablösen, ohne daß Nervenfasern in den letzteren übergehen; allerdings vermengen sich ihre Fasern früher als die des Cutaneus surae

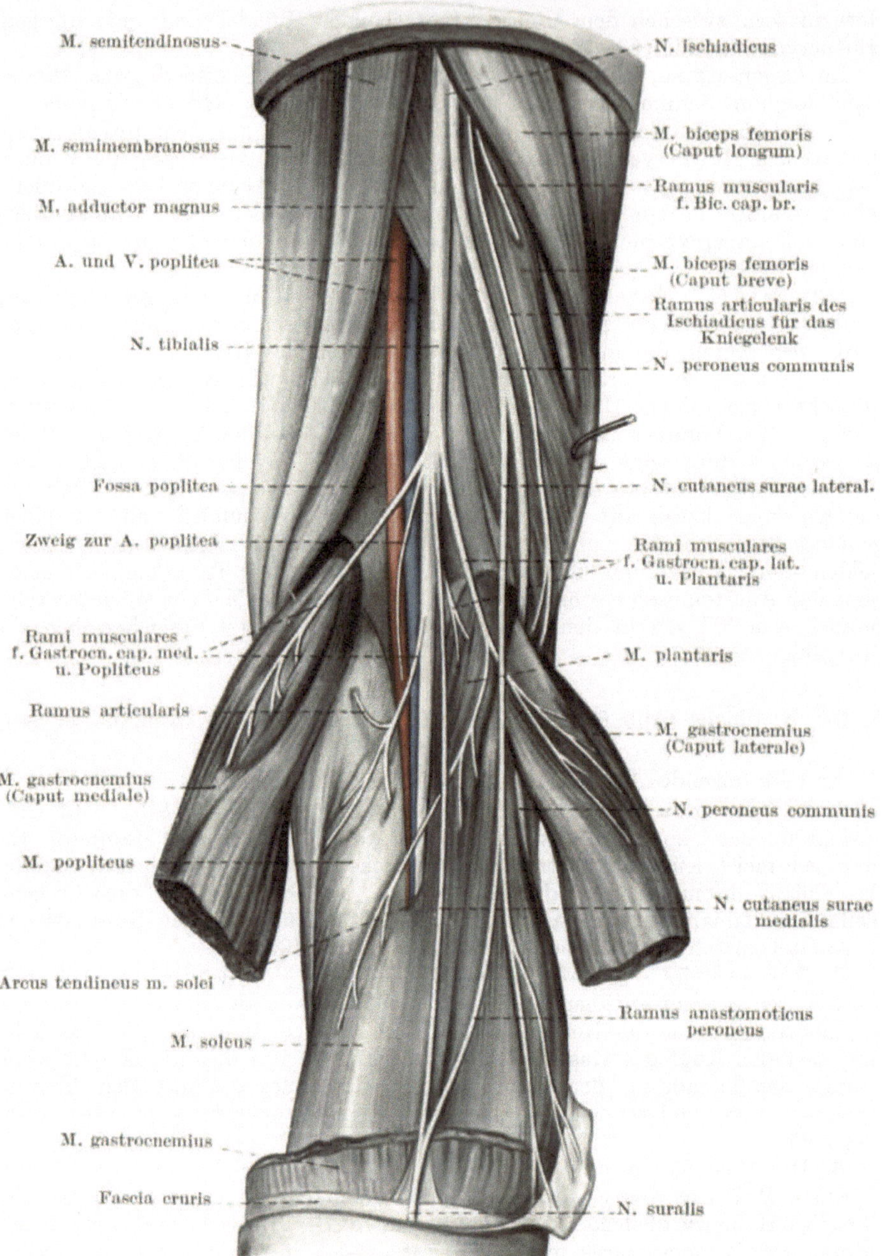

Abb. 65. N. tibialis, Astabgangsfolge. (Nach Toldt.)

medialis mit dem Stamme. Immerhin bilden Cutaneus surae medialis und die den Ästen des Gastroknemius und der dorsalen Portion des Soleus entsprechenden Bahnen im Stamme des N. tibialis ein relativ isoliertes, leicht ablösbares dorsales Bündel.

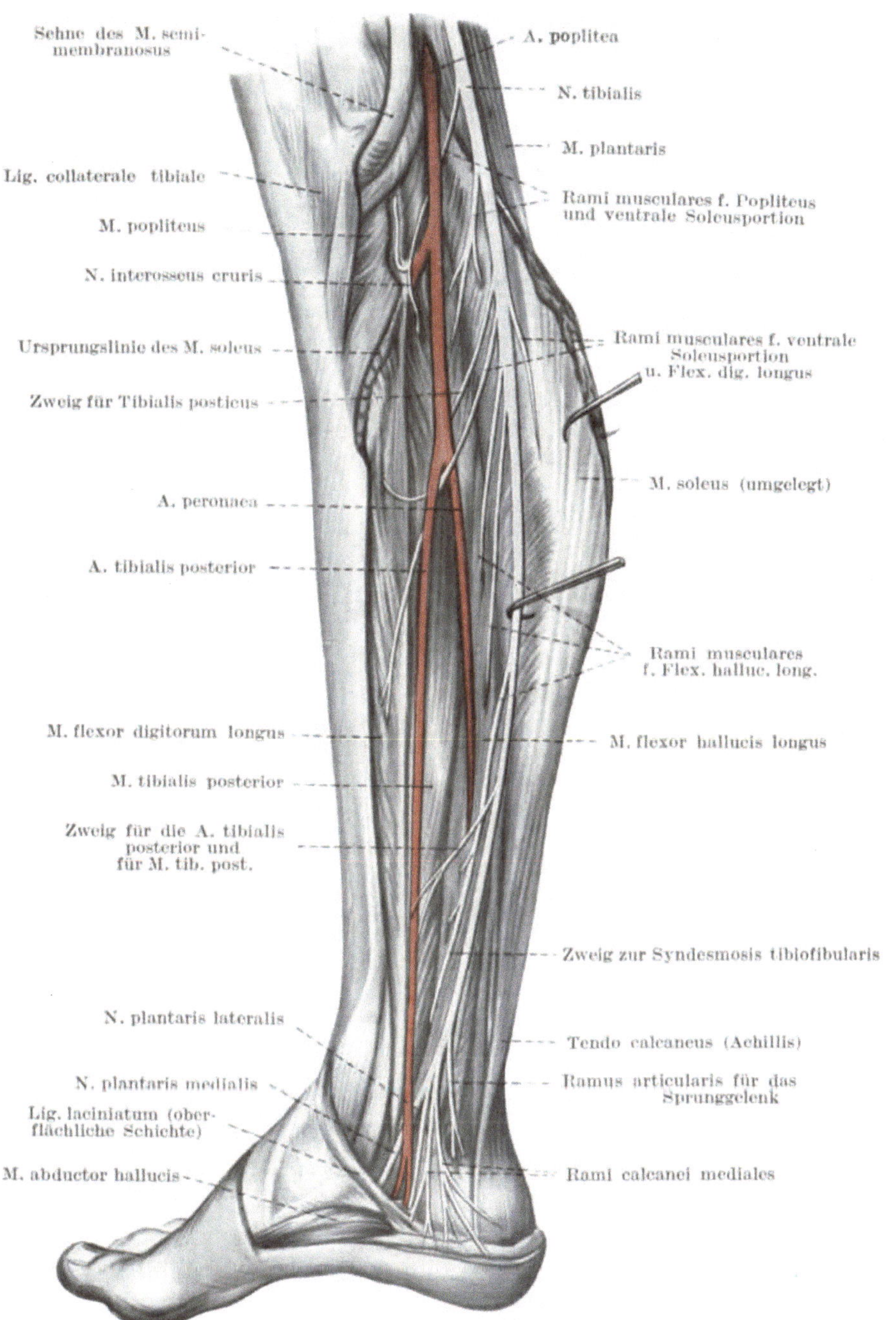

Abb. 66. N. tibialis, Astabgangsfolge. (Nach Toldt.)

4. Der Ast für den M. plantaris (Abb. 65). Er entspringt von der lateralen Seite des Nerven meist nur wenig tiefer als der Ast für den lateralen Kopf des Gastroknemius und die dorsale Soleusportion.

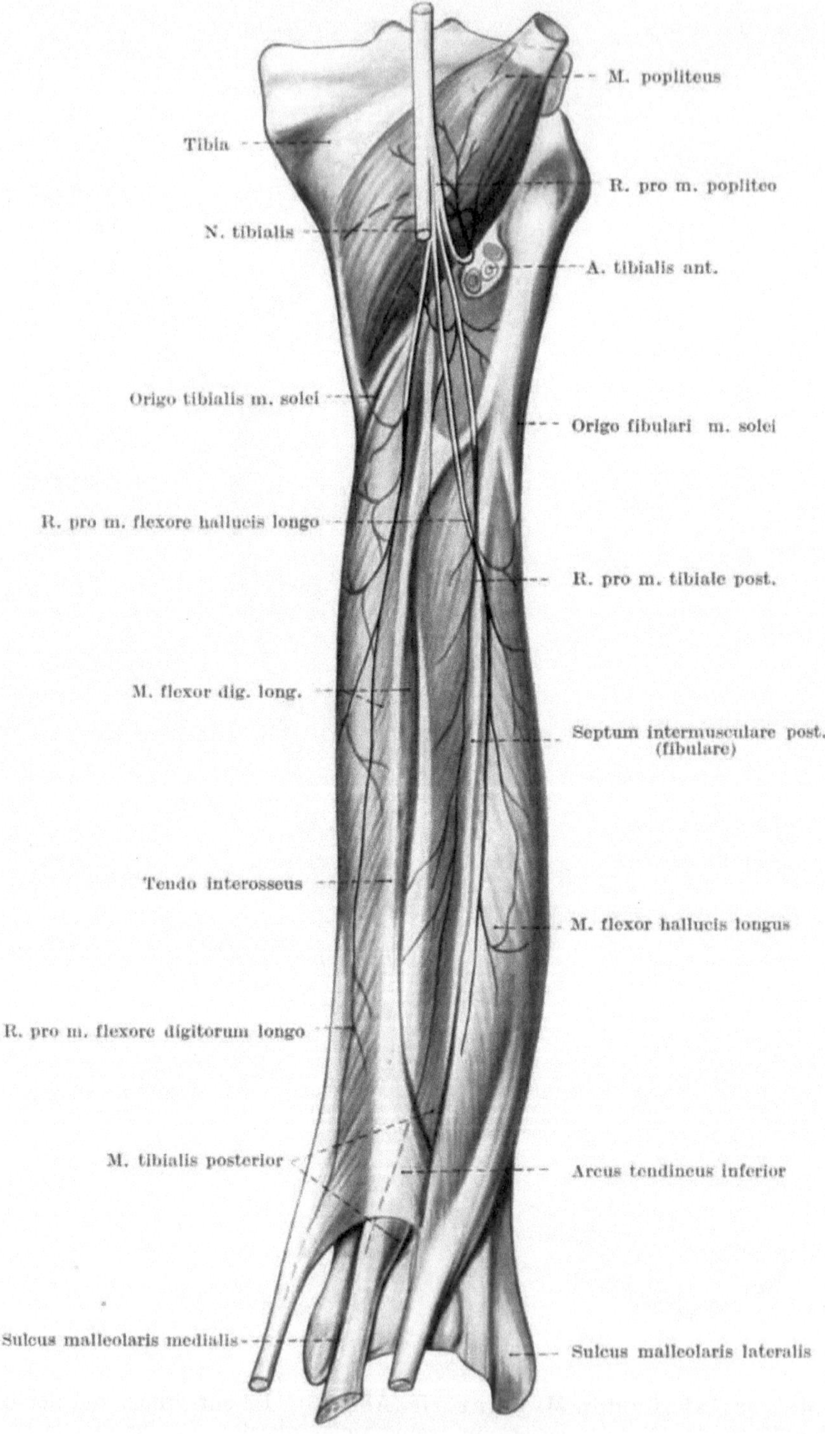

Abb. 67. N. tibialis, Astabgangsfolge. (Nach Frohse und Fränkel.)

5. Der Ramus articularis genu des N. tibialis (Abb. 65). Er ist in bezug auf die Höhe seines Ursprunges erheblichen Schwankungen unterworfen; meist geht er aus dem folgenden Aste hervor.

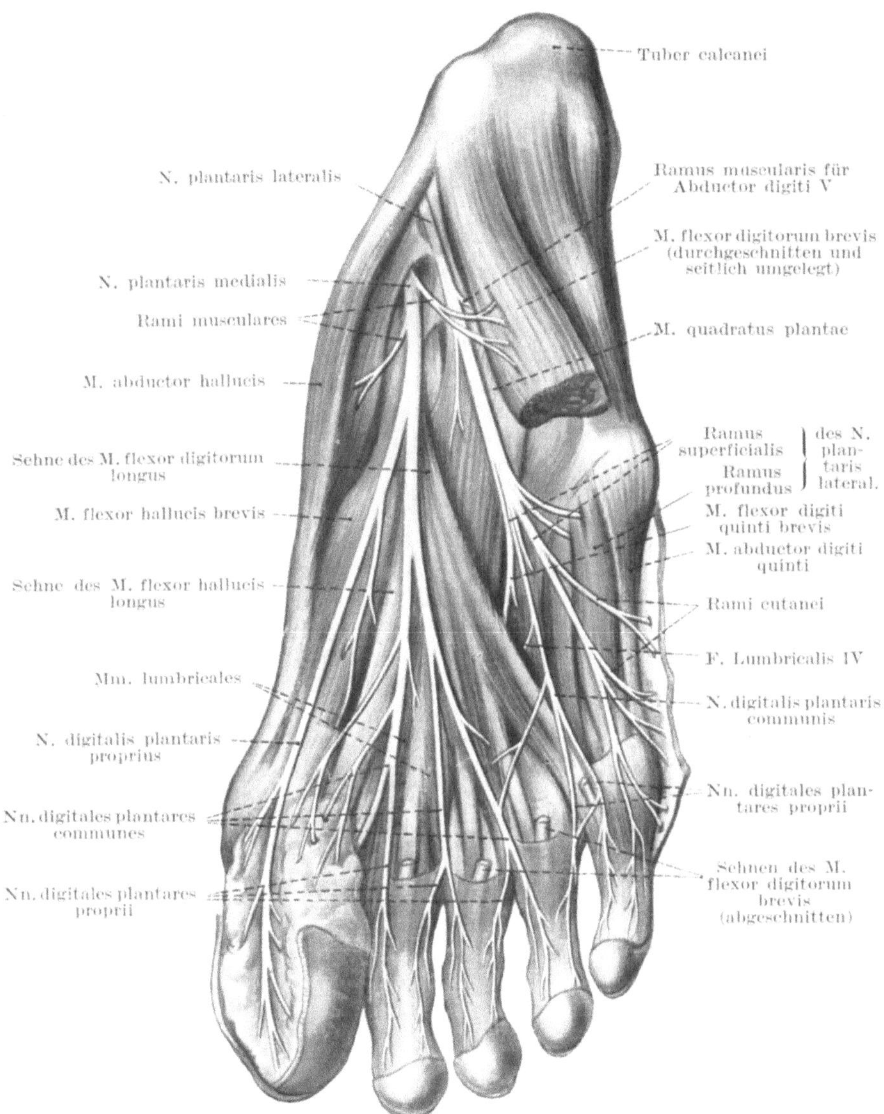

Abb. 68. N. plantaris. (Nach Toldt.)

6. Der Ast für den M. popliteus (Abb. 65, 66, 67). Er entspringt etwa in derselben Höhe wie der Ast für den Plantaris, zieht über den M. popliteus hinweg und schlägt sich ganz oder teilweise um den unteren Rand des Muskels herum. Der Nerv setzt sich dann fort und teilt sich in den N. diaphysarius tibiae, der in das Foramen nutricium der Tibia eindringt, und in den N. interosseus cruris, welcher als N. epiphysarius tibiae posterior

superior die Rückseite des Tibiaperiostes und das obere Tibiofibulargelenk versorgt (s. 3. Kap., S. 862).

7. **Ast für die ventrale Portion des M. soleus** (Abb. 66). Er entspringt etwas tiefer als der vorige Ast, von der ventrolateralen Seite des Nerven, im Gegensatze zu dem Ast für die dorsale Portion des Soleus, welcher von der dorsolateralen Seite des Stammes entspringt (s. o.). Er tritt von der Ventralseite her in den Muskel ein. In der Abb. 66 gehen von diesem Ast auch 2 feine Zweige in die oberste Portion des Tibialis posticus ab. Außerdem ist aber noch ein zweiter tiefer entspringender Ast für die ventrale Portion des Soleus vorhanden.

8. **Ast für den Tibialis posticus** (Abb. 66, 67). Er entspringt etwas unterhalb des vorigen, von der ventralen oder ventrolateralen Seite des Nerven. Er versorgt nicht nur den M. tibialis posticus, sondern er gibt auch Zweige an das Periost der Tibia ab und entsendet den N. interosseus fibulae, welcher Periost und Inneres der Fibula versorgt. In Abb. 66 erhält der Tib. posticus noch einen weiteren, ganz d'stal aus dem N. tibialis entspringenden Ast.

9. **Ast für den Flexor digitorum longus** (Abb. 66, 67). Er entspringt etwas tiefer als der vorige, meist von der ventro-medialen Seite des Nerven.

10. **Ast für den Flexor hallucis longus** (Abb. 67). Er entspringt entweder in derselben Höhe wie der vorige Ast, bisweilen mit ihm gemeinschaftlich, manchmal aber auch erheblich tiefer; er entspringt meist von der ventrolateralen Seite des Stammes. In Abb. 66 gehen der Reihe nach 3 Äste für den Flex. halluc. long. aus dem N. tibialis hervor.

11. **Ramus articularis pedis.** Er geht entweder als selbständiger Ast vom Stamme ab, meist weit distal im untersten Abschnitte des Unterschenkels (Abb. 66) oder er geht aus dem Aste des Flexor hallucis longus hervor.

12. **Rami calcanei** (Abb. 66, Abb. 38, S. 844, Abb. 42, S. 850). Die Nervi calcanei mediales verlassen den Stamm im untersten Abschnitte des Unterschenkels und treten medial von der Achillessehne hervor (vgl. 2. Kap., S. 849).

Unmittelbar nach Abgabe dieser Äste zerfällt der N. tibialis in seine beiden Endäste, den **Nervus plantaris medialis** und den **Nervus plantaris lateralis**.

13. **Der Nervus plantaris medialis** (Abb. 68, 69, Abb. 42, S. 850). Derselbe gibt Rami cutanei zur Haut der Fußsohle und Rami musculares für den **Abductor hallucis** und **Flexor digitorum brevis** ab und teilt sich dann in seine beiden Endzweige; der **mediale Endzweig** gibt Äste zum **Flexor hallucis brevis** und endet als **N. plantaris hallucis medialis** in der Haut der Plantarseite der Großzehe; der **laterale Endzweig** spaltet sich in die drei Nervi plantares communes I—III, welche die Lumbricales I und II versorgen und in die **Nervi digitales plantares proprii** für die einander zugewendeten Seiten der Großzehe, zweiten, dritten und vierten Zehe zerfallen. Der N. plantaris communis III steht in anastomotischer Verbindung mit dem N. plantaris communis IV des N. plantaris lateralis.

14. **Der Nervus plantaris lateralis** (Abb. 68, 69, 42, S. 850) versorgt zunächst mit Muskelästen den Abductor digiti V und den M. quadratus plantae und teilt sich darauf in den **Ramus profundus** und **Ramus superficialis**. Der **Ramus profundus** versorgt die Mm. interossei der drei ersten Spatia interossea, die beiden Köpfe des Adductor hallucis, den lateralen Kopf des Flexor hallucis brevis, die Lumbricales II—IV und häufig auch den Flexor und Opponeus digiti V und den Interosseus IV.

Der **Ramus superficialis** teilt sich alsbald in den N. plantaris communis IV, welcher die bereits erwähnte Anastomose zum N. plantaris com-

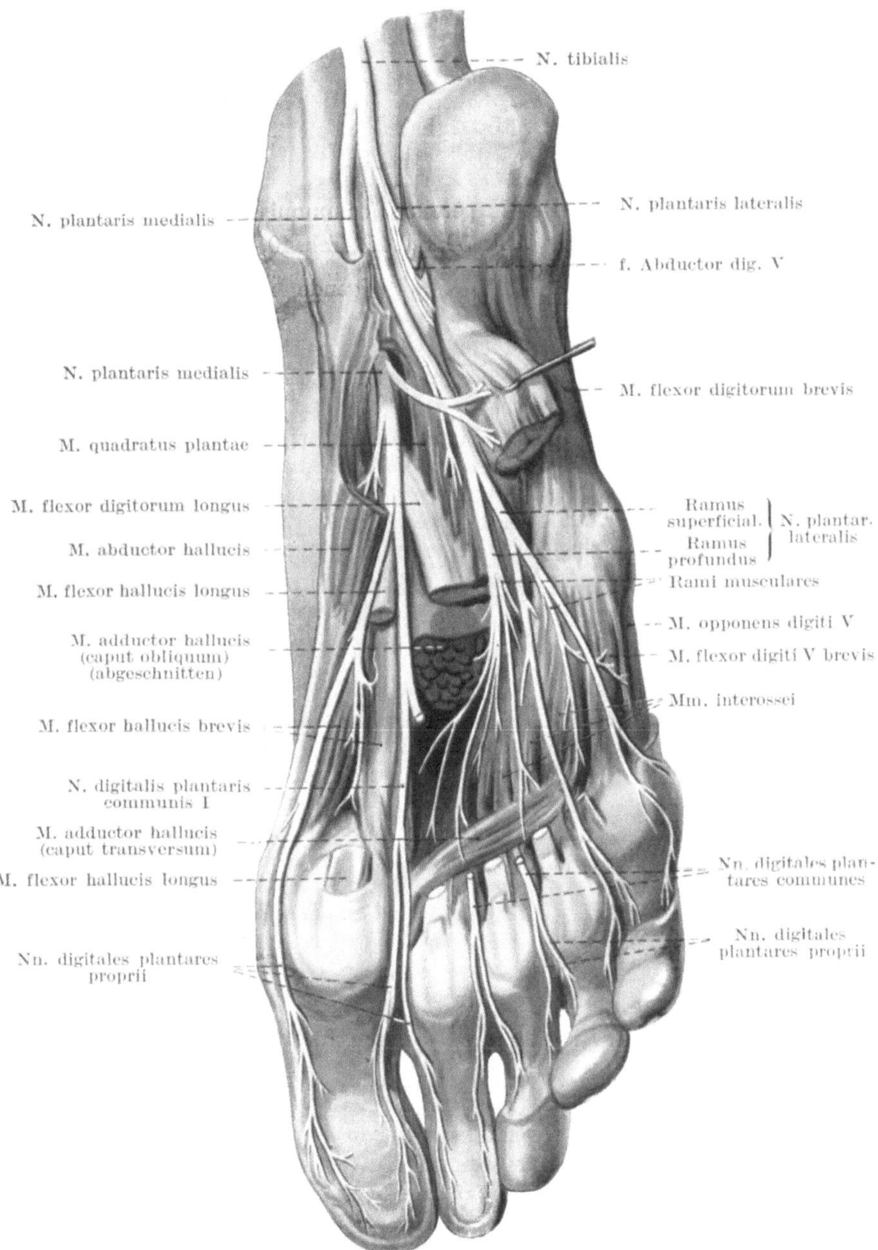

Abb. 69. N. plantaris. (Nach Toldt.)

munis III des N. plantaris medialis entsendet, des öfteren die Lumbricales III
und IV (in Alternation mit dem Ramus profundus) versorgt und in die
beiden N. dig. plantares proprii für die einander zugekehrten Seiten der
vierten und fünften Zehe zerfällt, und in den lateralen Nervus plantaris
proprius V, welcher oft den Interosseus IV und Flexor und Opponeus digiti V

(in Alternation mit dem Ramus profundus) versorgt und an der lateralen Seite der Kleinzehe endet.

Der Nervus plantaris lateralis und medialis sind auch an der Versorgung des Periostes der Metatarsalknochen, der Metatarsophalangealgelenke, des Periostes der Zehen und der Interphalangealgelenke beteiligt (s. darüber 3. Kap., S. 863).

10. Der N. peroneus communis

(Abb. 65, 70, Abb. 71, Abb. 72, Abb. 39, S. 845, Abb. 40, S. 847, Abb. 41, S. 848).

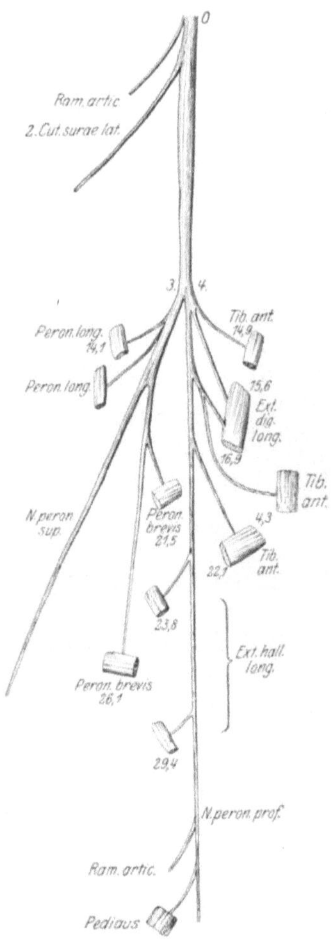

Abb. 70. N. peroneus, Astabgangsfolge.

Er gibt folgende Äste ab:

1. Ramus articularis genu (s. 3. Kap., S. 862), Abb. 70.

2. Cutaneus surae lateralis (Abb. 65, Abb. 39—41).

Der Cutaneus surae lateralis läßt sich meist eine beträchtliche Strecke vom gemeinsamen Stamm, manchmal hoch hinauf, vom peronealen Anteil des Hüftnerven, ablösen, ohne daß Faserverbindungen zwischen ihm und dem übrigen Nervenstamm bestünden (s. 5. Kap., S. 920). Über seine Ausbreitung s. 2. Kap., S. 846.

3. Peroneus superficialis (Abb. 40, S. 847, Abb. 71). Er stellt den einen der beiden Teile dar, in welche sich der N. peroneus communis während seines Verlaufes um das Fibulaköpfchen herum teilt. Der Peroneus superficialis kann von dem Hauptstamm eine gute Strecke nach oben zu künstlich abgetrennt werden, ohne daß Faserverbindungen zwischen dem Superfizialisanteil und dem Profundusanteil des Stammes vorhanden sind. Erst weiter proximal tritt eine Vermischung der beiden Anteile durch gegenseitigen Faseraustausch ein. An der Teilungsstelle des Peroneus communis in den Peroneus superficialis und profundus liegt der Superfizialis dorsolateral, der Profundus ventromedial. Vom Superfizialis entspringen folgende Äste:

3a. Ast des Peroneus longus (Abb. 70, 71, Abb. 40, S. 847). Derselbe tritt ziemlich hoch in den Muskel ein; manchmal entspringen zwei Äste für den Peroneus longus unmittelbar hintereinander vom N. peroneus superficialis.

3b. Ast für den Peroneus brevis (Abbildung 70, 71, Abb. 40, S. 847). Er tritt meist beträchtlich tiefer als der vorige Ast in den Muskel ein. Der Stamm verläuft dann weiter zwischen M. peroneus longus und Ext. dig. longus distalwärts, durchbohrt die Faszie meist etwas unterhalb der Mitte des Unterschenkels und teilt sich alsbald in seine beiden Endäste, den

3c. Cutaneus dorsi pedis intermedius (Abb. 40, S. 847), (s. 2. Kap., S. 846 und 3. Kap., S. 864),

3d. Cutaneus dorsi pedis medialis (Abb. 40, S. 847) (s. 2. Kap., S. 846 und 3. Kap., S. 864).

4. Der Nervus peroneus profundus liegt an der Teilungsstelle des Peroneus communis ventromedial vom Superfizialis. Er gibt folgende Äste ab:

4a. Oberer Ast für den Tibialis anticus (Abb. 70, 71, Abb. 72). Ein Zweig tritt sofort in den Muskel ein; die Fortsetzung bildet den

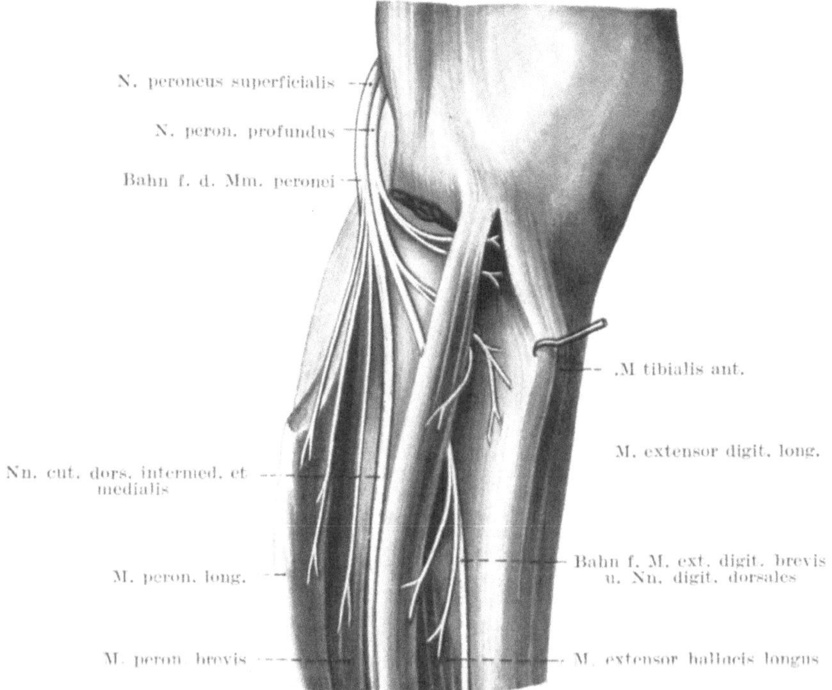

Abb. 71. N. peroneus, Astabgangsfolge. (Aus Stoffel-Vulpius: Orthopädische Operationslehre.)

N. epiphysarius tibiae anterior (s. 3. Kap., S. 862). Manchmal geht von diesem Ast ein Zweig in den oberen Teil des Ext. dig. long. (Abb. 68).

4b. Oberer Ast für den Extensor dig. longus und mittlerer Ast für den Tibialis anticus (Abb. 70, 71, 72). Er bildet in der Regel einen einheitlichen Ast. Der Zweig für den Extensor dig. longus tritt rasch in den Muskel ein, während der Zweig für den Tibialis anticus meist erst weiter distal den Muskel erreicht. Doch liegen manchmal die Eintrittspunkte in gleicher Höhe (Abb. 71). Manchmal fehlt der Zweig für den Tibialis anticus; es können auch zwei selbständige Äste für den Extensor dig. longus rasch hintereinander aus dem Stamm hervorgehen (Abb. 70).

4c. Tiefer Ast für den Tibialis anticus (Abb. 70, 72).

4d. Oberer Ast für den Extensor hallucis longus (Abb. 70). Er kann auch oberhalb des vorigen entspringen (Abb. 72).

4e. Unterer Ast für den Extensor hallucis longus (Abb. 70, 72).

Alle diese Muskeläste des Peroneus profundus beteiligen sich auch ausgiebig an der Versorgung des Periostes der Tibia und der Fibula (s. 3. Kap., S. 862).

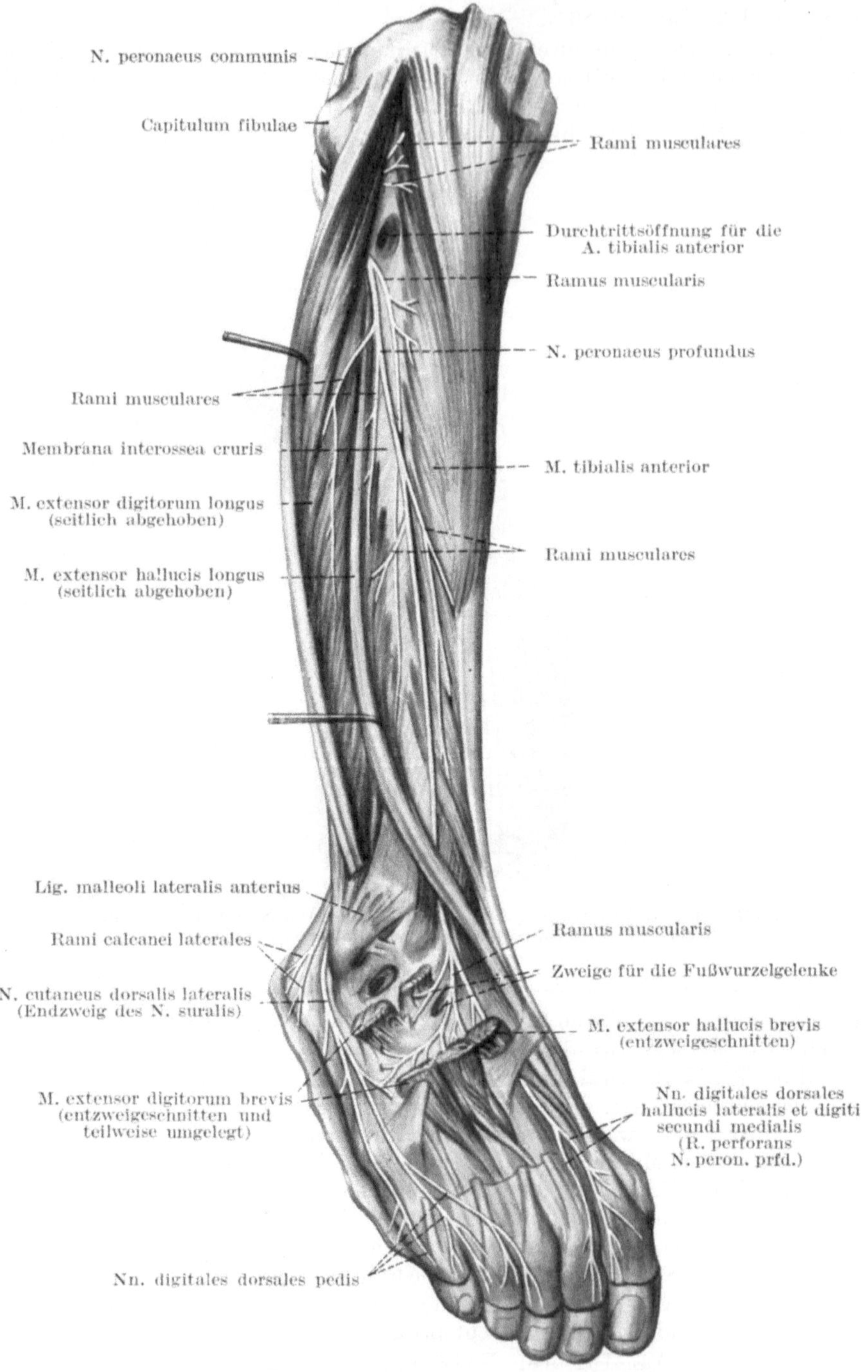

Abb. 72. N. peroneus profundus. (Nach Toldt.)

4f. **Ramus articularis talocruralis.**

4g. **Ast für den Extensor digitorum brevis (Pediäus) (Abb. 72).**

4h. **Tiefe Anastomose zum Cutaneus dorsi pedis (Abb. 72).**

4i. **Ramus cutaneus perforans** zur lateralen Seite der großen Zehe und zur medialen Seite der zweiten Zehe, in Anastomose mit den entsprechenden Hautästen des Cutaneus dorsi pedis medialis (s. 2. Kap.).

4k. **Nervi interossei pedis I—IV** (s. 3. Kap., S. 849).

Dissoziierte Lähmungen infolge verschiedenen Höhensitzes der Läsion sind unter den Schußverletzungen des Hüftnerven und des N. peroneus und N. tibialis ungemein häufig beobachtet worden. Auch isolierte Astläsionen sind infolge des selbständigen langen Verlaufes einzelner Äste nicht allzu selten.

Die Asteintrittsfolge ist am N. ischiadicus folgende:
> Obturator internus, Gemelli, Quadrat. femoris.
> Semitendinosus.
> Semimembranosus.
> Biceps caput longum.
> Biceps caput breve.

Die Asteintrittsfolge für den Nervus tibialis ist folgende:
> Gastrocnemius + Plantaris.
> Popliteus.
> Soleus.
> Tibialis posticus.
> Flexor digitorum longus.
> Flexor hallucis longus.
> Fußsohlenmuskeln.

Die Asteintrittsfolge für den N. peroneus ist folgende:
> Peroneus longus.
> Peroneus brevis.
> Tibialis anticus (obere Portion).
> Extensor digitorum longus.
> Tibialis anticus (mittlere und untere Portion).
> Extensor hallucis longus.
> Extensor digitorum brevis (Pediäus).

Die Reihenfolge, in welcher sich die einzelnen vom N. ischiadicus bzw. dem Tibialis und Peroneus versorgten Muskeln bei der Regeneration wiederherstellen entspricht in großen Zügen der Asteintrittsfolge fast vollkommen; Einzelheiten werden später erörtert werden. Desgleichen entspricht der Resistenzgrad der einzelnen im Hüftnerven bzw. im N. tibialis und N. peroneus verlaufenden Muskelbahnen gegenüber den den Nervenstamm treffenden Noxen weitgehendst der Asteintrittsfolge.

Literatur.

Borchardt und **Wjasmenski:** Der Nervus medianus. Bruns Beitr. z. klin. Chirurg. Bd. 107, S. 533 und der Nervus radialis. Ibid. Bd. 117.

Foerster, O.: Dtsch. Zeitschr. f. Nervenheilk. Bd. 59, S. 32 und Schjernings Handbuch der ärztlichen Erfahrungen im Kriege. Leipzig. Bd. 4, III.

Frohse und **Fränkel:** Die Muskeln des menschlichen Armes. Jena 1908. — Die Muskeln des menschlichen Beines. Jena 1913.

Spalteholz: Atlas der Anatomie 1903.

Toldt: Atlas der Anatomie. VI. Lieferung. Berlin 1901.

Rauber-Kopsch: Lehrbuch der Anatomie.

Stookey: Surgical and mechanical treatment of peripher. nerves. London 1922.

V. Innerer Bau der Nervenstämme.

Die große Zahl der während des Krieges beobachteten dissoziierten Lähmungen, bei denen trotz hochsitzender Stammläsion eines Nerven ein Teil der Muskeln, welche durch die distal von der Läsion abgehenden Äste innerviert werden, mehr oder weniger unversehrt, ein anderer Teil gelähmt ist, hat die Frage des inneren Baues der Nervenstämme, die besonders durch die Arbeiten Stoffels bereits (1913) angeschnitten war, in Fluß gebracht.

Stoffel lehrte, daß die motorischen Bahnen der einzelnen von einem Nerven versorgten Muskeln und die sensiblen Bahnen eines Nerven nicht, wie man bis dahin angenommen hatte, im Nervenquerschnitt diffus und gleichsam wahllos durcheinander gelagert sind, sondern daß sich jeder Nervenstamm

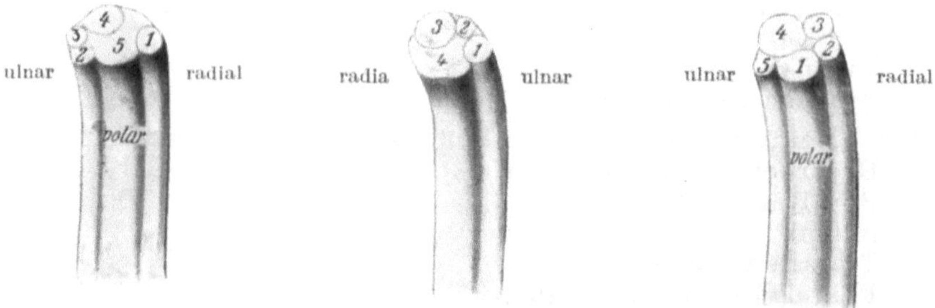

<table>
<tr><td>

Abb. 73. Innere Topographie des N. medianus
nach Stoffel. 1 Bahn des Pronator teres, Flex. carp. rad. und Palm. longus, 2 und 3 Bahn des Flex. dig. subl., 4 Bahn des Flexor dig. profund., Flexor pollic. long. und Pronator quadratus, 5 Bahn der Muskeln des Daumenballens und sensible Bahn des Medianus.

</td><td>

Abb. 74. Innere Topographie des N. ulnaris
nach Stoffel. 1 Bahn des Flexor carpi ulnaris, 2 Bahn des Flexor dig. profund., 3 Bahn des Ram. profund. (Hypothenar, Interossei, Lumbricales, Adduct. pollicis, Flex. poll. brevis cap. ulnare); 4. sensible Bahnen.

</td><td>

Abb. 74. Innere Topographie des N. radialis
nach Stoffel. 1 Bahn des Rad. superficialis; 2 Bahn des Supinator longus; 3 Bahn des Ext. carp. rad. long. et brevis; 4 Bahn des Ram. profund. des N. radialis (Ext. dig. commun., Ext. c. ulnaris, Abd. pollic. long., Ext. pollic. brevis, Ext. pollic. long., Ext. indic. proprius; 5 Bahn für den Supinator brevis.

</td></tr>
</table>

aus einer Reihe nebeneinander gelegter isolierter Kabel (Faszikel) zusammensetzt, in die der Nervenstamm leicht zergliedert werden kann, und daß die Bahn jedes einzelnen Muskels und ebenso jede einzelne sensible Bahn (z. B. Cutaneus surae lateralis, Cutaneus surae medialis, Radialis superficialis) einem bestimmten Kabel mit ganz bestimmter typischer Lagerung im Querschnitt entspräche; jede dieser einzelnen in sich geschlossenen Bahnen hat nach Stoffel einen annähernd geradlinigen Verlauf durch die ganze Länge des Nerven hindurch; jede einzelne Bahn behält dabei im Nervenquerschnitt dauernd ihre typische Lage bei. Die Abb. 73—75 zeigen die von Stoffel beschriebene innere Topographie des N. medianus, Ulnaris und Radialis. Stoffel kennt in der Hauptsache nur eine Ausnahme von dem geradlinigen Verlauf: manchmal ziehe die von ihm beschriebene kombinierte Bahn des Pronator teres, Flexor carpi radialis und Palmaris longus, die im oberen Teil des Humerus ihre typische laterale Lagerung besitze, distalwärts allmählich schräg zur Vorderseite des Nerven und von dieser nach der medialen Seite herüber.

Vor Stoffel hatte übrigens schon 1902 Viennay die gleiche Lehre für den Radialis und Ulnaris aufgestellt. Bardeen hatte 1906 angenommen, daß der Verlauf

der einzelnen Fasern im Nerven vom Plexus bis zum Abgang des einzelnen Muskelastes ein geradliniger sei; nach ihm entspricht aber ein bestimmter Teil des Querschnittes des Nerven, der ja aus mehreren spinalen Segmenten hervorgeht, je einem
bestimmten Segmente. Nach Bardeen bestehen aber auch Anastomosen zwischen
den einzelnen Bündeln, aus denen ein Nerv zusammengesetzt ist. Ferner soll bereits
1909 und 1911 Bossi auf die innere Topographie der einzelnen Nervenstämme
hingewiesen haben.

Wenn die Lehre Stoffels richtig wäre, wenn jeder Nervenstamm sich
aus einer Reihe nebeneinander gelegter isolierter Kabel (Faszikel) zusammen-
setzte und jedem Muskel ein ganz bestimmtes Kabel mit typischer gesetz-
mäßiger Lagerung im Nervenquerschnitt entspräche, so könnten die dissoziierten
Lähmungen bei Stammläsionen ihre Erklärung einfach darin finden, daß durch
das Trauma jeweils nur die Faszikel der gelähmten Muskeln zerstört, die anderen
aber nicht geschädigt sind. Derartige Erklärungsversuche sind auch von
manchen Autoren, unter anderen von Stoffel selbst, von Dejerine, Marie,
Mme. Bénisty u. a. für die dissoziierten Lähmungen herangezogen worden.
Auf diese Frage werden wir später noch ausführlich zurückkommen. Ferner
würde die Stoffelsche Lehre, ihre Richtigkeit vorausgesetzt, von einschnei-
dender Bedeutung auf dem Gebiete der Therapie der Schußverletzungen der
peripheren Nerven, für die Art der Ausführung der Nervennaht sein. Stoffel
und besonders auch P. Marie haben daher die kategorische Forderung erhoben,
daß bei der Nervennaht homologe Faszikel des zentralen und peripheren Stumpfes
streng aufeinander zu liegen kommen müßten.

Die Stoffelsche Lehre erhielt zunächst von verschiedenen Seiten eine
Bestätigung. Helene Anderle hat sie insoweit modifiziert, als sie zeigte,
daß das Querschnittsbild in verschiedenen Höhen des Verlaufes eines bestimmten
Nerven wechselt; aber auch sie vertritt den Standpunkt, daß jeder Nerv in einer
bestimmten Höhe eine ganz bestimmte gesetzmäßige innere Topographie auf-
weise. Sie hat für die wichtigsten Nerven der oberen und unteren Extremität
Querschnittsschemata entworfen. P. Marie, Meige und Gosset (1915),
Dejerine und Mouzon (1915), Mauclaire (1915), Putti (1916), Mme.
Bénisty (1918) und besonders Kraus und Ingham (1920) traten auf Grund
der Ergebnisse der elektrischen Reizung verschiedener Punkte der Zirkumferenz operativ freigelegter Nerven für die gesetzmäßige Lagerung der einzelnen
Muskelbahnen und der sensiblen Bahnen im Nervenquerschnitt ein; besonders
scharf haben Kraus und Ingham den geradlinigen geschlossenen Verlauf
dieser Bahnen durch die ganze Länge des Nerven hindurch betont.

Kraus und Ingham geben für den Medianus an, daß die Bahn des Pronator
teres hoch am Medianusstamm lateral, weiter abwärts vorn, noch weiter abwärts
medial gelagert sei. Marie, Meige und Gosset fanden die Pronatorbahn vorn
lateral. Die Bahn des Flexor carpi radialis fanden Kraus und Ingham vorne-
medial (ganz im Gegensatz zu Stoffel). Die Bahn des Flexor digitorum sublimis
et profundus fanden Kraus und Ingham vorne-medial; Marie, Meige und Gosset
hinten-medial. Die Bahn des Flexor pollicis longus fanden Kraus und Ingham
bald vorne, bald medial, bald vorne-medial, die des Palmaris longus vorne, die des
Pronator quadratus außen oder hinten außen, die des Abductor pollicis brevis
lateral, dagegen die des Opponens hinten medial. Marie, Meige und Gosset
fanden die letztere hinten. Die Bahn der Lumbricales I und II fanden Kraus und
Ingham hinten-lateral. Die sensiblen Bahnen verlegen sie an die Vorderseite.

Am Ulnaris fanden Kraus und Ingham ebenso wie Marie, Meige und Gosset
die Bahn des Flexor carpi ulnaris medial, dagegen verlegen Dejerine und Mouzon
sie an die Außenseite. Die Bahn des Flexor profundus digitorum verlegen Kraus
und Ingham an die Innenseite, Marie, Meige und Gosset an die Hinter-Außen-
seite, Dejerine und Mouzon an die Außenseite. Die Bahn des Adductor pollicis

verlegen Kraus und Ingham nach vorne-außen, Dejerine und Mouzon hinten-außen. Die Bahn der Interossei fanden Kraus und Ingham vorne-außen oder innen, Dejerine und Mouzon innen; die Hypothenarbahn fanden Kraus und Ingham vorne-außen, Dejerine und Mouzon innen. Marie, Meige und Gosset bezeichnen die Lage als unbestimmt. Die sensiblen Bahnen verlegen Kraus und Ingham vorne-außen und hinten-außen.

Am Radialis liegt nach Kraus und Ingham die Trizepsbahn medial oder hinten-medial, die Supinator longus-Bahn liegt nach ihnen sowie nach Dejerine und Mouzon und nach Marie, Meige und Gosset lateral. Die Bahn des Extensor carpi radialis liegt nach Kraus und Ingham vorne oder hinten, nach Marie innen, nach Dejerine hinten-außen. Die Bahn der Extensoren der Finger und des Daumens liegt nach Kraus und Ingham innen, nach Marie und Dejerine hinten-innen.

Am Ischiadikus fanden Kraus und Ingham die Knieflexoren hinten-innen, im Tibialisteil des Hüftnerven, die Bahn des Gastroknemius und Soleus hinten-außen, die des Tibialis posticus vorne-außen, die des Flexor digitorum und des Flexor hallucis hinten-innen; die Bahn der Mm. peronei liegt im peronealen Anteil des Hüftnerven hinten-innen, die des Tibialis anticus hinten-außen oder vorne-außen, die des Extensor digitor. et hallucis hinten-innen. Am Nervus tibialis fanden Kraus und Ingham die Gastroknemius-Soleusbahn vorne oder hinten, Marie hinten, Dejerine innen; Mauclaire lateral. Die Tibialis posticus-Bahn fanden Kraus und Ingham ganz variabel. Marie vorn-innen, Dejerine außen. Die Bahn des Flexor digitorum fanden Kraus und Ingham innen, vorn-innen oder hinten, Marie hinten-innen, Mauclaire innen, Dejerine außen. Am N. peroneus fanden Kraus und Ingham die Mm. peronei hinten innen oder hinten-außen, Marie hinten, Dejerine und Mauclaire außen; die Bahn des Tibialis anticus fanden Kraus und Ingham außen, Marie vorne innen, Dejerine und Mauclaire innen; die des Extensor digitorum fanden Kraus und Ingham außen, Marie vorne-außen, Dejerine innen, Mauclaire innen.

Vergleicht man diese durch zirkumskripte Reizung der Zirkumferenz der Nervenstämme erzielten Ergebnisse untereinander und mit der Stoffelschen Topographie, so fallen die großen Diskrepanzen auf, die zwischen den Angaben der einzelnen Autoren bestehen. Tot capita, tot sensus. Von einer gesetzmäßigen, für alle Individuen und für jedes Höhenniveau eines Nervenstammes gültigen Topographie kann hiernach keine Rede sein. Bei der Beurteilung dieser Ergebnisse ist erstens zu berücksichtigen, daß die Resultate von Kraus und Ingham größtenteils an traumatisch geschädigten Nerven gewonnen sind, an denen die elektrische Erregbarkeit für einen Teil der Muskeln oft ganz aufgehoben war. Sodann aber erscheint mir die angewandte Methode wenig brauchbar. Solche, auf die äußere Zirkumferenz des Nervenstammes applizierte elektrische Reize treffen, wenn sie noch so fein abgestuft werden, so gut wie niemals nur das gerade unter der Reizstelle gelegene Bündel, sondern sind in hohem Grade der Gefahr der Wirkung von Stromschleifen auf andere benachbarte Bündel unterworfen. Ich werde weiter unten meine eigenen Ergebnisse, die ich an zahlreichen normalen und pathologisch veränderten Nerven nach vorheriger weitgehender Aufbündelung des Nervenstammes in seine Faszikel mittels der isolierten elektrischen Reizung der letzteren erzielt habe, mitteilen. Die Resultate weichen völlig von denen Maries, Dejerines, Kraus' und Inghams ab.

Gegenüber der Stoffelschen Auffassung von der gesetzmäßigen inneren Topographie der Nervenstämme, von der Gliederung derselben in isolierte, den einzelnen Muskel- und Gefühlsbahnen entsprechende Kabel, hatte schon 1915 Braus auf die Unmöglichkeit einer so weitgehenden topographischen Gliederung der Nervenstämme in Bündel, die den einzelnen peripheren Muskelästen entsprächen, hingewiesen. 1916 trat Seelig mit ganz präzisen Untersuchungsergebnissen hervor. Er hat die Nervi thoracici anteriores und den

Nervus obturatorius nach einer bestimmten Mazerationsmethode an Kinderleichen vollkommen aufgesplittert und die zu einem Muskelast vereinten einzelnen Nervenfasern durch den Nervenstamm und den Plexus hindurch bis in die einzelnen Plexuswurzeln verfolgt; er konnte dabei den plurisegmentalen Ursprung jedes einzelnen Muskelastes feststellen. Im Nervenstamm liegen die von verschiedenen Segmenten stammenden Fasern eines bestimmten Muskels mit denen der anderen Muskeln bunt durcheinander, gehen vielfach Durchflechtungen ein, rollen sich zopfartig umeinander; die topographischen Verhältnisse ändern sich von Querschnitt zu Querschnitt. Erst kurz oberhalb des Abganges des betreffenden Muskelastes vom Nervenstamm sammeln sich die bis dahin diffus gelagerten Nervenfasern dieses Muskels zu einem gemeinsamen Bündel, das an einer ganz bestimmten konstanten Stelle des Nervenstammes liegt und diesen alsbald als Muskelast verläßt. So liegt im N. obturatorius die Astbahn des Adductor magnus und Adductor minimus ganz medial, die Grazilisbahn ventral, die Brevisbahn ventro-medial an die Grazilisbahn angeschlossen. Nach Seelig kann aber nur von einer typischen Topographie der einzelnen Muskelbahnen dicht oberhalb des Abgangs des betreffenden Muskelastes vom Stamm gesprochen werden, während etwas weiter zentral eine starke Durchflechtung aller Muskelbahnen statthat.

Zu ganz analogen Ergebnissen wie Seelig gelangte 1917 Heinemann auf Grund sorgfältiger Auffaserungsversuche am N. Ischiadicus, Radialis, Ulnaris und Medianus. Auch er stellte vor allem fest, daß zwischen den einzelnen Faszikeln, in die der Nerv zergliedert werden kann, zahlreiche Anastomosen bestehen; die Faszikel erfahren dadurch eine fortwährende Ab- und Zunahme ihres Kalibers und eine fortwährende Umformung im Querschnitt, so daß von einem konstanten, über die ganze Höhe des Nerven gleichbleibenden Querschnittsbilde keine Rede sein kann; nicht einmal in einer bestimmten Höhe könne von einem typischen Querschnittsbilde gesprochen werden. Dasselbe ist bei einem und demselben Individuum an dem gleichen Nerven in gleicher Höhe rechts und links oft grundverschieden. Isoliert verläuft eine bestimmte Muskelbahn nur eine kurze Strecke oberhalb ihres Astaustritts aus dem Nervenstamm; etwas weiter zentral liegen die Fasern für diesen Muskel schon mehr oder weniger diffus im Nervenquerschnitt verstreut. Nicht einmal für den Cutaneus surae lateralis, dem Stoffel ausdrücklich eine ganz bestimmte isolierte Lage an der medialen Seite des peronealen Teiles des Hüftnerven bis zum Plexus ischiadicus empor zuerkennt, gibt Heinemann diese isolierte Lage zu; im oberen Teil des Hüftnerven lägen seine Fasern schon mit den übrigen Bahnen stark vermischt.

1917 wies Dustin mit Nachdruck auf das Vorhandensein zahlreicher Anastomosen zwischen den einzelnen Faszikeln der Nervenstämme hin. Er hat Querschnitte in Abständen von je 1 cm durch die Nervenstämme angelegt und die faszikuläre Topographie so von Zentimeter zu Zentimeter in ihrem bunten Wechsel verfolgt. Er fand, daß dieser fortwährende Wechsel des Querschnittsbildes dadurch erfolgt, daß die einzelnen Faszikel durch beständigen gegenseitigen Austausch Fasern von anderen Faszikeln empfangen und solche an sie abgeben. Beim Vergleich desselben Nerven bei verschiedenen Individuen fand er die größten Differenzen in der Faszikulierung. Trotz gewisser Konzessionen an die Stoffelsche Lehre kommt auch Dustin zu der Auffassung, daß eine funktionelle Gliederung des Nervenstammes nach anatomisch gliederbaren Bündeln nicht bestände.

1917 betonten auch Langley und Hashimoto auf Grund von zahlreichen Aufsplitterungspräparaten des N. ischiadicus, N. tibialis und N. peroneus die Existenz einer reichlichen inneren Plexusbildung, die im Nervenstamme zwischen den einzelnen Faszikeln besteht. Diese innere Plexusbildung ist nach Langley und Hashimoto am stärksten etwas oberhalb derjenigen Punkte des Nervenstammes ausgesprochen, an welchem ein Ast den Stamm verläßt, während in den Abschnitten des Stammes, von welchem keine Äste abgehen, zwischen den einzelnen Faszikeln des Nervenstammes ein viel geringerer Faseraustausch stattfindet. Er fehlt aber auch an diesen, von Langley und Hashimoto Intermediärzonen benannten Strecken keineswegs ganz. Nach Langley und Hashimoto ist also zumeist ein Ast nur über eine ganz kurze Strecke zentralwärts als geschlossene Einheit im Nervenstamm zu verfolgen, alsdann beginnt sofort die Verteilung der einzelnen Nervenfasern dieses Astes mehr oder weniger über den gesamten Nervenquerschnitt. Eine relativ große Selbständigkeit innerhalb des Nervenstammes zeigen nach Langley und Hashimoto manchmal nur die Bahnen der sensiblen Hautäste. So konnten sie z. B. den N. cutaneus surae lateralis in einem Falle 24 cm weit isoliert im Hüftnervenstamm verfolgen, was sich zum Teil mit den Stoffelschen Angaben über diesen Hautnerven deckt, aber keineswegs als Regel gelten kann, wie aus Heinemanns gegenteiligen Befunden hervorgeht.

Auf die reichliche innere Plexusbildung der Nervenstämme hat 1917 auch Compton hingewiesen.

In einer sehr ausführlichen Studie über den Nervus medianus haben 1917 Borchardt und Wjasmenski die Stoffelsche Lehre in sorgfältigster Weise durch weitgehendes Aufbündeln des Nervenstammes und genaues Verfolgen aller Muskeläste nachgeprüft. Nach ihren Ergebnissen könnte es zunächst so scheinen, als ob einzelne Muskelbahnen die ihnen von Stoffel angewiesene Lage im Querschnitt einnehmen. So nimmt nach Borchardt und Wjasmenski wenigstens in der Mehrzahl der Fälle eine gemeinsame Bahn des Pronator teres und Flexor carpi radialis oberhalb der Oberarmmitte die radiale Kante des Stammes ein. Aber bis zu dieser Höhe liegen die einzelnen sich zu der gemeinsamen Bahn vereinigenden Fasern des Pronator teres und Flexor carpi radialis keineswegs zusammen und weisen vor allem von Fall zu Fall eine erhebliche Inkonstanz ihrer Lage auf. Aber selbst im oberen Teil des Oberarms fanden Borchardt und Wjasmenski gelegentlich eine ganz abweichende Lage der gemeinsamen Pronator-Flexor carpi radialis-Bahn, nämlich deutlich volar auf der ulnaren Kante. Die Bahn des Palmaris longus, die nach Stoffel gemeinsam mit der des Pronator teres und Flexor carpi radialis lateral gelagert sein soll, verläuft nach Borchardt und Wjasmenski niemals mit dieser letzteren zusammen, vielmehr mit der Bahn für den oberen Bauch des Flexor sublimis indicis vereint, volar an der ulnaren Kante, weiter oberhalb ulnodorsal; aber auch hier bestehen individuelle Abweichungen. Eine gemeinsame Bahn für den Flexor digitorum sublimis, die nach Stoffel ulnar gelegen sein soll, gibt es nach Borchardt und Wjasmenski überhaupt nicht. Außer der soeben genannten Bahn für den oberen Bauch des Flexor sublimis indicis gibt es noch eine weitere Bahn für den Flexor sublimis, hauptsächlich des dritten bis fünften Fingers, die im oberen Teil des Vorderarmes ulno-volar liegt, sich aber schon oberhalb der Ellbeuge überhaupt nicht mehr isolieren läßt. Drittens existiert noch eine Bahn für den unteren Bauch des Flexor sublimis indicis, die tief vom Stamm abgeht, hier zunächst ulno-dorsal liegt, sich aber auch bereits im Bereiche des Vorderarms nicht mehr isolieren läßt. Die Bahn des Flexor digitor. profundus, Flexor pollicis longus und Pronator quadratus, der Stoffel eine dorsale Lage anweist, liegt nach Borchardt und Wjasmenski hauptsächlich ulno-dorsal, geht aber mit ihren Nachbarbahnen vielfach Verflechtungen ein. Teile dieser Bahn liegen nach Borchardt und Wjasmenski gelegentlich auch ganz volar. Borchardt und Wjasmenski kommen zu dem

Schluß, daß die einzelnen Bahnen nicht nur bei verschiedenen Individuen erhebliche Differenzen aufweisen, sondern daß auch bei einem und demselben Individuum die Lagerung der Bahnen auf der rechten und der linken Seite nicht unerheblich voneinander abweichen, daß einzelne Bahnen sich gar nicht isolieren lassen und daß die Lage einer bestimmten Bahn in verschiedenen Höhen des Nervenstammes eine ganz verschiedene sein kann. Eine typische konstante Lagerung haben nur die einzelnen Muskeläste bei ihrem Austritt aus dem Nervenstamm; verfolgt man aber eine solche Astbahn zentralwärts in dem Stamm empor, so zeigt sich, daß sie diese Lage meist nur eine kurze Strecke innehat, sie aber dann rasch, und zwar in einer individuell recht verschiedenen Weise abändert. Von einem gesetzmäßigen inneren Bau des Medianus und einer typischen, über die ganze Länge des Nervenstammes gleichbleibenden Lagerung der einzelnen Muskelbahnen, wie sie Stoffel behauptete, könne also keine Rede sein. Besonders klar tritt dies nach Borchardt und Wjasmenski auch zutage, wenn man die Querschnittsbilder des Medianus in verschiedenen Höhen vergleicht (vgl. Abbildg. 76). Man sieht die Differenzen der Faszikulierung des Querschnittsbildes von Höhe zu Höhe. Des weiteren konnten nun aber Borchardt und Wjasmenski an Präparaten, die bis ins feinste aufgesplittert wurden, zeigen, daß die einzelnen, als Bahnen bezeichneten Faszikel des Medianusstammes untereinander durch vielfache Anastomosen in Verbindung stehen und sich verflechten; davon, daß der Nerv aus mehreren gegeneinander isolierten Kabeln zusammengesetzt sei, und leicht in diese zerlegt werden könne, kann auch nicht im entferntesten die Rede sein. Der Nerv stellt ein Flechtwerk dar, von Faszikel zu Faszikel gehen Anastomosen hin und her, man kann von einer ausgedehnten inneren Plexusbildung im Nervenstamm sprechen, wenn man unter Plexus das Übertreten von Fasern aus einem durch anatomische Zergliederung gewonnenen Faszikel in einen anderen versteht (vgl. Abb. 77). Zu ganz ähnlichen Ergebnissen gelangten Borchardt und Wjasmenski 1919 bei ihren Untersuchungen über den N. radialis. Auch er zeigt eine reiche innere Plexusbildung, besonders oberhalb der Stellen, an welchen Äste vom Stamm abgehen, d. h. erstens dicht oberhalb des Abganges der Äste für den Trizeps und des Cutaneus hum. post. und Cutaneus antibrach. dorsalis, zweitens oberhalb des Abganges des Astes für den Supinator longus und Extensor carpi radialis longus (Abb. 78) und drittens im obersten Abschnitte des N. interosseus posterior. Die Strecke zwischen dem Abgange der

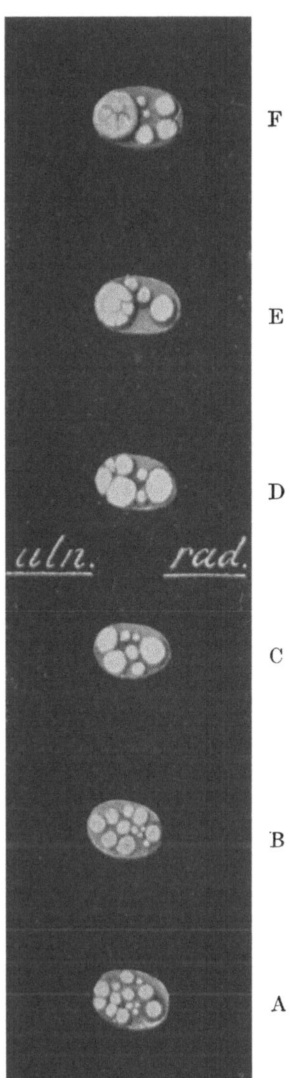

Abb. 76. Querschnitte durch den N. medianus in verschiedenen Höhen nach Borchardt und Wjasmenski. A 2½ cm oberhalb des Epicondylus internus; B 2 cm höher als A; C 4 cm höher als B; D 2 cm höher als C; E 3 cm höher als D; F 3 cm höher als E.

Trizepsäste und der Nn. Cutanei einerseits und dem Aste für den Supinator longus andererseits zeigt relativ wenig innere Plexusbildungen, sie weist auch eine auffallend geringe Faszikulierung auf. Borchardt und Wjasmenski gelang es durch lokalisierte elektrische Reizung der lateralen Kante des Nervenstammes innerhalb dieser Intermediärzone isolierte Kontraktion der Extensores carpi und durch Reizung der lateralen Kante Kontraktion des Supinator brevis zu erzielen. Auf eine konstante Lagerung dieser Bahnen an der gleichen Stelle über die gesamte Länge des Nerven oder gar bei allen Individuen darf aber aus solchen vereinzelten Befunden keineswegs geschlossen werden.

1921 hat schließlich noch Mc Kinley eine sehr sorgfältige Studie über den Hüftnerven, den N. peroneus und tibialis, veröffentlicht (Abb. 78 bis 82); er hat die Querschnittsbilder von Zentimeter zu Zentimeter miteinander verglichen und abgebildet. Nicht zwei Querschnitte zeigen die gleiche faszikuläre Topographie, die Bündel variieren nach Zahl, Lage und Umfang von Querschnitt zu Querschnitt. Diese fortwährende Umgruppierung kommt durch eine über den ganzen Hüftnerven ausgedehnte inter-

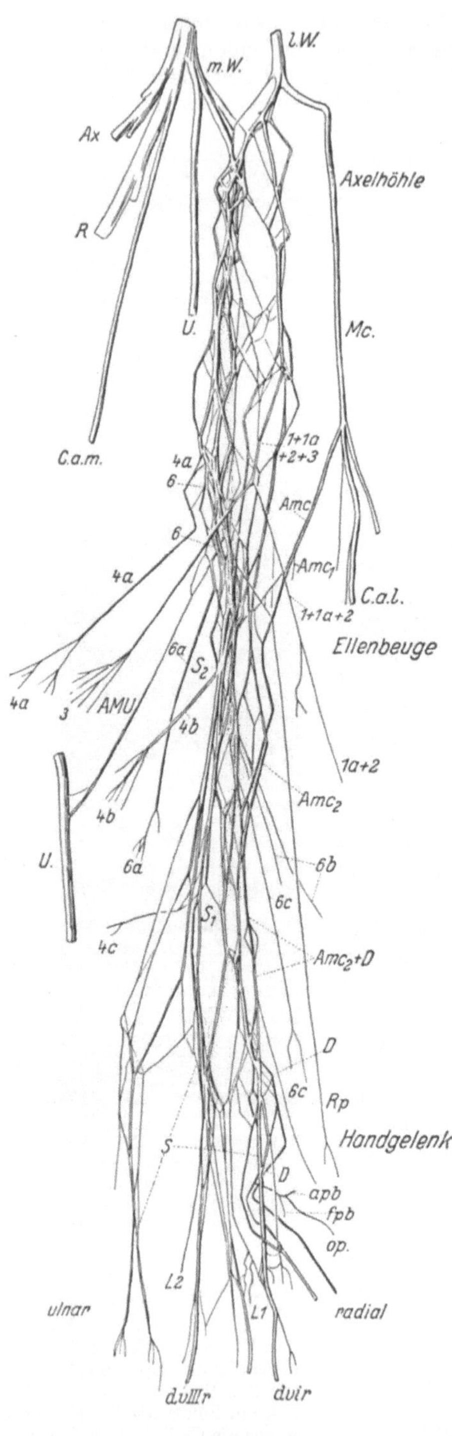

Abb. 77.

Abb. 77. Aufsplitterungspräparat des gesamten N. medianus nach Borchardt und Wjasmenski. m. W. mediale Medianuswurzel; l. W. laterale Medianuswurzel; U. N. ulnaris; M.c. Musculo-cutaneus; C.a.l. Cut. ant. lat.; Amc, Amc₁, Amc₂ Anastomose vom Musculoc. zum Medianus $1 + 1a + 2$ Ast und Bahn des Pronator teres; 3 Ast und Bahn des Flex. c. rad.; 4a oberer Ast des Fl. subl. indic. u. Palm. longus; 4b Ast des Flexor subl. III—V; 4c tiefer Ast des Flexor subl. indicis; 6a Ast des Flexor dig. profund.; 6b Ast des Flexor pollic. long.; 6c Ast des Pronator quadratus; AMU Anastomose vom Medianus zum Ulnaris; D Ramus muscularis für den Daumenballen; apb für Abduct. poll. brevis; fpb für Flex. poll. brev.; op für Opponeus; S, S₁, S₂ sensible Bahn des Medianus; dvir N. dig. vol. propr. indicis radialis; dvIIIr N. dig. vol. propr. dig. III rad.; L₁, L₂ Äste für Lumbricalis I u. II; Rp Ramus pulmaris.

faszikuläre Plexusbildung zustande, durch welche fortgesetzt Fasern von einem Faszikel an einen anderen abgegeben oder solche von ihm aufgenommen werden. Distalwärts nach dem Knie zu zeigen die einzelnen Faszikel des Hüftnerven eine deutliche Neigung zur Verschmelzung, ihre Zahl nimmt ab, ihre Dicke nimmt zu. Diese Neigung zur Verschmelzung tritt an den proximalen Teilen des N. peroneus und tibialis noch viel deutlicher hervor, erst weiter distal nimmt in beiden Nerven die Zahl der Faszikel wieder zu, was offenbar mit der Vorbereitung zur Formierung der einzelnen Astbahnen zusammenhängt. Obwohl es schwierig, ja unmöglich ist, im oberen Teile des Hüftnerven auf dem Querschnittsbilde eine sichere Scheidung zwischen dem peronealen und tibialen Anteil zu treffen, sollen nach

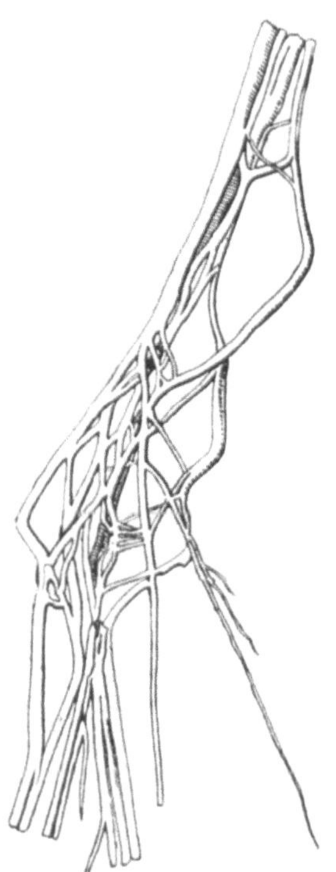

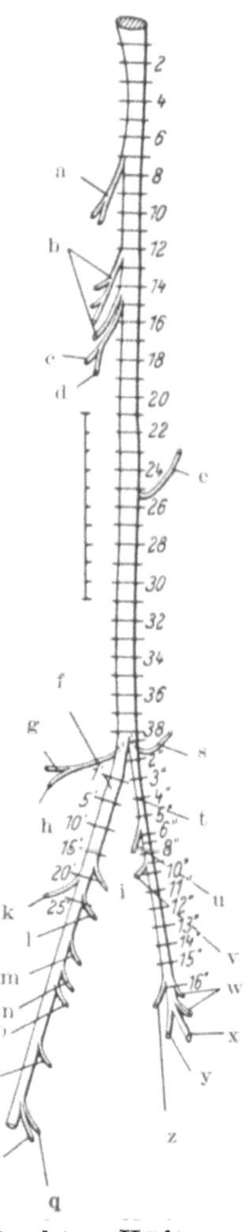

Abb. 78. Aufsplitterungspräparat des N. radialis an der Umschlagsstelle. (Nach Borchardt-Wjasmenski: Bruns' Beiträge, Bd. 117.)

Abb. 79. Rechter Hüftnerv mit N. peroneus und N. tibialis von einem erwachsenen Menschen, Hüftnerv in je 1 cm lange Abschnitte zerlegt. Die Nummern 1—38 entsprechen den in Abb. 80 a u. b wiedergegebenen Querschnittsbildern des Hüftnerven in den entsprechenden Höhenniveaus. Die Nummern 1'—25' entsprechen den in Abb. 81 wiedergegebenen Querschnitten des N. tibialis und die Nummern 1''—16'' den in Abb. 82 wiedergegebenen Querschnitten des N. peroneus. (Nach McKinley.)

a f. Bic. cap. long. b f. Semitendin. c f. Semimembran. d f. Bic. cap. long. e f. Bic. cap. brev. f N. tibialis. g Ram. artic. tib. h f. Plex. poplit. i Cut. sur. but. med. k f. Gastrocn. cap. med. l f. Gastrocn. cap. lat. m f. Soleus et plantaris. n f. Soleus post. ventralis. o f. Tibial. postic. q f. Flexor dig. long. r f. Flexor poll. long. s Ram. artic. peron. t N. peroneus. u Cut. sur. lat. v Cut. sur. lat. w f. Peron. long. et brev. x Peron. superfic. y Peron. profund. z f. Tib. antic.

Mc Kinley keine Anastomosen zwischen beiden Teilen existieren. Im unteren Teil des Hüftnerven ist die Trennung zwischen tibialem und peronealem Anteil auf dem Querschnittsbilde für das Auge ohne weiteres erkennbar. Die Bahnen der einzelnen Muskeläste lassen sich von ihrem Austritt aus dem Hüftnerven oder dem N. peroneus und tibialis immer nur auf einige Zentimeter zentralwärts als geschlossenes Bündel im Nervenstamm verfolgen, so z. B. die Astbahn des Biceps cap. longum etwa 6 cm, die des Semitendinosus und Semimembranosus etwa 5 cm, die Bahn des Biceps cap. breve 4 cm, die des Gastrocnemius

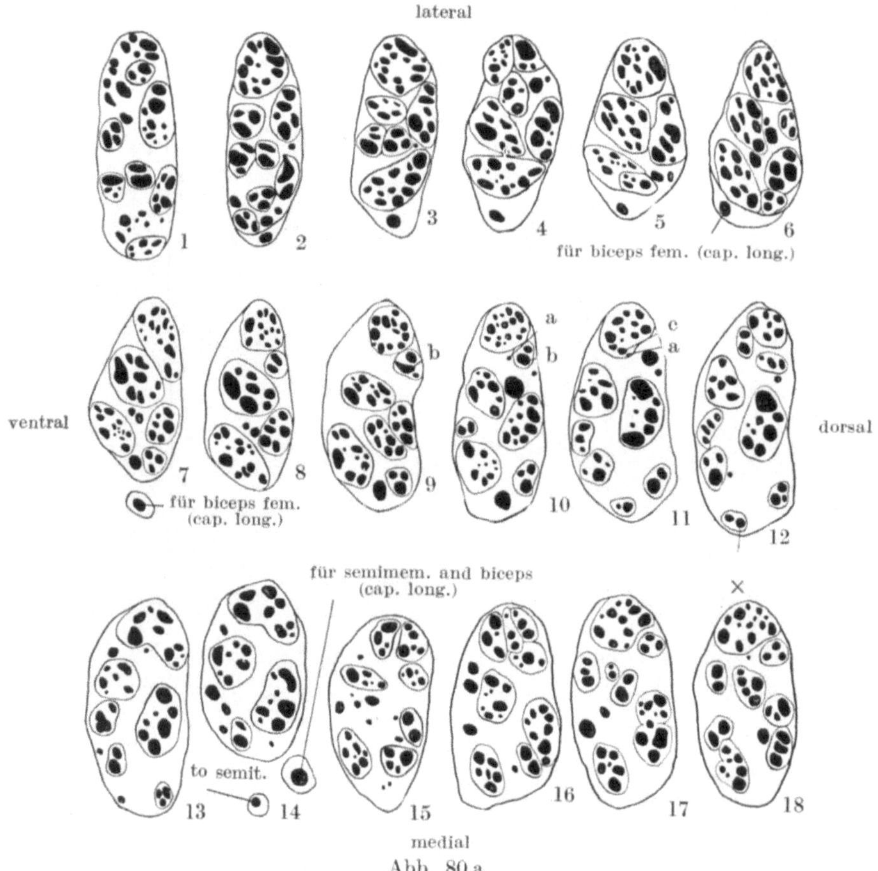

Abb. 80 a.

cap. mediale etwa 7 cm, die des lateralen Kopfes etwa $7\frac{1}{2}$ cm, die Astbahn des Tibialis anticus etwa 2 cm, die des Peroneus longus $1\frac{1}{2}$ cm. Peroneus superficialis und Peroneus profundus konnten von ihrer Teilungsstelle ab etwa 5 cm weit zentralwärts als isolierte Faszikel verfolgt werden. Etwas länger sind nach Mc Kinley die sensiblen Astbahnen zentralwärts isoliert verfolgbar, so ein sensibler Ast vom peronealen Teil des Hüftnerven zum Kniegelenk 12 cm, der N. cutaneus surae medialis 6 cm, der Cutaneus surae lateralis möglicherweise sogar 21 cm. Mc Kinley konnte auch zeigen, daß experimentelle partielle Querschnittsläsionen des Hüftnerven beim Hunde stets von einer diffusen Degeneration im N. peroneus oder N. tibialis, je nachdem der peroneale oder tibiale Anteil des Ischiadikus lädiert wurde, gefolgt sind, und daß sich die Degeneration in sämtliche Muskeläste des Peroneus oder Tibialis verfolgen läßt. Auch elektrische Reizung einzelner Teile, in welche der Hüftnerv longitudinal

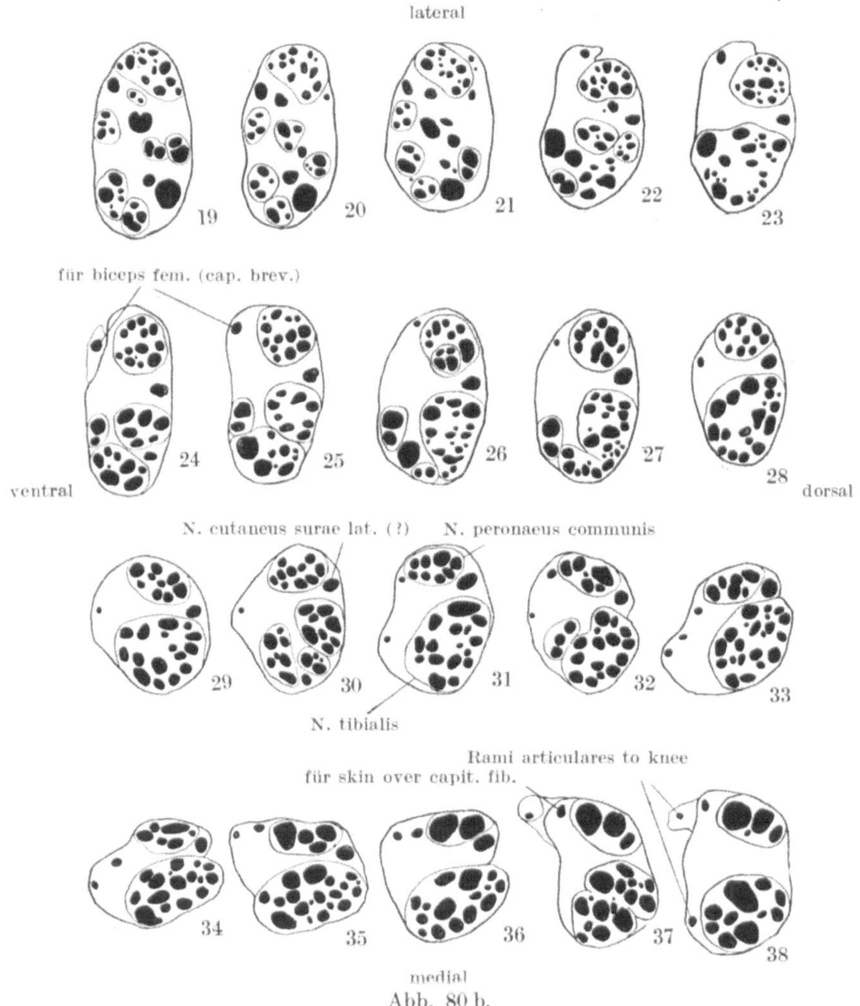

Abb. 80 a und b. Querschnittsbilder des Hüftnerven in den in Abb. 79 durch gleichlautende Numerierung bezeichneten Höhen (Abstand je 1 cm). (Nach Mc Kinley).

zerspalten wurde, ergab beim Hunde stets Kontraktion sämtlicher vom Tibialis oder vom Peroneus versorgten Muskeln, je nachdem diese längsgespaltenen Teile dem peronealen oder tibialen Abschnitte des Hüftnerven angehörten.

Ich selbst habe 1917 auf der Bonner Jahresversammlung der Gesellschaft Deutscher Nervenärzte anläßlich des von mir erstatteten Referates über die Symptomatologie und Therapie der Kriegsverletzungen der peripheren Nerven gegen die Stoffelsche Lehre Stellung genommen. Ich habe schon damals auf die zahlreichen Anastomosen und Verflechtungen die man findet, wenn man den Nervenstamm präparatorisch in die vorhandenen natürlichen Faszikel zergliedert, hingewiesen. Vor allem aber betonte ich, daß die elektrische Reizung der einzelnen Faszikel, in welche man einem Nervenstamm aufbündeln kann, keineswegs immer isolierte Kontraktion eines bestimmten Muskels,

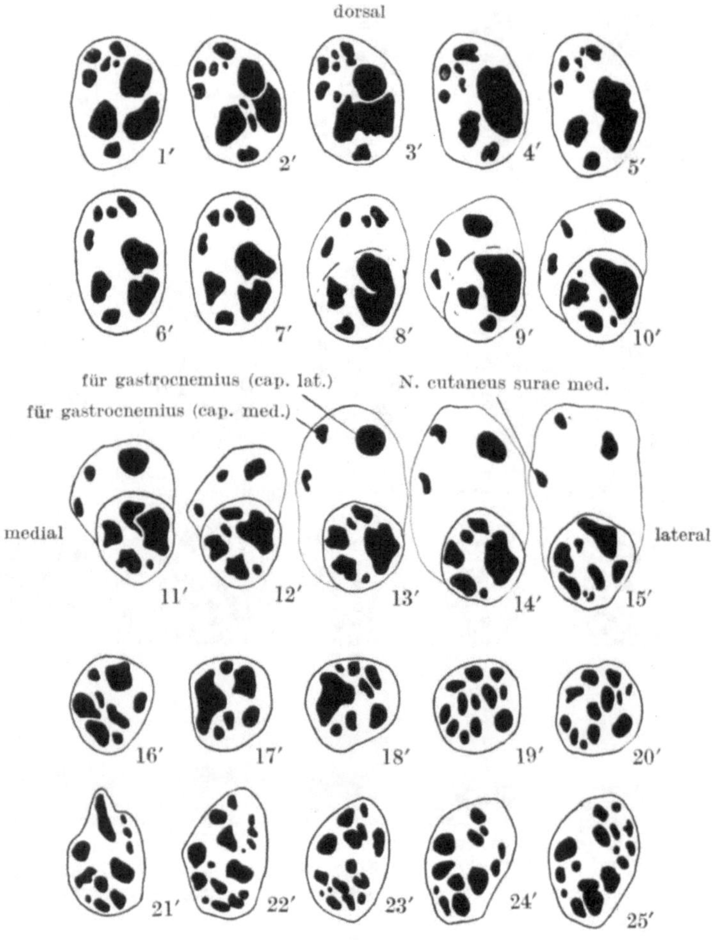

Abb. 81. Querschnittsbilder des N. tibialis in den in Abb. 79 durch gleichlautende Numerierung bezeichneten Höhen. Abstand der einzelnen Querschnittsbilder voneinander beträgt je 3 mm Höhe. (Nach Mc Kinley.)

sondern sehr gemischte Wirkungen ergibt. Nur dicht oberhalb des Abganges eines bestimmten Muskelastes sammeln sich alle Fasern für diesen Muskel, welche weiter zentral diffus in allen Faszikeln verstreut liegen, zu einer gemeinsamen Astbahn, deren isolierte Reizung stets isolierte Kontraktion des betreffenden Muskels ergibt. Deshalb kann auch eine isolierte traumatische Schädigung dieser Astbahn, etwas oberhalb des Astabganges, eine isolierte Lähmung des von diesem Aste versorgten Muskels bedingen (z. B. Lähmung des Supinator longus, Lähmung des Gastroknemius). Bei Schußverletzungen sind solche isolierte Schädigungen einer einzelnen Astbahn relativ selten, weil das Trauma zumeist auch die übrigen Faszikel des Nervenquerschnittes mit tangiert, doch steht ihr Vorkommen außer Zweifel, wovon ich mich bei Operationen mehrfach überzeugt habe. Diese Befunde stehen in vollem Einklang mit den interessanten schon viel früher gemachten Beobachtungen Sherrens, welcher zeigte, daß, wenn ein kleiner Schnitt in einen Nerven dicht oberhalb des Abganges eines Muskelastes an der Kante des Stammes, von welcher dieser Ast entspringt, geführt wird, eine vollkommene Lähmung des von dem betreffenden Aste versorgten Muskels resultiert, während Sherren weiter oberhalb gut ein Drittel

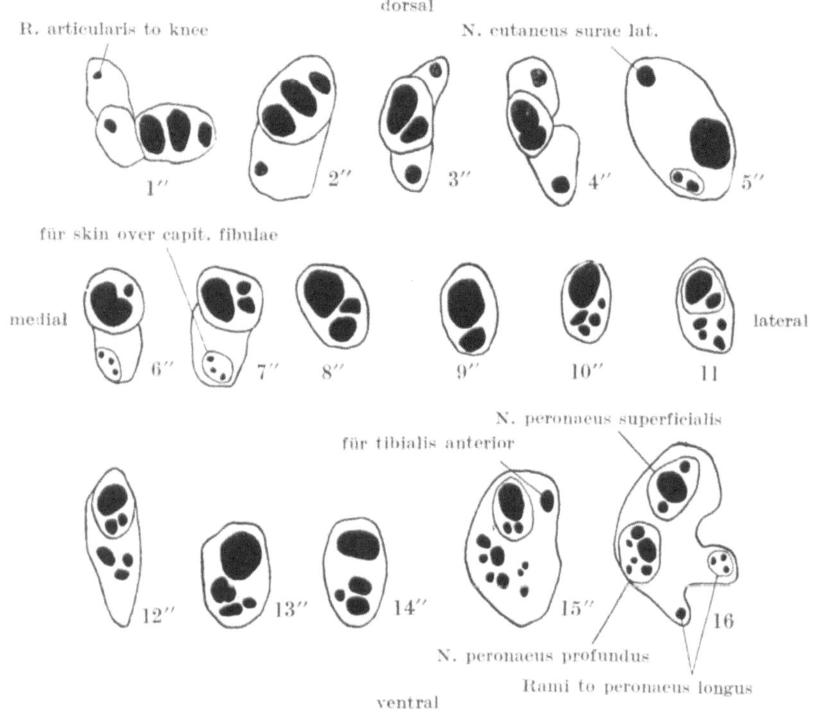

Abb. 82. Querschnittsbilder des N. peroneus in den in Abb. 79 durch gleichlautende Numerierung bezeichneten Höhen. Abstand der einzelnen Querschnitte je 1 cm. (Nach Mc Kinley).

des Querschnittes des gesamten Nervenstammes durchschneiden konnte, ohne irgendeine Muskellähmung zu erzeugen; höchstens entstanden ganz vorübergehende Sensibilitätsstörungen. Das beweist, daß also eine gewisse Strecke oberhalb des Astabganges sämtliche Muskelbahnen ganz diffus verstreut liegen.

Ich habe die Frage des inneren Aufbaues der Nervenstämme auch seit 1917 ständig weiter verfolgt. Ich habe nicht nur an anatomischen Präparaten am Kadaver, sondern vor allem an sehr zahlreichen Lebenden, bei denen ich wegen spastischer Muskelzustände oder zum Zwecke der Nervenüberpflanzung bei schlaffen Lähmungen an den verschiedensten peripheren Nerven operierte, die Beziehungen der einzelnen Faszikel zueinander und zu den einzelnen Nervenästen eingehend studieren können. Ich teile zunächst die rein morphologischen Ergebnisse mit, um daran anschließend die physiologischen Tatsachen zu besprechen.

Mir fiel bei dem Versuch der Aufbündelung der verschiedenen Nerven in die von Stoffel angegebenen Bestandteile sehr bald auf, daß hier die erheblichsten individuellen Differenzen bestehen. So gelang es mir am N. medianus in der Ellbeuge und etwas oberhalb derselben überhaupt nur einige Male, den Nerven in die Stoffelschen Faszikel zu zergliedern, in der Mehrzahl der Fälle erhielt ich eine von der Stoffelschen mehr oder weniger stark abweichende Kabelgliederung; höher am Oberarm fand ich die Stoffelsche Gliederung überhaupt niemals. Verfolgte ich einen bestimmten Nervenast, also z. B. den für den

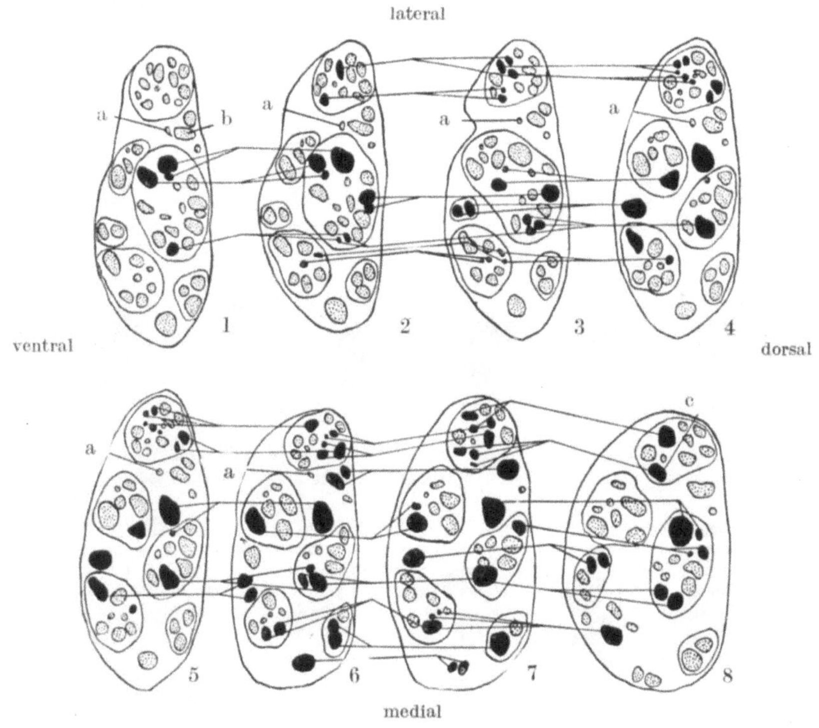

Abb. 83. Querschnittsbilder des Hüftnerven in je 0,25 cm Abstand (Höhe 10 und 11 der Abb. 79). Zeigen den fortwährenden Wechsel in der Form der einzelnen Faszikel; die in Teilung oder Vereinigung begriffenen Faszikel sind schwarz gehalten und durch Hinweislinien gekennzeichnet. (Nach Mc Kinley.)

oberen Teil des Pronator teres oder den für den Flexor carpi radialis vom Astabgang an zentralwärts, so konnte ich feststellen, daß jeder allerdings eine kurze Strecke (im Durchschnitt 1—2 cm) im Nerven ein geschlossenes Bündel bildet, aber sehr bald läßt sich dieses wegen der Verflechtungen, die es mit den Nachbarbündeln einhergeht, nicht mehr isoliert verfolgen, wenn man nicht zahlreiche Anastomosen durchtrennen will. Dieselben Anastomosen findet man am Stamm zwischen den einzelnen Faszikeln, in welche man den Nerven durch Aufbündeln zerlegen kann. Richtig ist meines Erachtens an der Stoffelschen Lehre bezüglich des N. medianus die Tatsache, daß gar nicht selten die Astbahn des proximalen Teiles des Pronator teres caput humerale, bald nach ihrem an der ulnaren Seite des Nerven gelegenen Eintritt in den Stamm in der Hauptsache auf die radiale Seite des letzteren zu liegen kommt. Eben dahin gelangt die Astbahn des etwas weiter distal vom Medianus, ebenfalls von der ulnaren Seite abgehenden Astes des Flexor carpi radialis und auch die Bahn des weiter distal von der radialen Kante des Stammes entspringenden Astes des distalen Teiles des Caput humerale und des Caput ulnare des Pronator teres. Alle drei Bahnen ziehen in enger Nachbarschaft an der radialen Seite des Stammes zentralwärts. Aber schon bei der Isolierung der drei genannten Astbahnen bis zu ihrem Zusammentreffen an der radialen Seite des Nervenstammes muß man zahlreiche feine interfaszikuläre Anastomosen durchtrennen; und verfolgt man die gemeinsame Bahn an der lateralen Kante des Nerven weiter proximal, so nimmt die Zahl der Anastomosen zwischen ihr und den übrigen Faszikeln des Nervenstammes zunächst noch zu. Im obersten Abschnitte des Humerus, nahe der Vereinigung von lateraler und medialer Medianuswurzel zum Medianusstamm, bildet aber die Bahn des Pronator teres und Flexor carpi radialis manchmal wieder ein in sich geschlossenes Bündel, welches lateral von einem zweiten Faszikel gelegen ist, welches Teile der Bahnen des Flexor dig. sublimis führt. Beide Faszikel stehen bisweilen in nur geringem Faseraustausch untereinander und formieren zusammen etwas weiter zentral die laterale Medianuswurzel. Aber es existieren von dem soeben geschilderten Verhalten auch zahlreiche Abweichungen, sowohl in den distalen Abschnitten des Humerus als auch in den proximalen, indem es zu einer Vereinigung der Bahn des Pronator teres und des Flexor carpi radialis zu einem relativ geschlossenen Bündel an der lateralen Seite des Nerven überhaupt nicht kommt und indem dicht unterhalb der Vereinigung der lateralen und der medialen Medianuswurzel in der lateralen Hälfte des Nervenstammes die Fasern des Pronator teres, Flexor carpi radialis mit solchen des Flexor dig. sublimis innigst untereinander vermischt liegen. Die isolierte Darstellung einer Astbahn des Palmaris longus ist mir nie gelungen. Sie liegt mit der des Flexor sublimis des oberen Kopfes des Index zentral vom Abgange des gemeinsamen Astes für beide Muskeln, im Nervenstamm innig vermengt und auch die isolierte Darstellung der gemeinsamen Bahn innerhalb des Stammes gelingt nur auf höchstens 2 cm. Die Astbahnen des Flexor digitorum profundus und des Flexor pollicis longus lassen sich auch nur eine sehr kurze Strecke zentralwärts verfolgen, beide mischen sich schon im N. interosseus des Medianus innig miteinander und mit der des Pronator quadratus und weiter zentralwärts im Stamm des Medianus mit den Bahnen der anderen Muskeln. Niemals konnte ich das von Stoffel beschriebene an der Dorsalseite des Nervenstammes gelegene und für den Flexor dig. profund., Flexor pollicis longus und Pronator quadratus in Anspruch genommene Bündel oberhalb des Abganges des N. interosseus des Medianus darstellen, sofern ich nicht die zahlreichsten Anastomosen zwischen den einzelnen Faszikeln des Medianus gewaltsam durchtrennte. Eine geschlossene Bahn des gesamten Flexor digitor sublimis existiert im Medianusstamm nirgends. Auch im obersten Abschnitte dicht unterhalb der Vereinigung der lateralen und der medialen Medianuswurzel sind Fasern für den Flexor sublimis sowohl in dem lateralen wie im medialen Abschnitte des Nerven enthalten, wie auch sowohl die laterale wie die mediale Medianuswurzel solche Fasern führt. Nur bei der sogenannten postfixierten Anlage des Plexus brachialis sind allerdings in der lateralen Medianuswurzel so gut wie keine Fasern für den Flexor sublimis enthalten. Die Bahn der Muskeln des Daumenballens läßt sich von ihrem Abgange vom Stamm, meist 3—4 cm weit zentralwärts isolieren, ohne daß nennenswerte Anastomosen durchtrennt zu werden brauchen. Weiter proximal aber vermischt sie sich mit den übrigen Bahnen auf das innigste. Im proximalsten Abschnitte des Nerven liegt sie allerdings manchmal relativ isoliert an der medialen Kante des Stammes.

Den N. ulnaris konnte ich eigentlich niemals weder am Epicondylus internus noch am Oberarm in die Stoffelschen Faszikel zergliedern, da zahlreiche Durchflechtungen bestehen. Der Flexor carpi ulnaris erhält ja, wie im vorigen Kapitel dargelegt worden ist, 1—2 proximale und einen distalen Ast. Ich habe niemals gefunden, daß sich die betreffenden Astbahnen zu einem gemeinsamen Bündel an der ulnaren Seite des Nerven vereinigt hätten, wie es Stoffel angibt. Gewiß es gelangen auch vom distalen Flexor carpi ulnaris-Ast einzelne Fasern an diese ulnare Seite, aber die Mehrzahl der Fasern des distalen Astes verteilt sich schon wenige Zentimeter proximal vom Astabgange diffus über den Nervenquerschnitt. Analoge Betrachtungen gelten für die Astbahnen des Flexor profundus und vollends kann von einer isolierten Lage der Bahnen des Ramus profundus an der dorsalen, des Ramus superficialis an der volaren Seite des Nerven im Bereiche des Oberarms oder auch nur der oberen Hälfte des Vorderarms absolut nicht die Rede sein. Nur im obersten Abschnitte des Humerus sammeln sich manchmal die Fasern des Flexor carpi ulnaris zum großen Teil an der lateralen Seite des Nervenstammes und sie verlassen, bei präfixierter Plexusanlage manchmal den Stamm als ein geschlossenes Bündel, welches die mediale Medianuswurzel kreuzt und in den Fasciculus lateralis gelangt. Der proximalste Abschnitt des Ulnaris und der Fasciculus medialis enthalten in diesen Fällen gar keine Fasern für den Flexor carpi ulnaris. Andererseits sammeln sich bei postfixierter Anlage des Plexus brachialis die Fasern des Ramus profundus des Ulnaris (Interossei, Adduct. pollicis, Lumbricales, Hypothenar) manchmal im proximalsten Teil des Nervenstammes an der medialen Seite desselben und bilden hier ein fast ganz in sich abgeschlossenes Bündel. Eine relativ große Selbständigkeit kann die Bahn des Ramus dorsalis der Ulnaris aufweisen, insofern als sie sich manchmal bis zur Ellbeuge ja bis in den Oberarm hinauf leicht aus dem übrigen Verbande der Nervenfasern herausschälen läßt, ohne daß nennenswerte Anastomosen durchtrennt zu werden brauchen.

Im N. radialis existiert eine längere geschlossene Astbahn der Trizepsäste überhaupt nicht; die Fasern aller dieser Äste verteilen sich sehr rasch zentral vom Astursprung über den gesamten Nervenquerschnitt. Nur die Bahn des Cutaneus antibrachii dorsalis besitzt manchmal eine etwas größere Selbständigkeit, sie kann auf eine Strecke von einigen Zentimetern isoliert werden, ohne daß nennenswerte Anastomosen zur Nachbarschaft abgegeben werden. Die Astbahn des Supinator longus liegt im unteren Drittel des Oberarmes an der lateralen Seite des Stammes, sie kann zentral vom Astabgang manchmal 3—4 cm weit isoliert verfolgt werden, weiter proximal verteilen sich ihre Fasern über den gesamten Querschnitt; die Fasern des Supinator brevis, die nach Stoffel eine geschlossene Bahn an der medialen Seite des Nerven bilden sollen und denen auch Borchardt und Wjasmenski eine relativ selbständige, geschlossene Lage an der medialen Seite des Stammes zuerkennen, fand ich bereits wenig oberhalb ihres Ursprungs über den Gesamtquerschnitt verteilt. Analoges gilt nach meinen Erfahrungen für die Fasern der anderen Äste des Radialis. Wie schon früher erwähnt, weist der Radialis in dem Abschnitte zwischen dem Abgange der Trizepsäste und des Cutaneus antibrachii dorsalis einerseits und dem Aste des Supinator longus andererseits in seinem Innern so gut wie keine Faszikulierung auf. Die Bahn des Radialis superficialis zeigt von allen Ästen des Radialis nach meinen Erfahrungen die größte Selbständigkeit; sie kann tatsächlich manchmal bis etwa zur Mitte des Oberarms herauf als relativ selbständiges Gebilde isoliert werden. Im obersten Abschnitte des Radialisstammes weisen die Bahnen der von dem Nerven versorgten Muskeln manchmal eine bestimmte Gruppierung in der Weise auf, daß die Bahnen des Supinator longus und Supinator brevis am weitesten lateral liegen, an sie schließen sich medialwärts die Bahnen der Extensores carpi radiales und des Extensor digitorum communis an, während die Bahnen des Extensor carpi ulnaris, Abductor pollicis longus, Extensor pollicis longus, Extensor pollicis brevis und Extensor indicis proprius die mediale Seite des Nerven einnehmen. Innerhalb jeder dieser drei Gruppen sind aber die Fasern für die einzelnen zu der jeweiligen Gruppe gehörigen Muskeln eng untereinander und mit Fasern des Trizeps und mit sensiblen Fasern vermischt.

Im N. musculocutaneus weist die Bahn des Korakobrachialis nicht selten eine gewisse Selbständigkeit auf. Sie liegt als ein geschlossenes, vom übrigen Nervenstamm leicht isolierbares Bündel an der medialen Seite des Nerven. Das ist besonders bei postfixierter Plexusanlage der Fall. In anderen Fällen gelingt aber eine Isolierung der Korakobrachialisbahn höchstens auf 1—2 cm. Von einer geschlossenen Astbahn des Bizeps einerseits, des Brachialis internus andererseits kann oberhalb des Abganges der Äste dieser Muskeln kaum je gesprochen werden. Auch die Fasern des Cutaneus antibrachii lateralis verteilen sich zentral vom Abgange desselben vom Stamm sehr rasch mehr oder weniger diffus über den ganzen Nervenquerschnitt.

Der N. axillaris zeigt zentral von seiner Teilung in den Ramus anterior und Ramus posterior meist eine innige Verflechtung beider Komponenten. Man kann den Stamm zwar in beide Komponenten zerteilen, aber dabei müssen, je weiter zentral man fortschreitet, um so zahlreichere Anastomosen geopfert werden. Im proximalsten Abschnitt der Nerven besteht eine innige Vermischung aller Fasern. Relativ am selbständigsten ist die Bahn des Teres minor, sie bildet manchmal an der lateralen Seite des Nerven ein leidlich gut abgrenzbares Bündel.

Am N. tibialis kann man in der Kniekehle fast immer die hier abgehenden Äste des Gastroknemius und der dorsalen Partie des Soleus zusammen eine Strecke von etwa 5 cm und mehr zentralwärts relativ leicht als ein geschlossenes dorsales Bündel vom Stamm ablösen. Weiter oberhalb aber senken sich bereits einzelne Fasern aus dieser Bahn in die Grundmasse des N. tibialis ein. Ebenso weit oder noch etwas weiter läßt sich der Cutaneus surae medialis isoliert zentralwärts verfolgen, weiter oberhalb aber geht er Verflechtungen sowohl mit der dorsalen Gastroknemius-Soleusbahn, als auch mit der Grundmasse des N. tibialis ein. So hoch hinauf, wie Stoffel es beschreibt, ist mir die isolierte Auslösung der Bahn des Cutaneus surae medialis aus dem Verbande des Hüftnerven niemals gelungen.

Sehr große Schwierigkeiten bereitet stets die Aufbündelung des nach Ablösung der Bahn des Cutaneus surae medialis und der Gastroknemius-Soleusbahn restierenden Tibialisstammes. Hier konnte ich die von Stoffel beschriebene Gliederung in ein ventrolaterales Bündel für den Flexor hallucis, ein ventrales für den Tibialis posticus und ventromediales für den Flexor digitorum kaum jemals feststellen, und wenn sie annähernd gelang, so stieß ich immer dicht oberhalb und unterhalb auf weitgehende Durchflechtungen und Anastomosen der drei Faszikel. Aber auch distal vom Abgange der Äste für die beiden Köpfe des Gastroknemius und die dorsale Portion des Soleus, sind die Fasern der den N. tibialis verlassenden Äste für die ventrale Partie des Soleus, den Tibialis posticus, den Flexor digitorum longus, den Flexor hallucis longus, die Sohlenmuskeln, und die sensiblen Tibialisbahnen auf das Innigste über den Gesamtquerschnitt verbreitet und miteinander vermischt. Kein Ast läßt sich isoliert im Stamm eine nennenswerte Strecke aufwärts verfolgen. Am besten gelingt dies noch mit den Nn. calcanei im distalen Abschnitte des Unterschenkels.

Am N. peroneus läßt sich der Cutaneus surae lateralis oft eine gute Strecke, 6 cm und mehr isoliert ablösen, höher oben aber fand ich seine Fasern mit den übrigen Bahnen des Peroneus mehr oder weniger verflochten. Stoffel weist bekanntlich gerade dem Cutaneus surae lateralis eine ganz bestimmte Lage in der gesamten Länge des Hüftnerven, an der medialen Seite des peronealen Anteils zu, woselbst er sich überall und stets leicht als ein isoliertes Bündel vom Nervenstamm ablösen lassen soll. Auch Mc Kinley fand, daß der Cutaneus surae lateralis manchmal von seinem Abgange an hoch hinauf, bis auf eine Strecke von 21 cm vom übrigen Hüftnerven isoliert werden kann. Heinemann gelang hingegen eine derartig extensive Isolierung nicht. Meine Erfahrungen stimmen mit denen Heinemanns überein. Ich will aber nicht leugnen, daß der Cutaneus surae lateralis gelegentlich auch noch im obersten Abschnitte des Hüftnerven ein eigenes gut isolierbares Bündel bilden kann. Aber als Regel kann dieses nicht hingestellt werden.

Die Aufspaltung des N. peroneus communis in den Profundus und Superfizialisanteil gelingt sehr oft auf mehrere Zentimeter zentralwärts von der Teilungsstelle des Nerven restlos, ohne daß Anastomosen durchtrennt werden. An der Teilungsstelle des Communis liegt der Profundus medial, der Superficialis lateral. Während nun aber Stoffel lehrt, daß die Trennung des Peroneus in den Profundus- und Superfizialisanteil stets mühelos bis ins obere Drittel des Oberschenkels hinauf gelinge, fand ich, daß in der Mehrzahl der Fälle bereits 5—6 cm oberhalb des Fibulaköpfchens eine starke Vermischung beider Teile durch gegenseitige Anastomosen beginnt, die nach oben zu weiter zunimmt. Von einer isolierten Lagerung beider Teile kann schon in der Mitte des Oberschenkels meist keine Rede mehr sein. Was nun die weitere Aufspaltung des Peroneus superficialis bzw. seiner zentralen Fortsetzung innerhalb des Peroneus communis in die sensiblen Bahnen (Cutaneus dorsi pedis) und die motorische Bahn (Mm. peronei) anlangt, die Stoffel auf eine beträchtliche Strecke gelungen ist, so fand ich oft schon im Peroneus superficialis selbst, stets aber innerhalb des Peroneus communis eine mehr oder weniger innige Durchmischung beider Teile. Von isolierten Astbahnen kann im Bereiche des Peroneus communis jedenfalls nicht mehr die Rede sein. Ebensowenig gelingt es den Peroneus profundus in die von Stoffel beschriebenen Faszikel des Tibialis anticus, Extensor digitorum und Extensor hallucis restlos aufzubündeln. Die Bahn jedes einzelnen Astes geht fast unmittelbar zentral vom Ursprung des Astes in der allgemeinen Masse des Nervenstammes unter.

Am N. ischidiacus ist die Trennung in den peronealen und tibialen Anteil fast stets hoch hinauf restlos möglich. Aber ich habe doch im oberen Drittel des Oberschenkels einige Male echte Anastomosen von einem zum anderen angetroffen. Die Äste des Semitendinosus, Semimembranosus und Biceps caput longum treten bekanntlich an der medialen Seite des Hüftnerven, vom tibialen Anteil ab; sie lassen sich fast immer 5—6 cm weit, manchmal noch viel höher hinauf gut isolieren, aber schließlich verflechten sich auch ihre Fasern mit dem übrigen Teil des Hüftnerven. Weniger weit zentralwärts läßt sich der Ast des Biceps cap. breve vom peronealen Anteil des Hüftnerven abtrennen.

Der N. cruralis löst sich teils schon in der Leistenbeuge, teils unmittelbar unter dem Poupartschen Bande in seine Endäste auf, und zwar liegen die Rami cutanei femoris anteriores, welche auch die Äste für den M. sartorius führen, lateral und ventral; aus dem medialen Teil dieser ventralen Platte entspringt manchmal auch der Ast für den M. pectineus. Der übrige Teil des N. femoralis löst sich auf in den lateralen Ast für den Rectus femoris, diesem Ast liegt medial der Ast für den Vastus lateralis an, der oft auch einen Zweig in den

Vastus intermedius abgibt; dann folgt weiter medialwärts der Ast für den Vastus intermedius und den Vastus medialis. Am weitesten medial liegt der N. saphenus. Die Fasern dieser Äste des N. Cruralis mischen sich etwas weiter zentral rasch untereinander, so daß eine reinliche Zergliederung des Nervenstammes in entsprechende Faszikel nicht gelingt. Die ventrale Platte tritt etwas höher oberhalb des Poupartschen Bandes mit der dorsalen Platte in Faseraustausch.

Aus allen diesen anatomischen Untersuchungen geht hervor, daß von einer konstanten typischen über die gesamte Länge des Nerven gleichbleibenden inneren Topographie der Nervenstämme nicht gesprochen werden kann. Eine typische Lagerung haben in der Regel nur die einzelnen Äste, deren Fasern meist nur eine relativ kurze Strecke weit zentral ein in sich geschlossenes Bündel im Nervenquerschnitt einnehmen (Astbahn), sich dann aber rasch mit den anderen Bahnen des Nerven untermischen; manche Astbahnen zeigen eine länger ausgedehnte Selbständigkeit (Korakobrachialis, Pronator teres + Flexor carpi radialis, Ramus dorsalis Nervi ulnaris, Radialis superficialis, Cutaneus surae lateralis, Cutaneus surae medialis, Gastroknemius + dorsale Soleusportion, Semitendinosus, Semimembranosus, Biceps cap. long.). Die Faszikel, in welche sich ein Nervenstamm anatomisch zergliedern läßt, stehen untereinander durch fortwährenden Faseraustausch in Verbindung, die meisten dieser Faszikel stellen keine bestimmte, in sich geschlossene Muskelbahn oder keine in sich geschlossene sensible Bahn dar. Es bestehen in bezug auf die Kabelung eines Nerven die größten individuellen Differenzen, ebensooft erhebliche Differenzen bei einem Individuum zwischen dem gleichen Nerven der rechten und linken Körperhälfte und beträchtliche Differenzen der Kabelung in verschiedenen Höhen eines Nervenstammes.

Zu ganz analogen Ergebnissen bin ich auf physiologischem Wege durch elektrische Reizung der einzelnen Nervenfaszikel gelangt. Ich habe die wichtigsten Nerven, den Medianus, Ulnaris, Radialis, Tibialis, Peroneus, Ischiadikus, Kruralis in zahlreichen Fällen am Lebenden in die natürlichen Faszikel auf eine Länge von 6—8 cm anatomisch zerlegt und diese elektrisch gereizt. Dabei erhielt ich zumeist keine isolierte Kontraktion eines bestimmten Muskels, sondern zumeist recht gemischte Wirkungen, wodurch erwiesen wird, daß in den einzelnen Faszikeln Fasern für mehrere Muskeln enthalten sind. So konnte ich am Medianus im Bereiche des ganzen unteren Oberarmdrittels bis zur Ellbeuge herab niemals ein Bündel darstellen, von dem aus eine isolierte Wirkung der Daumenballmuskeln zu erzielen gewesen wäre, selbst dann nicht, wenn ich die Aufbündelung noch erheblich weiter durchführte, als es den sogenannten Stoffelschen Bahnen entsprach. Ebenso konnte ich auf diese Weise nur sehr selten reine sensible Fasern darstellen. Auch konnte ich niemals eine reine Sublimis- oder Profundus-Wirkung des Flexor dig. von den ulnaren und dorsalen Faszikeln des Stammes erzielen, sondern die Wirkung war stets eine gemischte und es sprachen bei Reizung des betreffenden Faszikels auch der Palmaris longus, der Flexor carpi radialis, der Pronator teres und die Daumenballenmuskeln mit an. Vom lateralen Faszikel war fast immer Pronation zu erzielen, aber auch Wirkung des Flexor carpi radialis und meist auch Fingerbeugung. Noch viel gemischter ist die Wirkung, wenn man den Medianus im mittleren Teil des Humerus in seine natürlichen Faszikel zerlegt und jedes einzeln reizt; hier spricht von jedem Bündel aus die gesamte vom Medianus versorgte Muskulatur gleichmäßig an, selbst wenn man den Stamm in die allerdünnsten noch

gerade darstellbaren Faszikel aufspaltet, was wie gesagt, überhaupt nur unter
Durchtrennung zahlreicher Anastomosen gelingt.

Im allerobersten Abschnitt des Medianus, dicht unterhalb von der Vereinigung der lateralen und medialen Medianuswurzel gelingt es manchmal
an der lateralen Seite des Stammes ein isoliertes Bündel darzustellen, deren
elektrische Reizung nur Kontraktion des Pronator teres und Flexor carpi radialis
ergibt und ferner· ein medial davon gelegenes Bündel zu isolieren, bei dessen
Reizung reine Wirkung des Flexor sublimis auftritt. Beide Bündel gehen zentralwärts in die laterale Medianuswurzel über. Andererseits kann man manchmal
an der medialen Seite des Nerven in dessen allerobersten Abschnitt ein Bündel
vom Stamme ablösen, dessen elektrische Reizung ausschließlich eine Kontraktion
der Muskeln des Daumenballens im Gefolge hat. Dies scheint nur bei postfixierter
Plexusanlage der Fall zu sein.

Es braucht wohl nicht besonders erwähnt zu werden, daß selbstverständlich
die elektrische Reizung jeder Astbahn, die man erhält, wenn man einen abgehenden Ast zentralwärts aus dem Verbande des Nervenstammes, soweit
es gelingt, auslöst, stets nur denselben Effekt mit sich bringt wie die Reizung
des freien Astes selbst. Dagegen habe ich bei punktförmiger Reizung der
nicht ausgelösten Astbahn an der äußeren Zirkumferenz des Nervenstammes,
wie sie von Dejerine und Mouzon, Marie, Meige und Gosset, Kraus
und Ingham u. a. geübt worden ist, meist ungleichmäßige und gemischte
Wirkungen erzielt. Es gelingt eben nicht den Reiz isoliert auf die im Verbande mit dem übrigen Nervenstamm verbliebene Astbahn zu beschränken.

Am N. ulnaris ergab schon im unteren Drittel des Oberarms die Reizung
der einzelnen Bündel, abgesehen von der hier leidlich gut isolierbaren Astbahn
des oberen Astes des Flexor carpi ulnaris stets gemischte Wirkungen. Insbesondere gelang es niemals, von irgendeinem Faszikel reine Wirkung der Interossei zu erzielen, stets war mindestens Flexion des dritten bis fünften Fingers,
oft auch Wirkung des Flexor carp. ulnaris mit vorhanden. Die Darstellung
rein sensibler Faszikel gelang niemals. Dasselbe gilt von der Reizung der einzelnen
Faszikel des Ulnaris im Bereiche der Mitte und des oberen Teiles des Humerus.
Im allerobersten Abschnitte des Ulnaris gelingt es, manchmal an der lateralen Seite des Stammes ein Bündel zu isolieren, dessen elektrische Reizung
isolierte Kontraktion des Flexor carpi ulnaris hervorruft; dieses Bündel verläßt
etwas weiter zentral den Ulnaris, kreuzt die laterale Medianuswurzel und geht
in den Fasciculus lateralis über. Andererseits kann man manchmal im Ulnarisstamm im allerobersten Abschnitte ein ganz medial gelegenes Bündel darstellen,
dessen Reizung nur Kontraktion der kleinen Handmuskeln ergibt. Im übrigen
gilt naturgemäß für den Ulnaris dasselbe wie für den Medianus: jede wirklich
isoliert dargestellte Astbahn antwortet auf den elektrischen Reiz mit isolierter
Kontraktion des von dem betreffenden Aste versorgten Muskels, bzw. reagiert
sie, wenn es sich um eine sensible Astbahn handelt, z. B. die Bahn des Ramus
dorsalis, nur mit Parästhesien oder Schmerzen, welche in das periphere
Distributionsgebiet des betreffenden Hautastes projiziert werden.

Am N. radialis kann man die Astbahn des Supinator longus und manchmal
auch die des Extensor carpi radialis longus auf einige Zentimeter Länge vom
Stamm auslösen. Ihre Reizung ergibt isolierte Kontraktion der zugehörigen
Muskeln. Elektrische Reizung der ausgelösten Superfizialisbahn ruft Parästhesien
im Daumen oder Handrücken hervor. Im übrigen ergab aber die Reizung der
einzelnen Bündel, in welche ich den Radialisstamm oberhalb des Abganges
des Astes des Supinator longus zergliedern konnte, stets nur gemischte Wirkungen,
selbst wenn der Stamm in 10—12 Faszikel und mehr aufgespaltet wurde.

Gelegentlich nehmen ganz hoch oben im Stamm des Radialis bestimmte Muskelbahnen auf eine kurze Strecke eine isolierte Lage ein. Die Bahnen für die einzelnen Muskeln des Radialis stammen aus recht verschiedenen Spinalnerven, die Bahnen für den Supinator longus und brevis im wesentlichen aus C_5 und C_6, die Bahnen für den Extensor carpi radialis und Extensor digitorum communis aus C_6 und C_7, die Bahnen für den Extensor carpi ulnaris, Abductor pollicis longus, Extensor pollicis longus, Extensor indicis proprius hauptsächlich aus C_8, die Bahn für den Extensor pollicis brevis besonders aus D_1. Im allgemeinen vermengen sich alle diese Bahnen bereits im Fasciculus posterior mehr oder weniger innig untereinander; es kann aber vorkommen, daß die Bahn für den Supinator longus und Supinator brevis noch im Fasciculus posterior und im obersten Teil des Radialisstammes auf eine kurze Strecke eine vorzugsweise laterale Lage beibehält. Die Bahnen der Extensores carpi und des Extensor digitorum communis liegen in der Mitte und die Bahnen des Extensor carpi ulnaris, Abductor pollicis longus, Extensor pollicis longus, Extensor pollicis brevis, Extensor indicis proprius sind ganz medial gelagert. Es gelingt unter solchen Umständen den obersten Teil des Radialisstammes in drei Teile zu zerspalten, die Reizung des lateralen Abschnittes ergibt Kontraktion des Supinator longus und brevis, die des mittleren Kontraktion der Extensores carpi radialis longus et brevis und des Extensor digitorum communis, die des medialen Teiles Kontraktion des Extensor carpi ulnaris, Abductor pollicis longus, Extensor pollicis longus, Extensor pollicis brevis, Extensor indicis proprius. Aber eine weitere Zergliederung dieser drei Abschnitte in kleinere Faszikel, deren Reizung noch umschriebenere Effekte, eine isolierte Kontraktion nur eines einzelnen Muskels der jeweiligen Gruppe bewirkt, gelingt absolut nicht. Auch erfolgt bei Reizung jedes der drei Abschnitte stets gleichzeitig Kontraktion des Trizeps. Die Bahnen des letzteren sind also über den gesamten Querschnitt der Nerven verbreitet.

Am N. tibialis gelingt die Ablösung der Gastroknemius- und der dorsalen Soleusbahn in der Kniekehle meist sehr gut auf 5—6 cm und die Reizung derselben ergibt reine Wirkung des Triceps surae. Sehr große Schwierigkeiten bereitet aber stets die Aufbündelung des restierenden Tibialisstammes, wie auch die des Tibialis nach Abgang der Äste für den Gastroknemius und den dorsalen Teil des Soleus. Gelingt dieselbe in den von Stoffel beschriebenen ventrolateralen Abschnitt (für ventralen Teil des Soleus und Flexor hallucis), den ventralen Abschnitt (für Tibialis posticus) und den ventromedialen Abschnitt (für Flexor digitorum), so ergibt die elektrische Reizung des einzelnen Bündels jedesmal gemischte Wirkung. Um einigermaßen isolierte Muskelwirkungen zu erzielen, mußte ich die Aufbündelung erheblich weiter treiben und den Nerven in 10—12 oder noch mehr Faszikel zerlegen, was außerordentlich mühevoll ist. Dabei ergab sich aber, daß der Tibialis posticus sowohl von ganz ventral wie von ganz medial oder ganz lateral gelegenen Faszikeln her erregbar war, und dasselbe zeigte sich für den Flexor hallucis und Flexor digitorum. Die Darstellung rein sensibler Faszikel, die also auf elektrischen Reiz keine Muskelkontraktion ergaben, gelang mir niemals.

Am N. peroneus communis konnte der Superfizialis vom Profundus meist auf einige Zentimeter isoliert werden; aber die weitere Zergliederung des Superfizialisanteils in eine rein motorische Bahn für die Mm. peronei und eine rein sensible Bahn, wie sie Stoffel beschreibt, gelingt schon etwas oberhalb des Fibulaköpfchens meist nicht mehr; selbst bei weitgehender Aufbündelung sprechen bei Reizung der einzelnen Faszikel die Mm. peronei immer an. Die Zergliederung des Profundusanteils in die von Stoffel beschriebenen Bahnen für Tibialis anticus, Extensor digitorum und Extensor hallucis habe ich niemals richtig durchführen können. Von jedem Faszikel reagierten alle drei Muskeln in annähernd gleichem Grade.

Daß sich der Ischiadikus meist hoch hinauf in seine beiden Teile, Tibialis und Peroneus, zergliedern läßt, ist oben schon gesagt. Ich habe aber des öfteren Anastomosen aus dem tibialen in den peronealen Anteil übertreten sehen. Reizung derselben ergab Wirkung der Mm. peronei. Der Versuch, den peronealen oder tibialen Anteil in Faszikel zu zerlegen, deren Reizung isolierte Kontraktion bestimmter Muskeln des Peroneus- oder Tibialisgebietes ergeben hätte, gelang niemals, auch konnten im obersten Teile des Ischiadikus keine isolierten Faszikel der Beugemuskeln des Unterschenkels gefunden werden, weder solche für den Semitendinosus, Semimembranosus und Biceps caput longum im tibialen Anteil, noch solche für Biceps caput breve im peronealen Anteil. Eine isolierte Kontraktion dieser Beugemuskeln ließ sich nur erzielen, wenn die Äste direkt aufgesucht und eine Strecke weit vom Stamm isoliert wurden, was, wie schon gesagt, zumeist auf etwa 5—6 cm gelingt. Einmal konnte ich am Hüftnerven, unmittelbar an seiner Austrittsstelle aus dem Foramen infrapyriforme ein ganz medial gelegenes Bündel isolieren, dessen Reizung nur eine Kontraktion der Interossei pedis ergab.

Diese Ergebnisse der direkten elektrischen Reizung der einzelnen Faszikel des aufgebündelten Nervenstammes decken sich also mit den anatomischen Ergebnissen der weitgehenden Durchflechtung der einzelnen Faszikel durch fortwährenden Faseraustausch und innere Plexusbildung. Sie beweisen die diffuse Lage der einzelnen Muskelbahnen im Nervenstamm. Von einer typischen Topographie der einzelnen Muskeläste und ihrer Bahnen innerhalb des Nervenstammes kann man nur eine kurze Strecke oberhalb des Astabganges reden (Astbahn).

Im Einklang mit diesen anatomischen und physiologischen Ergebnissen stehen auch die Erfahrungen der Pathologie. Es war eingangs bereits erwähnt, daß bei zahlreichen Stammläsionen, bei denen die Leitung nicht vollkommen unterbrochen ist, dissoziierte Lähmungen beobachtet werden. Durch die Stoffelsche Lehre von der gesonderten Lage der einzelnen Muskelbahnen innerhalb des Nervenquerschnittes kann das Gros der dissoziierten Lähmungen nicht erklärt werden. Diese dissoziierten Lähmungen unterliegen fast durchweg einem ganz bestimmten Gesetz. Wir finden bei den inkompletten Stammläsionen fast durchweg die distal innervierten Muskeln gelähmt, die proximal innervierten intakt oder wenig paretisch. Dabei ist es im wesentlichen einerlei, ob die der Lähmung zugrunde liegende Läsion diffus über den ganzen Querschnitt des Nervenstammes ausgebreitet ist, oder ob vorzugsweise dieser oder jener Teil des Querschnittes betroffen ist bei relativer Integrität des anderen Teiles; allemal sind es fast immer dieselben Muskeln, welche gelähmt und dieselben, welche mehr oder weniger gut erhalten sind. Das Gros der dissoziierten Lähmungen kann nur so erklärt werden, daß wir annehmen, daß die im Nervenstamm vereinten und eng miteinander untermengten Nervenfasern der einzelnen von den betreffenden Nerven versorgten Muskeln gegenüber der den Querschnitt treffenden Krankheitsnoxe verschieden resistent sind; je länger eine Nervenbahn, gerechnet vom Rückenmark an bis zu ihrem Eintritt in den Muskel, ist, um so vulnerabler ist sie, je kürzer sie ist, um so resistenter erweist sie sich (vgl. 4. Kapitel). Das Gros der dissoziierten Lähmungen ist auf diese verschiedengradige Vulnerabilität der einzelnen Muskelbahnen zurückzuführen. In allen Fällen meiner Beobachtung, in welchen die Verteilung der Lähmung auf die von einem bestimmten Nerven versorgten Muskeln von dem Vulnerabilitätsgesetze abwich, also gerade proximal innervierte Muskeln gelähmt, die distalen Muskeln aber mehr oder weniger intakt waren, konnte ich, sofern nicht eine Versorgung der intakt befundenen Muskeln durch andere Nerven (s. 1. Kapitel) im Spiele war, feststellen, daß die Läsion an einer Stelle, an welcher die Fasern der gelähmten Muskeln noch eine geschlossene Astbahn im Nervenstamm bilden, also etwas oberhalb des Astabganges gelegen war und gerade den Teil des Nervenquerschnittes betraf, welchen eben diese Astbahn einnimmt. So habe ich wiederholt Läsionen des N. tibialis etwas oberhalb der Kniekehle beobachtet, bei denen der Gastroknemius total und der Soleus (dorsale Portio) partiell gelähmt war, während Tibialis posticus, Flexor digitorum, Flexor hallucis und die Sohlenmuskeln intakt waren; in diesen Fällen fand ich eine isolierte Unterbrechung der an der dorsalen Fläche des Nerven gelegenen Astbahn des Gastroknemius und der dorsalen Soleusportion, bei Integrität des übrigen Teiles des Tibialisstammes. Während bei der diffusen inkompletten Stammläsion des N. peroneus communis gerade die Mm. peronei (speziell der Peroneus longus), deren Asteintrittspunkte am weitesten proximal gelegen sind, am wenigsten geschädigt, hingegen Tibialis anticus, Extensor digitorum longus, Extensor hallucis longus und Pediäus gelähmt sind, fand ich in einem Falle gerade das umgekehrte Verhalten, Integrität des Tibialis anticus, Extensor digitorum longus, Extensor hallucis longus und Pediäus, dagegen Lähmung der Mm. peronei. Bei der Biopsie fand ich eine partielle Läsion des N. peroneus communis, 4 cm oberhalb der Teilungsstelle in den Ramus profundus und Ramus superficialis; es ließ sich nachweisen, daß nur die Astbahn des letzteren innerhalb des Stammes des Communis unterbrochen, die Bahn des Profundus aber ganz intakt war. In zwei Fällen, in denen klinisch eine isolierte Lähmung des Semitendinosus, Semimembranosus und Biceps cap. long. bestand, fand ich im N. ischiadicus die Astbahn dieser Muskeln etwas unterhalb des Foramen infrapyriforme an der medialen Seite des Hüftnerven durchtrennt, der übrige Teil des Nerven war unversehrt. Häufig sind ja Verletzungen des Hüftnerven, bei denen entweder nur der tibiale oder nur der peroneale Anteil des Stammes getroffen ist und dementsprechend nur Lähmung der vom Tibialis oder der vom Peroneus versorgten Muskeln besteht. In einem Falle von Stichverletzung des N. radialis, die sich rasch zurückbildete, und nur eine dauernde Lähmung des Supinator longus hinterließ, zeigte sich bei der Biopsie, daß nur die Astbahn dieses Muskels etwas oberhalb des Abganges des Astes selbst, an der lateralen Seite des Nerven durchtrennt war.

Ich habe oben darauf hingewiesen, daß manchmal auch im allerproximalsten Abschnitt der Nervenstämme die Bahnen für bestimmte Muskeln eine mehr oder weniger gesonderte Lage inne haben. In einem Falle von Läsion des Radialis, dicht unterhalb des Abganges desselben aus den Fasc. lateralis, bestand außer einer Axillarislähmung eine Lähmung des Supinator longus und Supinator brevis bei Integrität aller anderen vom Radialis versorgten Muskeln; diese Lähmung war durch eine ganz partielle Läsion des lateralen Teiles des Radialisstammes bedingt. In einem anderen Falle bestand Lähmung des Supinator longus, Supinator brevis, der Extensores carpi radialis und des Extensor digitorum communis, bei Integrität des Extensor carpi ulnaris, Abductor pollicis longus, Extensor pollicis longus, Extensor pollicis brevis und Extensor indicis proprius. Hier erwies sich der mediale Teil des Radialisstammes unversehrt; seine elektrische Reizung ergab prompte Kontraktion der intakten Muskeln. Umgekehrt fand ich in einem dritten hierhergehörigen Falle gerade diesen medialen Abschnitt allein durchtrennt und dementsprechend bestand klinisch eine isolierte Lähmung des Extensor carpi ulnaris und der genannten Strecker des Daumens einschließlich des Extensor indicis proprius. Diese Muskeln waren von den intakten Teilen des Radialis aus nicht zur Kontraktion zu bringen.

In einem Falle von Ulnarislähmung, in welchem Lähmung des Flexor carpi ulnaris und Flexor digitorum profundus bestand, die kleinen Handmuskeln aber intakt waren, fand ich im obersten Abschnitte des Ulnaris ein ganz medial gelegens Bündel intakt und elektrisch gut erregbar. Eine analoge Beobachtung konnte ich am N. medianus machen in einem Falle, in welchem alle vom Medianus versorgten Muskeln gelähmt und nur die Muskeln des Daumenballens intakt waren. Hier war ebenfalls ein ganz medial gelegenes Bündel des Medianusstammes im Bereiche der Läsion dicht unterhalb der Vereinigungsstelle von lateraler und medialer Medianuswurzel erhalten. Seine Reizung ergab kräftige Opposition.

Bei hochsitzender Ischiadikusläsion fand ich einmal Integrität der Interossei pedis, während alle anderen Muskeln des Hüftnerven gelähmt waren; es fand sich der ganze Hüftnerv dicht unterhalb des Foramen ischiadicum schwer alteriert, nur ein medial gelegenes Bündel des tibialen Anteils war erhalten und seine Reizung ergab Interosseuswirkung.

Manchmal können also offenbar die aus bestimmten spinalen Segmenten entspringenden Fasern für eine bestimmte Muskelgruppe durch den Plexus hindurch bis in den obersten Teil des Nervenstammes eine gesonderte Lage bewahren und hier isoliert getroffen werden. Doch sind das offenbar Ausnahmen. Darauf, daß im Plexus cervicalis die Bahnen der einzelnen Muskeln viel gesonderter liegen als in den Nervenstämmen, wird bei Besprechung der Plexuslähmungen zurückzukommen sein.

An dieser Stelle sei darauf hingewiesen, daß auch in der Wurzel des Trigeminus die den drei Ästen derselben entsprechenden Fasern nicht wirr durcheinander liegen, sondern in ganz bestimmten Filamenten enthalten sind. Beim Tier (Katze, Kaninchen), bei dem die Trigeminuswurzel einen relativ runden Strang bildet, liegt innerhalb der Wurzel die Bahn des ersten Astes ventrofrontal, die des dritten Astes dorso-kaudal, die des zweiten Astes in der Mitte. Beim Menschen ist die Bahn des ersten Astes in den vordersten medialen Filamenten, die des zweiten Astes in den mittleren, die des dritten Astes in den hinteren lateralen Filamenten der Wurzel enthalten.

Schon im Jahre 1907 hat H. Marcus einen höchst bemerkenswerten Fall von partieller Okulomotoriuslähmung mitgeteilt. Es bestand eine isolierte Lähmung des M. rectus internus sinister. Dieser isolierten Lähmung entsprach eine Zerstörung der medialen Wurzelfasern im Stamme des Okulomotorius durch eine syphilitische Meningitis radicularis; die übrigen Teile des Nerven waren intakt.

Zusammenfassend können wir also sagen, daß wir uns den inneren Bau der Nervenstämme so denken müssen, daß in der Regel schon im proximalsten Abschnitte des Stammes die Fasern für die einzelnen von dem betreffenden Nerven versorgten Muskeln und die sensiblen Fasern für bestimmte Hautbezirke diffus über den Querschnitt verteilt sind und miteinander innig untermischt liegen. Bisweilen allerdings liegen die aus bestimmten spinalen Segmenten stammenden Fasern für eine bestimmte Muskelgruppe im proximalsten Abschnitte des Nervenstammes noch getrennt von den Fasern, welche aus anderen Segmenten stammen und andere Muskeln innervieren. Etwas weiter distal aber mischen sich alle diese Fasern mehr oder weniger durcheinander und verteilen sich diffus über den gesamten Querschnitt. Erst eine kurze Strecke oberhalb des Abganges eines bestimmten Astes sammeln sich alle in diesen eingehenden Fasern zu einem mehr oder weniger geschlossenen Bündel, welcher innerhalb des Stammes eine Lage einnimmt, welche der Seite entspricht von welcher der Ast entspringt. Ich bezeichne dieses, die zentrale Verlängerung

des abgehenden Astes bildende geschlossene Bündel als Astbahn. Eine
solche Astbahn kann isoliert getroffen werden und zu einer isolierten Lähmung
des zugeordneten Muskels führen. Naturgemäß sind aber solche Astbahnläsionen
bei Schußverletzungen viel seltener als bei Läsionen durch ein stechendes oder
schneidendes Instrument. Bei Verletzungen durch kleine Granatsplitter habe
ich sie aber mehrfach beobachtet. Die Strecke, über welche eine Astbahn im
Nervenstamm isoliert verläuft, ist äußerst variabel. Bei manchen Ästen kann
man überhaupt kaum von einer geschlossenen Astbahn reden, weil die Verteilung der Nervenfasern über den gesamten Querschnitt ungemein rasch erfolgt.
Andere Äste besitzen eine relativ lange Astbahn. (Ramus flexorius des Ischiadicus für Semitendinosus, Semimembranosus und Biceps caput longum, Astbahn des Gastroknemius und der dorsalen Soleusportion im N. tibialis, Astbahn des Korakobrachialis im Muskulokutaneus.) Relativ lang sind die Astbahnen mancher sensibler Hautnerven, des Cutaneus surae lateralis, Cutaneus
surae medialis, Ramus dorsalis des Ulnaris, Cutaneus antibrachii dorsalis u. a.
Im übrigen ist die Länge der Astbahn sehr großen individuellen Schwankungen unterworfen und bei einem und demselben Individuum an einem
bestimmten Nerven der einen Seite anders als an dem gleichen Nerven der
anderen Körperhälfte.

Die Zahl und die Form der einzelnen Faszikel, in welcher ein Nerv aufgespalten werden kann, wechselt an ein und demselben Nerven in verschiedenen Höhen fortwährend beträchtlich; sie ist bei einem Individuum an
einem bestimmten Nerven in bestimmter Höhe anders als an dem gleichen
Nerven der anderen Körperhälfte in derselben Höhe; sie ist bei zwei verschiedenen Individuen an dem gleichen Nerven in gleicher Höhe grundverschieden. Von einer bestimmten gesetzmäßigen Topographie des Nervenquerschnittes kann daher nicht gesprochen werden. Zwischen den einzelnen Faszikeln, in welche ein Nervenstamm aufgespalten werden kann, bestehen zahlreiche Anastomosen. Diese sogenannte innere Plexusbildung ist am ausge-
sprochensten etwas oberhalb der sich jeweils formierenden Astbahnen. Das ist
verständlich, wenn wir uns vergegenwärtigen, daß die Fasern eines Astes, die
weiter oberhalb diffus über den Querschnitt des Stammes verteilt sind, sich
zur Astbahn sammeln, also aus ihrer verstreuten Lage, zu einer bestimmten
Seite des Nerven hin konvergieren und in einem Bündel, das die zentrale
Fortsetzung des Astes darstellt, Aufnahme finden.

Die praktischen Konsequenzen, welche sich aus dieser Auffassung vom
inneren Bau der Nervenstämme ergeben, sind folgende:

1. Die dissoziierten Lähmungen können durch die Stoffelsche Lehre von
der Topographie der Nervenstämme in der überwiegenden Mehrzahl der
Fälle nicht erklärt werden.

2. Bei der Nervennaht ist die Forderung, homologe Kabel des zentralen
und peripheren Nervenstumpfes in genauen Kontakt zu bringen, unerfüllbar.
Die Forderung ist auch überflüssig. Wir werden später sehen, daß bei der
Regeneration aus jedem zentralen Faszikel Fasern in jeden peripheren Faszikel
gelangen. Selbst bei genauestens durchgeführter Vereinigung absolut homo-
loger Teile der Nervenquerschnitte wird durch diese Überproduktion an neu-
gebildeten Fasern und die divergierende Tendenz der aussprossenden Neuro-
fibrillen die Wiederherstellung der vorher vorhandenen anatomischen Verhältnisse unmöglich gemacht. Die oft eintretende völlige Restitution der vorher
vorhandenen funktionellen Verhältnisse beruht auf der Umorganisation des
Nervensystems, in dem die zentralen Elemente, welche infolge der neuen anatomischen Verhältnisse anderen peripheren Elementen zugeordnet worden sind,

nunmehr als Effektoren dieser letzteren funktionieren. Es ist bei der Nervennaht erlaubt, den peripheren Stumpf um 90° ja 180° um seine Längsachse gedreht mit dem zentralen Stumpf zu vereinigen. Das funktionelle Resultat ist nicht schlechter als bei der Naht ohne jede Rotation.

3. Will man zu therapeutischen Zwecken einen bestimmten Muskel deefferentieren oder seine Nerven zur Neurotisation eines anderen Nerven bzw. Muskels verwenden, so muß man sich an den Muskelast selbst halten, allenfalls kann man, wenn eine solche vorhanden ist, die Astbahn angeben. Da zahlreiche Muskeln mehrere Äste erhalten, müssen diese, wenn eine völlige Deefferentierung erzielt werden soll, alle einzelnen aufgesucht werden. Zur Ausschaltung bestimmter sensibler Nervenbahnen müssen gleichfalls die betreffenden Nn. cutanei selbst aufgesucht werden, die Isolierung ihrer Astbahnen innerhalb der Nervenstämme ist schwieriger und infolge der wechselvollen individuellen Verhältnisse unsicherer. Die von Stoffel empfohlene Resektion der Astbahn des Cutaneus surae lateralis bzw. medialis innerhalb des Hüftnerven bei Ischias beruht auf falschen Voraussetzungen vom Wesen der Ischias und ist zu verwerfen.

Literatur.

Anderle: Zeitschrift für angewandte Anatomie und Konstitutionslehre. Bd. 3, S. 298. 1918.

Bénisty, Mme. A.: Traitement et restitution des lésions nerveux. Paris 1916. London 1918.

Borchardt und **Wjasmenski:** Bruns Beitr. z. klin. Chirurg. Bd. 107, S. 533. 1917.

Braus: Münch. med Wochenschr. S. 160. 1915.

Compton: Journ. anat. and physiol. Vol. 5, p. 51. 1916/17, p. 103.

Dejerine et **Mouzon:** Presse méd. May 10, juillet 8 et août 30. 1915.

Dustin: La tasciculation des Nerfs, Ambulance de „L'Océan". Tome 2, p. 135. 1918.

Förster, O.: Dtsch. Zeitschr. f. Nervenheilk. Bd. 59, S. 32. 1917; Schjerings Handbuch der Kriegserfahrungen. Leipzig. Bd. 4, III.

Heinemann: Arch. f. klin. Chirurg. Bd. 108, S. 107. 1917; Bd. 109, S. 121. 1918.

Kraus and **Ingham:** Arch. of neurol. a. psychiatry. Vol. 4, p. 259. 1920.

Kraus and **Ingham:** Journ. of the Americ. med. assoc. Vol. 74, p. 586. 1920.

Langley and **Hashimoto:** Journ. of physiol. Vol. 51, p. 318. 1917.

Mc Kinley: Arch. of neurol. a. psychiatry. Vol. 6, p. 377. 1921.

Marcus, H.: Compt. rend. des travaux du 1er congrès international de Neurologie-Psychiatrie 1907.

Marie, P.: Des résultats fournis par l'éléctrisation directe des troncs nerveux. Bull. de l'acad. de méd. Tome 73, p. 173. 1915.

Marie, Meige et **Gosset:** Bull. de l'acad. de méd. Tome 74, p. 798. 1915.

Mauclaire: Rev. neurol. 1915.

Putti: Clin. chirurg. Vol. 24, p. 1021. 1916.

Pietri et **Riquier:** Chirurg. d. org. di movim. Vol. 3, p. 336. 1919.

Seelig: Dtsch. Zeitschr. f. Chirurg. Bd. 137, S. 455. 1916.

Sherren: Injuries of Nerves and Their Treatment. William Wood and Co. New York 1907.

Stoffel: Münch. med. Wochenschr. Bd. 60, S. 175. 1913.

Stoffel: Orthopädische Operationslehre von Vulpius und Stoffel. Stuttgart 1913.

Stoffel: Münch. med. Wochenschr. Bd. 60, S. 1365. 1913.

Stoffel: Verhandlungen der Deutschen orthopädischen Gesellschaft. Zeitschr. f. orthop. Chirurg. Bd. 35, S. 64. 1915.

Stoffel: Münch. med. Wochenschr. Bd. 62, S. 201. 1915.

Stoffel: Arch. f. Psychiatr. Bd. 57, S. 880. 1917.

Stookey: Surgical and mechan treatment of periph. nerves 1922.

Veraguth: Handbuch der inneren Medizin (Bergmann-Staehlin) Bd. 5. 1925. Erkrankungen der peripheren Nerven.

Viennay: Thèse de Lyon 1902.

VI. Anatomie und Physiologie des Plexus brachialis und Plexus lumbosacralis.

1. Plexus brachialis.

Die Nerven, welche die Muskeln der oberen Extremität versorgen, stammen in der Regel aus den Rami anteriores des vierten bis achten Zervikal- und ersten Thorakalnerven. Wenn der Anteil, den der vierte Zervikalnerv an der Plexusbildung nimmt, sehr stark, der des ersten Thorakalnerven aber nur gering entwickelt ist, spricht man von präfixiertem Typ des Plexus brachialis (Harris). Wenn im Gegenteil der vierte Zervikalnerv gar nicht in die Formierung des Plexus einbezogen ist, der erste Thorakalnerv aber mit einer beträchtlichen Fasermasse und neben ihm auch noch der zweite Thorakalnerv zum Aufbau des Plexus beiträgt, so spricht man von postfixiertem Plexustyp. Zwischen diesen beiden Extremen, dem präfixierten und dem postfixierten Plexustyp, gibt es zahlreiche Zwischenstufen je nach der stärkeren oder schwächeren Beteiligung der vierten Zervikalis einerseits und der ersten Thorakalis andererseits.

Aus dem Plexus gehen einmal eine Reihe sog. direkter Plexusnerven hervor, der N. dorsalis scapulae, der N. suprascapularis, der Thoracicus longus, der N. subclavius, die Nervi thoracici anteriores, die Nervi subscapulares und der Nervus thoracicodorsalis. Die Hauptplexusmasse formiert sich zu den drei großen Plexussträngen, dem Fasciculus posterior, Fasciculus lateralis und Fasciculus medialis. Aus dem Fasciculus posterior geht der N. axillaris und der Nervus radialis hervor, aus dem Fasciculus lateralis der Muskulokutaneus und die sog. laterale Medianuswurzel, aus dem Fasciculus medialis der Cutaneus humeri internus, Cutaneus antibrachii medialis, der Ulnaris und die mediale Medianuswurzel. An der Stelle, wo laterale und mediale Medianuswurzel sich in der sog. Gabel zum Nervus medianus vereinigen, erreicht der Plexus grobanatomisch sein distales Ende. Es sei aber an dieser Stelle nochmals darauf hingewiesen, daß die so oft vorkommenden Anastomosen zwischen den verschiedenen peripheren Nerven gleichsam einen in die Peripherie verschobenen Teil des Plexus darstellen und daß auch die innerhalb der Nervenstämme vorhandenen zahlreicheren interfaszikulären Anastomosen der feinste faßbare Ausdruck der Plexusbildung sind. Sinn und Zweck der gesamten Plexusbildung ist der, jedem einzelnen Muskel seine efferenten und jedem Hautbezirke seine afferenten Fasern, die fast durchweg aus mehreren spinalen Segmenten stammen, zuzuführen. Das geschieht teilweise durch den Plexus s. str., teilweise durch die Anastomosen zwischen den peripheren Nervenstämmen und letzten Endes durch die zahlreichen interfaszikulären Plexusbildungen innerhalb der einzelnen Nervenstämme

Entwicklungsgeschichtlich weist der Plexus in seiner Anlage eine dorsale und eine ventrale Platte auf. Aus der dorsalen Platte gehen der Nervus dorsalis scapulae, der Nervus suprascapularis, der Nervus thoracicus longus, die Nervi subscapulares, der Nervus thoracodorsalis, der Nervus axillaris, der Nervus radialis und ein Teil des Nervus cutaneus humerei internus hervor, aus der ventralen Platte der Nervus subclavius, die Nervi thoracici anteriores, der Nervus musculocutaneus, Nervus medianus, Nervus ulnaris und Nervus cutaneus antibrachialis medialis hervor. Die Nerven der dorsalen Plexusplatte versorgen die Muskeln, welche aus der primären dorsalen Muskelplatte der Extremität hervorgehen, die Nerven der ventralen Plexusplatte die Muskeln, welche der primären ventralen Muskelplatte entsprechen. Einzelne Muskeln, welche

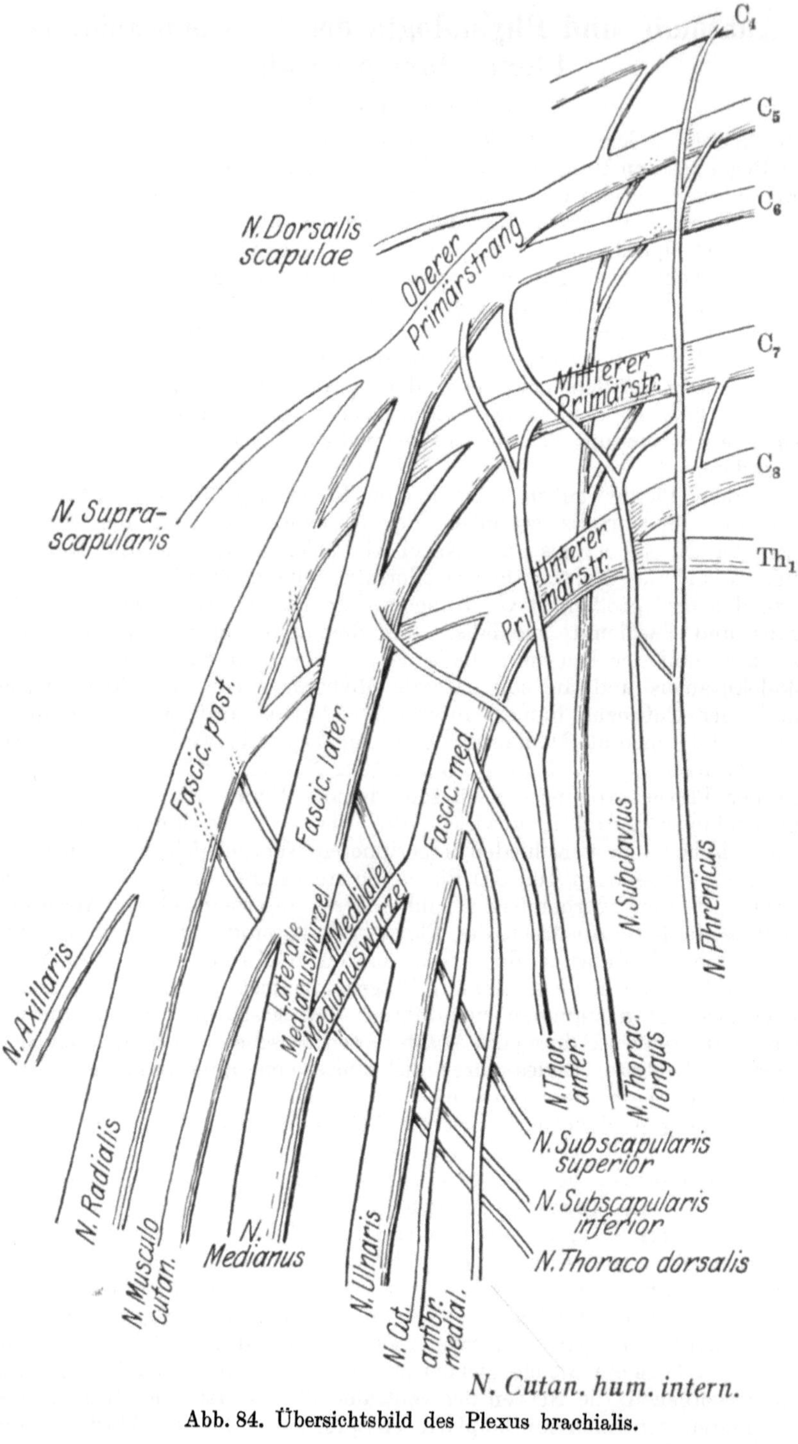

Abb. 84. Übersichtsbild des Plexus brachialis.

teils aus der primärventralen, teils aus der primärdorsalen Muskelplatte der
Extremität entstehen, erhalten Nervenzweige sowohl von den aus der dorsalen

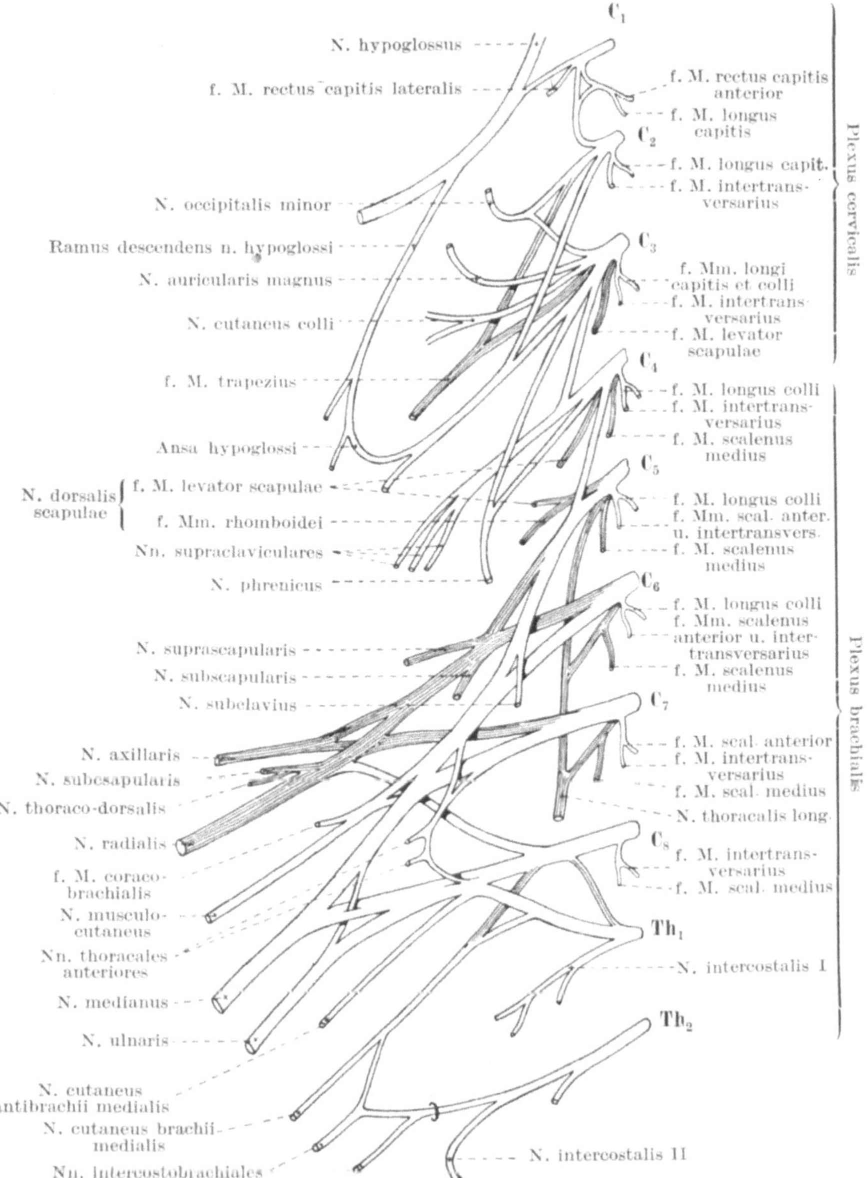

Abb. 85. Rechter Plexus cervicalis und brachialis, schematisch, von vorn. (Nach P. Eisler.)
(Die dunkel schraffierten Stämme sind Derivate der dorsalen Plexushälfte.)

wie von den aus der ventralen Plexusplatte hervorgehenden Nervenstämmen.
Das bekannteste Beispiel ist der Musculus brachialis internus der vom
Nervus musculocutaneus und vom Nervus radialis versorgt wird.

Besonders hinweisen möchte ich aber darauf, daß die dorsale und ventrale Plexusplatte und alle aus ihnen hervorgehenden Nerven aus den Rami anteriores (ventrales) der Spinalnerven stammen und daß nicht etwa die Nerven der dorsalen Plexusplatte als Abkömmlinge der Rami posteriores der Spinalnerven betrachtet werden dürfen.

Nach Schuhmacher kann sich die ontogenetisch und phylogenetisch primäre Gliederung des Plexus in eine ventrale und eine dorsale Platte manchmal beim Erwachsenen erhalten. Aus der einfachen dorsalen Faserplatte entspringen

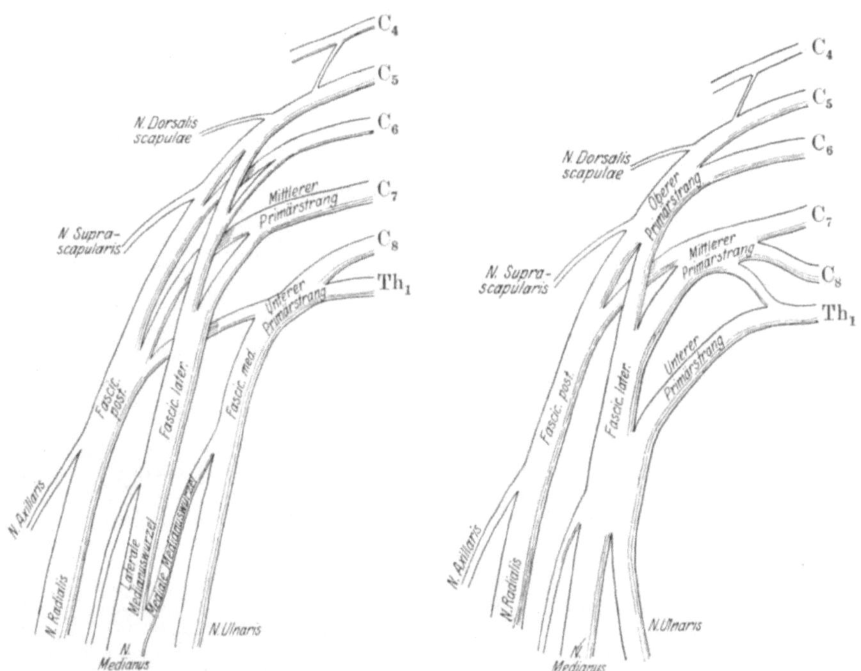

Abb. 86. Abnormes Verhalten des Plexus brachialis. C₅ und C₆ vereinigen sich nicht zum oberen Primärstrang, entsenden dafür je gesonderte Teilstränge in den Fascicul. post. und Fascicul. lat. (Nach Borchardt.)

Abb. 87. Abnormes Verhalten des Plexus brachialis. C₇ und C₈ vereinigen sich zum mittleren Primärstrang, Th₁ sendet eine Anastomose in diesen. Der ganze Plexus zeigt deutlich die ursprüngliche Anlage einer dorsalen und ventralen Platte.

der Nervus dorsalis scapulae, der Nervus suprascapularis, der Nervus thracicus longus, die Nervi subscapulares, der Nervus thoracodorsalis, Nervus axillaris und radialis, aus der ventralen der Nervus subclavius, Nervi thoracici anteriores, Nervus musculocutaneus, Nervus medianus, Nervus ulnaris und Cutaneus antibrachialii medialis. Das aber ist zweifellos ein sehr seltenes Vorkommnis.

Wir unterscheiden im Plexus drei Gebiete, das proximale Gebiet der aus den Spinalnerven hervorgehenden Plexuswurzeln, das distale Gebiet der drei Hauptstränge, Fasciculus posterior, lateralis und medialis, und zwischen beiden das sog. Übergangsgebiet.

1. Gebiet der Plexuswurzeln. C₄ beteiligt sich an der Bildung des Plexus brachialis in der Regel nur mit einem Verbindungszweig zum fünften Zervikalnerven. Bei präfixiertem Plexustyp ist dieser Zweig stark entwickelt, beim postfixiertem Typus fehlt er ganz; Th₁ geht zum größten Teil in der

Bildung des Plexus brachialis auf; bei präfixiertem Plexustyp ist der Anteil geringer. Beim postfixierten Typus nimmt außer Th_1 auch noch Th_2 mit einem Verbindungszweig an dem Aufban des Plexus teil. Zwischen Th_1 und C_8 oder zwischen C_7 und C_8 kann ein Verbindungszweig (vgl. Abb. 84 u. 85) bestehen.

Aus dem fünften Zervikalnerven entspringt, nachdem er den Verbindungszweig von C_4 her aufgenommen hat, der Nervus dorsalis scapulae, und zwar geht derselbe aus der dorsalen Seite des fünften Zervikalnerven hervor. Ebenfalls aus der dorsalen Partie des fünften, sechsten und zumeist auch des siebenten Zervikalnerven ent-springt mit seinen drei Ursprungswurzeln der Nervus thoracicus longus. Aus C_5, aber aus der vorderen Partie, entspringt manchmal eine der Ursprungswurzeln des Nervus phrenicus, der in der Hauptsache aus C_4 und oft auch aus C_3 entspringt. Ferner entspringen aus den Rami anteriores der an der Bildung des Plexus brachialis beteiligten Spinalnerven, also direkt aus den Plexuswurzeln kurze Äste für den Musculus longus colli (cervicalis), Scalenus anterior, Scalenus medius und die Intertransversarii cervicis sowie der meist sehr schwach entwickelte Nervus intercostalis I und der Nervus inter-costalis II, die aber alle eigentlich nicht zum Plexus brachialis im engeren Sinne gerechnet werden (vgl. Abb. 85).

2. Übergangsgebiet. Der fünfte und der sechste Zervikalnerv vereinigen sich alsbald zu einem dicken Strang, dem oberen Primärstrang, der siebente Zervikalnerv verläuft in der Regel iso-liert, den mittleren Primärstrang bildend, während C_8 und Th_1 sich wieder zu einem gemeinsamen Strange, dem unteren Primärstrang vereinigen.

Es kommen aber auch, wie Borchardt gezeigt hat, Varietäten vor, indem manch-mal C_5, C_6 und C_7 isoliert verlaufen und nur C_8 und Th_1 zu einem Strang vereint sind (vgl. Abb. 86); oder C_5 und C_6 sind zu einem, C_7 und C_8 zu einem zweiten Strang vereint, Th_1 aber verläuft isoliert (vgl. Abb. 87).

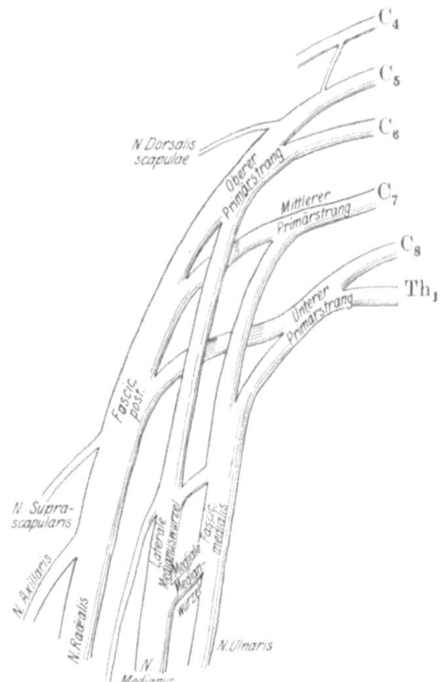

Abb. 88. Abnormes Verhalten des Plexus brachialis. C_7 entsendet keinen Teilstrang zum Fascicul. lateralis, sondern zum Fasci-cul. medialis; dieser letztere gibt eine starke Anastomose an den Fascicul. lateralis bzw. die laterale Medianuswurzel ab.

Aus dem oberen Primärstrang entspringt von dessen Vorderseite der Nervus subclavius, der in den Musculus subclavius tritt; er gibt oft eine Anastomose in den Phrenikus ab, erhält aber auch seinerseits nicht selten eine solche aus dem Phrenikus. Außerdem entspringt aus dem oberen Primär-strang eines der Ursprungsbündel der Nervi thoracici anteriores, das manchmal einem völlig selbständigen Verlauf bis zum Muskel nimmt, dessen klavikuläre Portion es versorgt. Ferner gibt der obere Primärstrang von seiner hinteren lateralen Kante den Nervus suprascapularis ab. Der obere Primär-strang gabelt sich alsdann in zwei Teilstränge, einen hinteren lateralen, der

in den Fasciculus posterior führt, und einen vorderen medialen, der in den
Fasciculus lateralis führt. Von der Hinterseite des zum Fasciculus posterior
führenden Teilstranges entspringt manchmal der obere Nervus subscapularis
zum Musculus subscapularis. Und gar nicht selten geht auch der Nervus suprascapularis aus ihm statt aus dem Primärstrang selbst hervor. Aus dem zum
Fasciculus lateralis führenden Teilstrang, statt aus dem Primärstrang selbst,
können der Nervus subclavius und und der oberste Zweig der Nervi thoracici
anteriores entspringen. Manchmal kann auch ein Ast eines zum Musculus
coracobrachialis selbständig führenden Nerven aus ihm hervorgehen.

Der aus der isoliert bleibenden C_7 hervorgehende mittlere Primärstrang
teilt sich ebenfalls in zwei Teilstränge, einen hinteren zum Fasciculus posterior,
und einen vorderen zum Fasciculus lateralis. Von dem aus dem mittleren Primärstrang hervorgehenden Teilstrange zum Fasciculus lateralis, bzw. vom mittleren
Primärstrange selbst entspringt ein weiterer wesentlicher Teil der Nervi thoracici
anteriores zum Pectoralis major und minor. Auch kann aus dem zum Fasciculus
lateralis führenden Teilstrange des mittleren Primärstranges ein weiterer Ursprungsast des zum Musculus coracobrachialis führenden selbständigen Nerven
hervorgehen. Bei postfixierter Plexusanlage ist dieser Ursprungsast besonders stark.
Gelegentlich geht ein Ursprungszweig eines der Nervi subscapulares aus dem vom
mittleren Primärstrang zum Fasciculus posterior führenden Teilstrange hervor.

Der untere Primärstrang teilt sich auch in zwei Teilstränge, einen
hinteren, der in den Fasciculus posterior führt, und einen vorderen, der zum
Fasciculus medialis wird. Von dem unteren Primärstrang selbst oder aus dem
von ihm zum Fasciculus posterior führenden Teilstrange entspringt manchmal
der Nervus subscapularis inferior oder einer seiner Ursprungsäste. Gelegentlich
geht aus dem unteren Primärstrang der Nervus cutaneus humeri internus
hervor.

Wenn C_5 und C_6 isoliert bleiben und sich nicht zu einem Primärstrang vereinigen,
so geben sie jeder einen hinteren Teilstrang ab, die sich beide vereinigen und in
den Fasciculus posterior führen, und je einen vorderen Teilstrang, die beide in den
Fasciculus lateralis führen. (Vgl. Abb. 86.) Es kommt auch vor, daß C_7 keinen Teilstrang an den Fasciculus lateralis abgibt, sondern statt dessen einen Teilstrang an
den Fasciculus medialis (vgl. Abb. 88). Wenn C_7 und C_8 sich zu einem gemeinsamen Strang vereinigen, während Th_1 isoliert bleibt, gibt dieser gemeinsame mittlere
Primärstrang einen hinteren Teilstrang ab, der in den Fasciculus posterior führt,
und einen oder zwei vordere Teilstränge, die in den Fasciculus lateralis führen
(vgl. Abb. 87). Die isolierte Th_1 gibt in diesem Falle bald nach ihrem Austritt eine
Anastomose an den mittleren Primärstrang ab und wird größtenteils selbst zum
Fasciculus medialis. Wenn die weiter oben erwähnte Verbindung zwischen der
siebenten und achten Plexuswurzel (Abb. 84) fehlt, kann der mittlere Primärstrang eine Anastomose in dem unteren Primärstrang entsenden.

3. Das distale Gebiet der drei Hauptstränge. Der Fasciculus
posterior, der also aus der Vereinigung der dorsalen Teilstränge der drei
Primärstränge entsteht und somit aus allen Plexuswurzeln Fasern bezieht, läßt
die Nervi subscapulares und den Nervus thoracodorsalis hervorgehen. Daß manchmal einer der Nervi subscapulares oder ein Ursprungszweig
eines solchen schon aus zentraleren Abschnitten des Plexus hervorgehen kann,
ist schon erwähnt. Daß der Nervus thoracodorsalis manchmal nicht aus dem
Fasciculus posterior, sondern aus dem Nervus axillaris und relativ selten aus
dem Nervus radialis entspringen kann, ist schon im Kapitel 1, S. 793 vermerkt
worden. Der Fasciculus posterior teilt sich nach Abgabe der Nervi subscapulares
und des Nervus thoracodorsalis in den lateralen Nervus axillaris und den
medialen Nervus radialis. Manchmal kommt es auch vor, daß sich der
Nervus suprascapularis erst sehr tief formiert und von der lateralen hinteren

Kante des Fasciculus posterior entspringt. Selten kommt es vor, daß sich die
dorsalen Teilstränge des oberen, mittleren und unteren Primärstranges nicht
zu einem gemeinschaftlichen Fasciculus posterior zusammenschließen, sondern
daß sie zwei gesonderte Faszikel bilden, deren einer in den Nervus axillaris und
der andere in den Nervus radialis übergeht. Die Nervi subscapulares und der
Nervus thoraco-dorsalis entspringen unter diesen Umständen teils aus dem
Axillaris, teils aus dem Radialis.

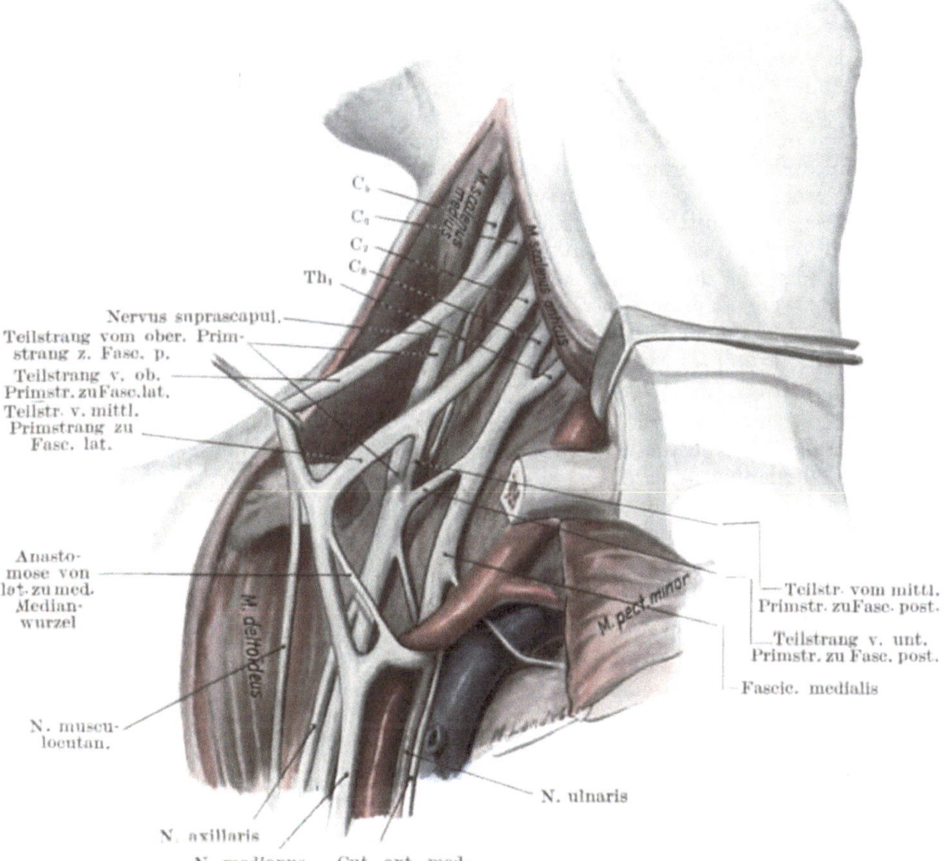

Abb. 89. Abnormes Verhalten des Plexus brachialis. Musculo-cutaneus entspringt nicht
vom Fasc. lat., sondern vom Teilstrang des oberen Primärstranges zum Fasc. lat.
Anastomose von der lateralen zur medialen Medianuswurzel. (Nach Borchardt.)

Wenn C_5 und C_6 isoliert bleiben (vgl. Abb. 86), so nimmt der Fasciculus posterior
seinen Ursprung aus vier dorsalen Teilsträngen, die aus C_5, C_6, C_7 und aus der vereinigten C_8 und Th_1 hervorgehen. Hierbei vereinigen sich die beiden oberen und die
beiden unteren Teilstränge zu je einem gemeinsamen Strang, die sich ihrerseits
beide zum Fasciculus posterior zusammenlegen. Wenn C_7 und C_8 zu einem gemeinsamen Primärstrang sich vereinigen und Th_1 isoliert bleibt (vgl. Abb. 87), so geht
der Fasciculus posterior nur aus zwei Teilsträngen, dem aus der vereinigten C_5
und C_6, und dem aus der vereinigten C_7 und C_8 entspringenden Teilstrange hervor.
Ein Teilstrang aus Th_1 fehlt; er wird ersetzt durch die bereits vorhin erwähnte
Anastomose von Th_1 zum mittleren Primärstrang.

Der Fasciculus lateralis entsteht aus den beiden ventralen Teilsträngen, des oberen und mittleren Primärstranges. Aus dem Fasciculus lateralis entspringt manchmal ein Teil der Nervi thoracici anteriores; der Ursprung dieser Nerven ist dann sozusagen von den Ursprungssträngen des Fasciculus lateralis auf diesen letzteren selbst nach unten verschoben. Der Fasciculus lateralis teilt sich in den lateralen Muskulokutaneus und die laterale Medianuswurzel. Der Abgang des Muskulokutaneus variiert der Höhe nach erheblich, manchmal geht er hoch oben ab, bisweilen sogar von dem aus dem oberen Primärstrang hervorgehenden Teilstrang zum Fasciculus lateralis (Abb. 88, 89); manchmal erst ganz tief, nachdem sich die laterale Medianuswurzel bereits mit der medialen zum Nervus medianus vereinigt hat, also erst vom Medianus selbst. Die laterale Medianuswurzel hat infolge der sehr verschiedenen Höhe des Abganges des Nervus musculocutaneus eine individuell sehr verschiedene Länge. Wie schon oben erwähnt, bildet manchmal der Teil der Fasermasse des Muskulokutaneus, welcher für gewöhnlich den Coracobrachialis versorgt, einen gesonderten Nerven, welcher teils, wie auch schon erwähnt, aus den vorderen Teilsträngen des oberen und mittleren Primärstranges zum Fasciculus lateralis, teils aus letzterem selbst gesondert entspringt. Häufig gehen aus dem Fasciculus lateralis oder aus der bereits selbständig formierten lateralen Medianuswurzel ein oder zwei Verbindungsstränge zum Fasciculus medialis oder zu der aus diesem hervorgehenden medialen Medianuswurzel herüber (Abb. 89).

Diese Verbindungsstränge stehen in Wechselbeziehung zu den früher erwähnten Anastomosen von C_8 zu Th_1 oder vom mittleren Primärstrang zum unteren Primärstrang. Sie sind vorhanden und kräftig entwickelt, wenn letztere fehlen und vice versa. Manchmal durchsetzen diese Verbindungsstränge die mediale Medianuswurzel (Abb. 85) und münden in den Nervus ulnaris ein; manchmal ziehen sie hinter oder vor der medialen Medianuswurzel als freie Stränge zum Nervus ulnaris (Abb. 84).

Wenn C_5 und C_6 keine Vereinigung zu einem oberen Primärstrang eingehen, so geben sie jede einen Teilstrang zum Fasciculus lateralis ab, der in diesem Falle also aus drei Teilsträngen, aus C_5, C_6 und C_7 entsteht. Es kommt auch vor, daß wenn der Teilstrang aus C_7 zum Fasciculus lateralis fehlt, letzterer allein aus dem oberen Primärstrang hervorgeht (Abb. 88). Der Teilstrang aus dem mittleren Primärstrang wird dann ersetzt durch einen Teilstrang, der von C_7 zum Fasciculus medialis führt und aus diesem durch eine Anastomose zur lateralen Medianuswurzel weitergeleitet wird. Wenn C_7 und C_8 sich zu einem gemeinsamen Primärstrang vereinigen, so entsteht der Fasciculus lateralis aus Teilsträngen, welche aus dem oberen Primärstrang und aus dem aus der Vereinigung von C_7 und C_8 zusammengesetzten Primärstrange hervorgehen.

Der Fasciculus medialis entsteht aus dem aus C_8 und Th_1 hervorgehenden unteren Primärstrang, also in der Hauptsache aus C_8 und Th_1. C_7 beteiligt sich an seiner Zusammensetzung nur durch die von C_7 zu C_8 oder vom mittleren zum unteren Primärstrang ziehende Anastomosen, die aber auch fehlen können und dann durch die vom Fasciculus lateralis zum Nervus ulnaris hinziehenden

Erklärung

zu Abb. 90. Anatomisches Präparat des Plexus brachialis (S. 937).

1. N. phrenicus. 2. N. dorsalis scapulae. 3. N. accessorius. 4. Ram. M. trapezil. 5. N. suprascapularis. 6. Pars fascic. post. (e. C. 7). 7. Costa I. 8. Pars fasc. post. (e. C. 8). 9. M. omohyoideus. 10. A. V. transversa scapulae. 11. N. thorac. anter. 12. N. axillaris. 13. V. cephalica. 14. A. axillaris. 15. N. radialis. 16. N. musculocutaneus. 17. N. medianus. 18. N. ulnaris. 19. N. cutaneus antebrachii medialis. 20. A. brachialis. 21. V. axillaris. 22. N. thoraco-dorsalis. 23. N. thoracicus longus. 24. N. cutaneus hum. int. 25. N. thoracal. ant. (Ram. prof.). 26. V. cephalica. 27. Nn. thoracales ant. 28. M. subclavius. 29. V. subclavia. 30. A. V. transversa scapulae. 31. A. subclavia. 32. V. cervicalis profunda. 33. V. vertebralis. 34. M. omohyoideus. 35. A. transversa colli. 36. N. subclavius.

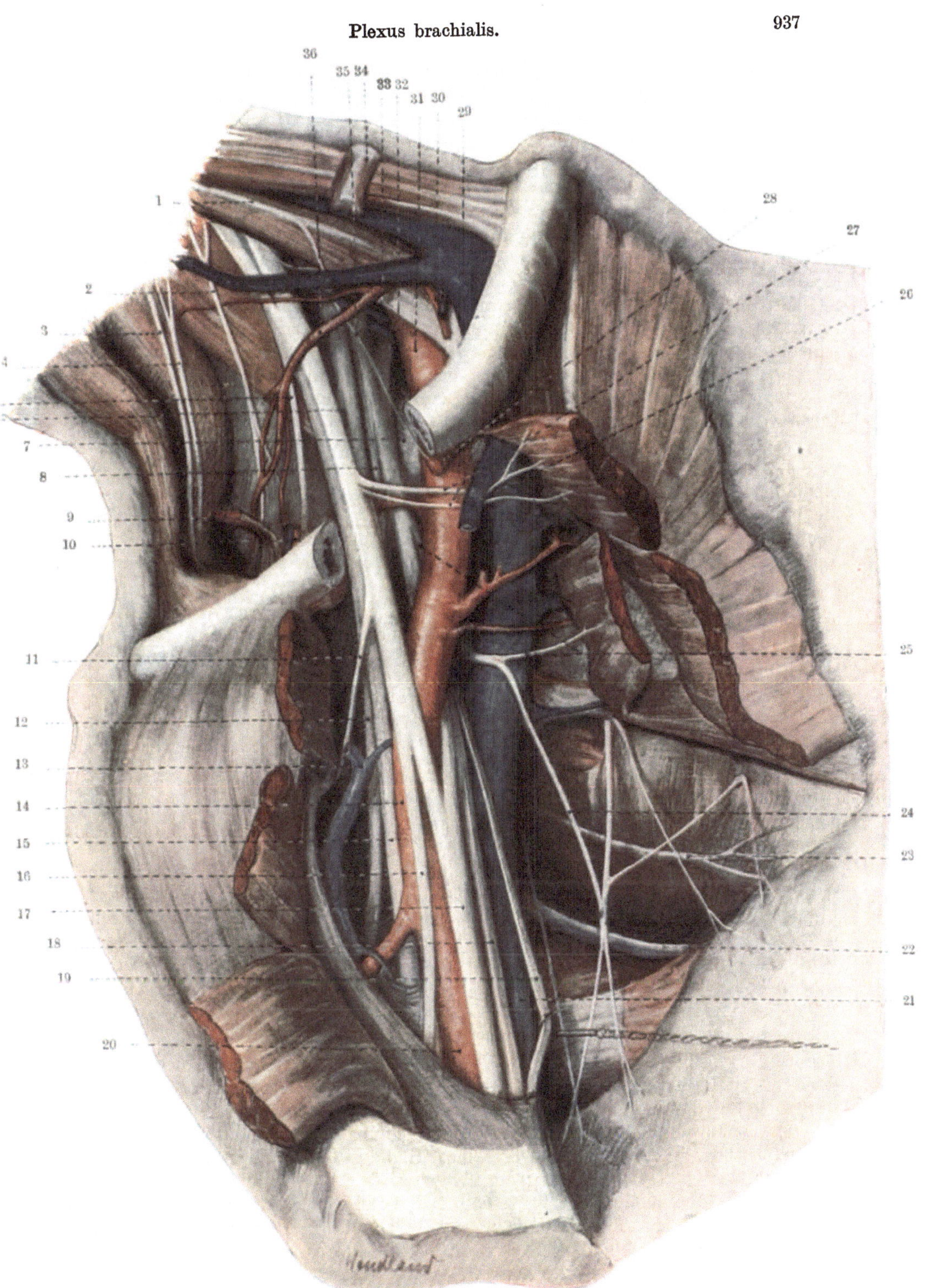

Abb. 90.   Anatomisches Präparat des Plexus brachialis.   (Nach Borchardt: Bruns' Beiträge 101.)   (Erklärung hierzu s. S. 936.)

Verbindungsstränge ersetzt werden können (Abb. 85 u. 84). Aus dem Fasciculus medialis geht erstens ein Nervus thoracicus anterior ab, der meist hinter der Arteria subclavia in den Pectoralis minor eintritt (Nervus thoracicus profundus) (Abb. 89 u. 90). Zweitens entspringt aus dem Fasciculus medialis der Cutaneus humeri internus, der manchmal wie schon erwähnt, bereits aus zentraleren Partien des Plexus, manchmal umgekehrt erst aus dem bereits formierten folgenden Aste des Fasciculus medialis, dem Cutaneus antibrachii medialis hervorgeht. Der Fasciculus medialis selbst teilt sich nach Angabe dieser drei oder zwei Äste in zwei Teile, einen lateralen, die mediale Medianuswurzel und einen medialen, den Nervus ulnaris. Die mediale Medianuswurzel erhält sehr oft eine oder zwei Anastomosen vom Fasciculus lateralis oder der lateralen Medianuswurzel. Laterale und mediale Medianuswurzel vereinigen sich zum Medianusstamm. Diese Vereinigungsstelle kann sehr hoch, aber auch sehr tief liegen; im letzteren Falle wird die laterale und meist auch die mediale Medianuswurzel auffallend lang. Auch schwankt die Ursprungsstelle des Nervus ulnaris vom Fasciculus medialis, sie kann sehr hoch, aber auch sehr tief liegen; im letzteren Falle ist die mediale Medianuswurzel sehr kurz und stellt nur ein quer von der Arteria axillaris zur lateralen Medianuswurzel hinüberziehendes plattes Band dar. Die Stärke der medialen Medianuswurzel in ihrem Verhältnis zur lateralen ist auch großen individuellen Schwankungen unterworfen. Ausnahmsweise kann sie auch hinter der Arteria axillaris verlaufen. Sowohl die laterale wie die mediale Medianuswurzel können gedoppelt sein.

Manchmal erhält der Fasciculus medialis einen Teilstrang aus C_7 (Abb. 88) und gibt bald nach Aufnahme desselben eine Anastomose zum Fasciculus lateralis oder zur lateralen Medianuswurzel ab. Dieses Verhalten besteht dann, wenn C_7 keinen eigenen Teilstrang zum Fasciculus lateralis entsendet. Gar nicht selten setzt sich auch die bereits oben erwähnte, von der lateralen Medianuswurzel zur medialen hinziehende Anastomose durch die mediale Medianuswurzel hindurch bis in den Nervus ulnaris fort. Wenn C_7 und C_8 sich zu einem gemeinsamen Primärstrang vereinigen und Th_1 isoliert bleibt, so kommt es vor, daß sich letztere, nachdem sie den oben genannten N. thoracicus profundus, den Cutaneus humeri internus und Cutaneus antibrachii medialis abgegeben hat, mit dem Fasciculus lateralis zu einem gemeinsamen Strange vereint, aus dem neben dem Medianus und Muskulokutaneus auch der Ulnaris hervorgeht (Abb. 87).

Nach dieser anatomischen Darstellung des Plexus brachialis wollen wir verfolgen, wie die Nervenfasern der einzelnen Muskeln der oberen Extremität aus ihren verschiedenen spinalen Ursprungssegmenten durch den Plexus hindurch in die einzelnen motorischen Nerven und mit diesen zu den Muskeln gelangen. Wir wissen seit langem, daß fast jeder Muskel einen sog. plurisegmentalen Ursprung hat, d. h. daß sein spinales Kerngebiet sich über mehrere spinale Segmente erstreckt. Über die Beziehungen der einzelnen Muskeln zu den verschiedenen Rückenmarkssegmenten haben wir gerade aus den Kriegserfahrungen besonders durch zahlreiche Fälle von Schädigung der spinalen Kerne und der spinalen Wurzeln sehr wichtige Aufschlüsse erhalten und unsere bereits im Frieden gewonnenen Ansichten weitgehend bestätigt gefunden. Durch zahlreiche elektrische Reizversuche der vorderen Rückenmarkswurzeln, der Plexuswurzeln, einzelner Stränge des Übergangsgebietes des Plexus, der drei Hauptstränge des Plexus, der lateralen und der medialen Medianuswurzel sind die Ansichten über den inneren funktionellen Aufbau des Plexus sehr gefördert worden. Ebensoviel haben aber dazu zahlreiche Plexusoperationen beigetragen, welche die Zerstörung ganz bestimmter einzelner Stränge aufdeckten, der klinisch ganz bestimmt begrenzte Muskellähmungen, ganz bestimmte Lähmungstypen entsprachen.

Tabelle 2. Kernsäulen des Halsmarkes.

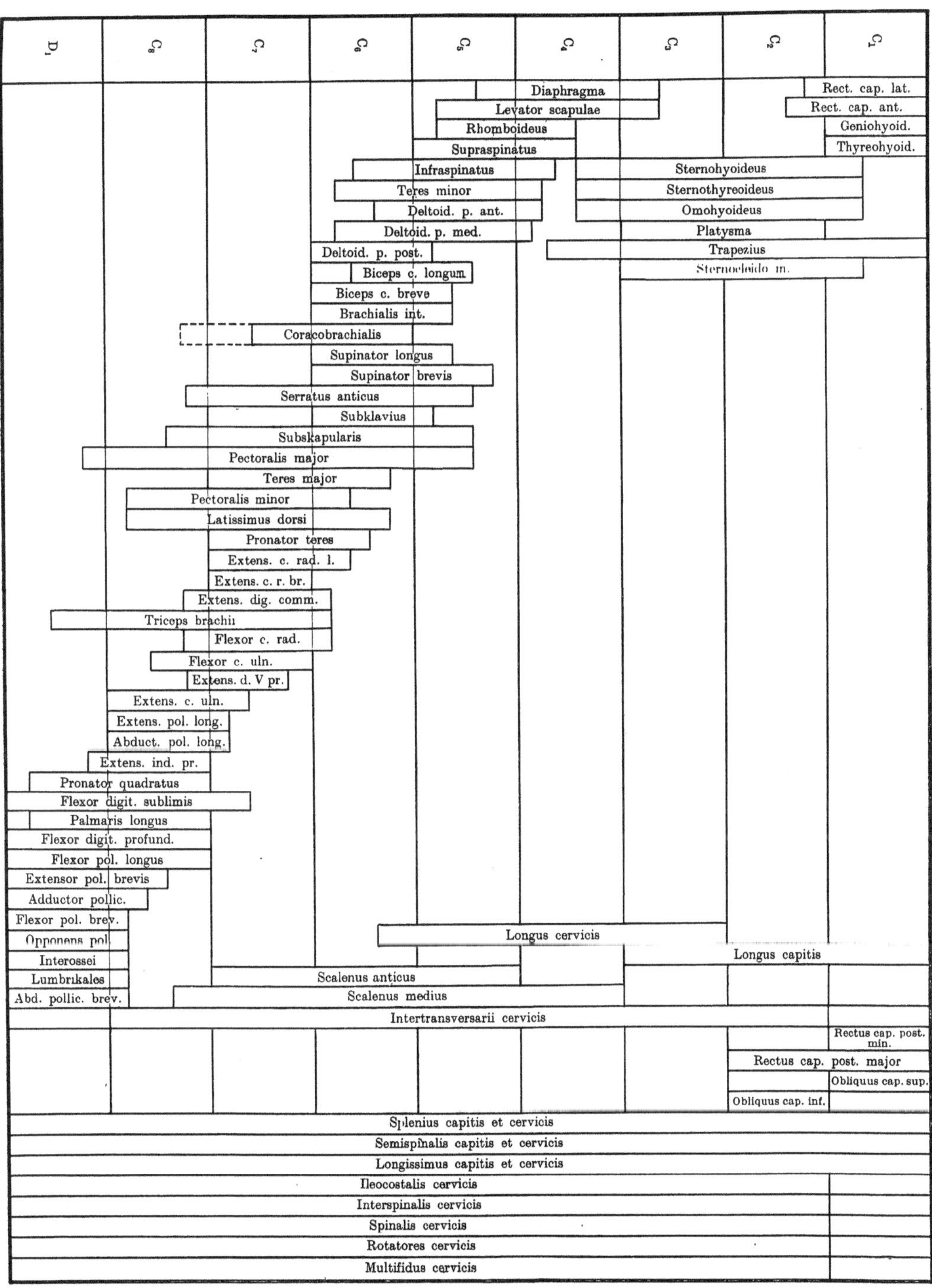

In der Tabelle 2, S. 939 habe ich zunächst die Ursprünge der Nervenbahnen der einzelnen Muskeln aus den verschiedenen spinalen Segmenten eingetragen. Das Kerngebiet eines jeden Muskels stellt eine Säule dar, welche sich durch 2, 3, 4, 5 Segmente hindurch erstreckt. Diese Tabelle ist von mir auf Grund der Ergebnisse der elektrischen Reizung der einzelnen vorderen Rückenmarkswurzeln bzw. der einzelnen Plexuswurzeln, die ich an nahezu 100 Fällen vorgenommen habe, zusammengestellt. Da nicht nur normale Wurzeln, sondern besonders oft auch die Wurzeln von Fällen mit spinalen Kernlähmungen einerseits und Zerstörungen einzelner Plexusstränge oder peripherer Nerven andererseits gereizt wurden, so hat die Tabelle einen Anspruch auf relativ große Vollständigkeit. Bei der Reizung einer normalen Wurzel ist nicht immer genau festzustellen, welche Muskeln sich tatsächlich kontrahieren. Die Kontraktion eines Muskels kann durch die anderer Muskeln verdeckt werden. Z. B. verschwindet bei der Reizung von C_5 unter normalen Verhältnissen die Kontraktion des Musculus subscapularis, des Innenrotators des Humerus, ganz hinter der viel stärkeren Wirkung der Außenrotatoren, Supraspinatus, Infraspinatus und Teres minor. Sind aber durch eine spinale Kernerkrankung oder durch Läsion des Nervus axillaris und Nervus suprascapularis die Außenrotatoren ganz gelähmt, so tritt bei der Reizung von C_5 die Kontraktion des Subskapularis deutlich hervor. Bei Reizung von Th_1 überwiegt unter normalen Verhältnissen die Kontraktion des Flexor digitorum sublimis und profundus und Flexor pollicis longus so stark, daß die Kontraktion der Interossei, des Extens. pollicis brev. und der Muskeln des Daumenballens manchmal gar nicht erkennbar ist. Besteht aber eine Lähmung der langen Fingerbeuger, so tritt die Wirkung des Ext. poll. und der kleinen Handmuskeln prompt zutage. Für die Aufstellung der Tabelle der spinalen Segmentbezüge der einzelnen Muskeln sind aber von mir auch zahlreiche Fälle herangezogen worden, in denen eine oder mehrere bestimmte Wurzeln durchtrennt worden waren, und infolgedessen bestimmte Muskeln gelähmt oder merklich paretisch waren.

Zum Verständnis der Tabelle muß darauf hingewiesen werden, daß keineswegs in jedem einzelnen Falle ein bestimmter Muskel aus allen den spinalen Segmenten innerviert wird, durch welche sich in der Tabelle die ihm zugehörige Kernsäule hindurch erstreckt. Diese Tabelle ist aus den Einzelergebnissen, die ich in zahlreichen verschiedenen Fällen gewonnen habe, kollektiv zusammengestellt. Im einzelnen Falle kann eine der Wurzeln, entweder die kranialste oder die kaudalste keinen Anteil an der Versorgung des betreffenden Muskels haben. Beim präfixierten Typus der Plexus brachialis werden Rhomboideus, Teres minor, Supraspinatus, Infraspinatus und Teile des Deltoideus zum beträchtlichen Teile aus C_4 innerviert; beim postfixierten Typus ist C_5 das kranialste Segment aus dem sie Bezüge erhalten. Beim präfixierten Plexustyp reicht die Kernsäule des Coracobrachialis proximal bis C_5 und distal nicht bis nach C_7 herab, beim postfixierten Typus hingegen beginnt sie erst in C_6, hat ihre Hauptausdehnung in C_7 und kann gelegentlich bis C_8 herabreichen. Ähnliche Betrachtungen lassen sich für die Kernsäulen vieler anderer Muskeln anstellen.

Die Tabelle, 3 S. 941 gibt ebenso Auskunft darüber, welche Muskeln aus jedem einzelnen spinalen Segment nach meinen Feststellungen innerviert werden. Die an verschiedenen Stellen vorgenommenen Einklammerungen bedeuten, daß der betreffende Muskel nur selten aus diesem Segmente einen Bezug erhält.

Im einzelnen bemerke ich zu den Ergebnissen der elektrischen Reizung der Wurzeln folgendes: Bei der elektrischen Reizung von C_4 ist die Phrenikuswirkung am hervorstechendsten; außerdem erfolgt Außenrotation des Oberarmes (Supraspinatus, Infraspinatus, Teres minor), sowie Kontraktion des

Tabelle 3.

C 4	Diaphragma Levator scapulae Rhomboideus Supraspinatus Infraspinatus Teres minor (Deltoideus)	**C 7**	Extensor carp. rad. brev. Extensor digitorum com. Triceps Flexor carpi radialis Flexor carpi ulnaris Ext. dig. V propr. (Extensor carpi ulnaris) (Extensor pollicis longus) (Abductor pollicis longus) Flexor digitorum sublimis
C 5	Diaphragma Levator scapulae Rhomboideus Supraspinatus Infraspinatus Teres minor Deltoideus Biceps Brachialis internus (Coracobrachialis) Supinator longus Supinator brevis Serratus anticus (oberste Zacken) Subclavius Subscapularis Pectoralis major (port. clavic.)	**C 8**	(Coracobrachialis) (Serratus anticus) Subscapularis Pectoralis major Pectoralis minor Latissimus dorsi Extensor digitorum com. Triceps Flexor carpi radialis Flexor carpi ulnaris Extensor digit. V propr. Extensor carpi ulnaris Extensor pollicis longus Abductor pollicis longus Extensor indicis proprius Pronator quadratus Flexor digitorum sublim. Palmaris longus Flexor dig. profd. Flex. poll. long. Extensor pollicis brevis Adductor pollicis Flexor pollicis brevis Opponens Interossei Lumbricales Hypothenar Abductor pollicis brevis
C 6	Infraspinatus Teres minor Deltoideus Biceps Brachialis internus Coracobrachialis Supinator longus Supinator brevis Serratus anticus Subclavius Subscapularis Pectoralis major Teres major Pectoralis minor Latissimus dorsi Pronator teres Extensor carpi radialis longus (Extensor digitorum comm.) (Triceps) (Flexor carpi radialis)	**Th 1**	Pectoralis major Triceps Extensor indicis propr. Pronator quadratus Flexor digitorum sublimis Flexor dig. profd. Palmaris longus Flexor dig. profd. Flexor pollicis longus Extensor pollicis brevis Adductor pollicis Flexor pollicis brevis Opponens Interossei Lumbricales Hypothenar Abductor pollicis brevis
C 7	Coracobrachialis Serratus anticus Subscapularis Pectoralis major Teres major Pectoralis minor Latissimus dorsi Pronator teres Extensor carpi rad. long.		

Levator scapulae und Rhomboideus. Eine Kontraktion des Deltoideus habe ich nur einmal beobachtet, sie betraf im wesentlichen nur die vordere und mittlere Portion des Muskels.

Bei Reizung von C_5 ist eine Phrenikuswirkung manchmal deutlich, oft fehlt sie aber ganz. Stets erfolgt eine Außenrotation des Oberarms (Supraspinatus, Infraspinatus, Teres minor), sie überdeckt die gleichzeitige Kontraktion des Subskapularis; letztere setzt sich aber bei Lähmung der Außenrotatoren sehr stark durch, so daß es zu einer ausgiebigen Innenrotation des Armes kommt. Im Vordergrunde steht bei der Reifung von C_5 die Deltoideuswirkung, die auch Borchardt festgestellt hat. Besonders kontrahiert sich die vordere und mittlere Portion des Muskels. Stets kontrahieren sich auch Bizeps und Brachialis internus, ersterer, besonders sein langer Kopf, kräftiger als letzterer. Die Wirkung des Supinator longus und Supinator brevis kann auch fast stets festgestellt werden, sie ist aber lange nicht so ausgiebig wie bei Reizung von C_6. Wiederholt fand ich, daß der Spuinator longus bei Reizung von C_5 gar nicht ansprach, sondern nur der Supinator brevis. Fast stets erfolgt eine Kontraktion der obersten Abschnitte des Serratus anticus. Die Kontraktion des Musculus subclavius konnte ich sehr oft am freigelegten Muskel per oculos erkennen. Sehr deutlich ist auch oft die Kontraktion der klavikulären Portion des Pectoralis major, die übrigen Portionen des Muskels bleiben ganz schlaff. Die Kontraktion der Coracobrachialis habe ich bei Reizung von C_5 nur ein einziges Mal beobachtet, sie war auch nur ziemlich geringfügig.

Bei Reizung von C_6 tritt die Wirkung der Außenrotation Infraspinatus und Teres minor nur manchmal deutlich zutage. Sie ist schon früher von Abbe festgestellt worden. Zumeist überwiegt die starke Kontraktion des Subskapularis, so daß der Arm sich nach innen rotiert. Der Deltoideus kontrahiert sich stets in allen seinen Portionen, die hintere Portion besonders kräftig. Zu einem lokomotorischen Effekt kommt es keineswegs immer, weil die gleichzeitige energische Kontraktion des Pectoralis major dies verhindert. Sobald aber letzterer zur Freilegung des Plexus mit durchtrennt ist, tritt die Deltawirkung ausgezeichnet zutage. Die Wirkung des Bizeps und Brachialis internus ist von C_6 aus wesentlich kräftiger als von C_5 aus, dasselbe gilt für Supinator longus und Supinator brevis. Die Wirkung des Supinator brevis tritt nur bei Anwendung schwächerer Ströme deutlich zutage, bei stärkeren Strömen überwiegt die gleichzeitige Kontraktion des Pronator teres und die Hand begibt sich in Pronation. In den Fällen, in welchen der Musculus coracobrachialis freigelegt war, sprach er fast stets sehr kräftig an, nur in einem Falle blieb jegliche Kontraktion aus, es war ein Fall, in dem auch andere Hinweise dafür bestanden, daß es sich um eine postfixierte Plexusanlage handelte. Der Serratus anticus kontrahiert sich bei Reizung von C_6 stets sehr kräftig; ebenso konnte in allen Fällen, in denen der Subklavius freigelegt war, dessen Kontraktion festgestellt werden. Die Zusammenziehung des Teres major und Latissimus war stets nachweisbar, sie reicht aber, im Falle der Durchtrennung des Pectoralis major meist nicht aus, um die Erhebung des Oberarmes unter der Wirkung des Deltoideus zu verhindern. Die Kontraktion des Teres major bei Reizung von C_6 ist früher schon von Abbe beobachtet worden. Die Kontraktion des Pectoralis minor sieht man sehr schön am freigelegten Muskel. Sie kann gelegentlich bei Reizung von C_6 fehlen. Der kräftigen Kontraktion des Pectoralis major ist schon oben Erwähnung getan, sie ist auch von Borchardt und Abbe beobachtet. Am freigelegten Muskel kann man feststellen, daß die unterste Portion schlaff bleibt. Die Wirkung des Pronator teres kann, wie schon oben erwähnt, bei schwachen Strömen hinter der des Supinator brevis zurückstehen. Be kräftigen Strömen aber begibt sich die Hand stets in maximale Pronation. In mehreren Fällen habe ich eine ausgesprochene Wirkung des Extensor carpi radialis longus beobachtet; in der Mehrzahl der Fälle ist nichts von ihr zu bemerken. Einzelne Male erfolgte Streckung der Finger (Extensor digitor. com.), doch war der Effekt nicht besonders ausgiebig. Die Kontraktion des Flexor carpi radialis habe ich nur einmal gesehen, ebenso nur einmal eine schwache Kontraktion des Triceps caput longum; Bizeps und Brachialis internus waren in diesem Falle gelähmt.

Bei Reizung von C_7 habe ich niemals Außenrotation des Oberarms, auch nicht, wenn der Subskapularis gelähmt war, beobachtet. Ich bin daher der Meinung, daß Infraspinatus und Teres minor keine Bezüge aus C_7 erhalten. Niemals sah ich auch nur eine Andeutung von Kontraktion des Deltoideus, Bizeps, Brachialis, Supinator longus oder Supinator brevis. Ich hebe das besonders hervor, weil dahingehende Angaben in der Literatur vielfach existieren. Der Coracobrachialis zieht sich manchmal kräftig zusammen, ich vermißte aber auch mehrmals am freigelegten Muskel jegliche Andeutung einer Kontraktion. Als konstant kann also seine Innervation aus C_7 nicht gelten, was ich im Gegensatz zu A. Thomas, Schuhmacher, Harris u. a. hervorhebe. Die Kontraktion des Serratus anticus ist bei Reizung von C_7 manchmal recht schwach, ja sie scheint ganz fehlen zu können. Der Subskapularis kontrahiert sich bei Reizung von C_7 ebenso stark wie bei Reizung von C_6. Der Teres major kontrahiert sich von C_7 aus nicht so kräftig wie von C_6 aus. Die Latissimuskontraktion, die früher schon von Abbe festgestellt war, fand ich stets sehr kräftig. Bekannt ist die sehr energische Kontraktion des Pectoralis major bei Reizung von C_7 (Ballance, Abbe, Borchardt, Kraus und Ingham). Die Zusammenziehung des Muskels ist von C_7 aus stärker als von irgendeiner anderen Wurzel aus, aber die klavikuläre Portion bleibt nach meinen Erfahrungen ganz schlaff. Der Pectoralis minor kontrahiert sich bei Reizung von C_7 stärker als bei Reizung von C_6. Ich habe seine Zusammenziehung niemals vermißt, wenn der Muskel freigelegt war. Die Wirkung des Pronators teres, die ich stets sehr ausgesprochen fand, ist früher schon von Ballance festgestellt worden. Sehr kräftig ist ferner die Wirkung des Extensor carpi radialis longus und brevis, und des Extensor digitorum communis. Die Kontraktion der Handstrecker überwiegt über die gleichzeitige Kontraktion des Flexor carpi radialis und Flexor carpi ulnaris. Ich konnte aber die Wirkung der Handbeuger sehr genau in mehreren Fällen feststellen, in denen der Radialis gelähmt war. Von den beiden Handbeugern spricht der Flexor carpi radialis viel stärker an als der Flexor carpi ulnaris; die Kontraktion des letzteren kann ganz fehlen, andererseits fand ich sie in mehreren Fällen, in denen das Medianusgebiet gelähmt war, ausgesprochen. Die kräftige Kontraktion des Trizeps bei Reizung von C_7 ist von zahlreichen Autoren festgestellt worden (Ballance, Abbe, Borchardt, Kraus und Ingham). Ich habe sie regelmäßig gefunden. Borchardt beobachtete einmal Kontraktion des Extensor digiti V propr. und Abductor pollicis longus bei Reizung von C_7. Ich habe einmal bei schwachen Strömen eine deutliche Wirkung des Extensor pollicis longus beobachtet. Die Kontraktion des Extensor carpi ulnaris habe ich zweimal bei Reizung des untersten Wurzelfilamentes der vorderen C_7 (nach Resektion der hinteren Wurzel) sehr deutlich festgestellt. Während aber die Versorgung des Extensor pollicis longus, Abductor pollicis longus und des Extensor carpi ulnaris durch C_7 zu den Seltenheiten gehört oder sich wenigstens nur selten sicher nachweisen läßt, gehört die Innervation des Flexor digitorum sublimis durch C_7 keineswegs zu den Seltenheiten. Ich habe dessen Kontraktion stets feststellen können, wenn der Radialis gelähmt war, aber auch sonst manchmal einwandfrei darstellen können.

Bei Reizung von C_8 habe ich nur ein einziges Mal eine Kontraktion des freigelegten Coracobrachialis beobachtet. Ich glaube, daß seine Versorgung von C_8 recht selten ist. Desgleichen muß ich die Innervation des Serratus anticus durch C_8 als eine Seltenheit bezeichnen. Schuhmacher fand auf anatomischem Wege, daß diese Wurzel gelegentlich an der Versorgung der untersten Zacken des Serratus teilnimmt. Die Kontraktion des Subskapularis habe ich bei der Reizung von C_8 wiederholt feststellen können, der Bewegungseffekt war aber stets ein recht geringer. Die Kontraktion des Pectoralis major ist bei Reizung vom C_8 sehr energisch (cf. Ballance) aber die ganze klavikulare Portion und wie es scheint auch der obere Abschnitt der sternalen Portion nehmen nicht daran teil. Die Kontraktion des Pectoralis minor kann sehr kräftig sein, kann aber auch ganz fehlen. Zusammenziehung des Teres major habe ich niemals in einwandfreier Weise feststellen können, wohl aber mehrfach ausgiebige Kontraktion des Latissimus. Die Wirkung des Triceps brachii fand ich stets sehr ausgesprochen (cf. Oppenheim, Ballance, Borchardt). Eine Wirkung des Extensor radialis longus und brevis habe ich bei Reizung von C_8 niemals beobachtet, auch nicht, wenn das gesamte Medianus- und Ulnarisgebiet gelähmt war. Dagegen trat unter diesen Umständen die Kontraktion des Extensor carpi ulnaris, des Extensor pollicis longus, Abductor pollicis longus, Extensor pollicis brevis und Extensor indicis proprius in klassischer Reinheit zutage; einmal beteiligte sich auch der Extensor digitorum communis etwas daran, aber seine Wirkung stand sehr hinter der der übrigen, eben genannten Muskeln zurück, so daß ich nicht glaube, daß er oft und in nennenswertem Grade von C_8 innerviert wird. In allen Fällen, in denen das Medianus- oder Ulnarisgebiet nicht gelähmt war, erfolgte bei Reizung von C_8 stets eine sehr kräftige Kontraktion des Palmaris longus und meist auch des Flexor carpi ulnaris, während der Flexor carpi radialis viel weniger, manchmal gar nicht beteiligt war. Ferner erfolgt unter diesen Umständen stets eine sehr energische Kontraktion des Flexor digitorum sublimis, Flexor digitorum profundus und Flexor pollicis longus. Die Finger werden energisch zur Faust geschlossen (cf. Chipault, Kraus und Ingham). Stets fand ich auch eine deutliche Pronation der Hand; ich führe sie auf die Wirkung des Pronator quadratus zurück, denn ich fand sie auch in Fällen, in denen der Pronator teres ganz gelähmt war. Die Kontraktion der kleinen Handmuskeln (Adductor pollicis, Hypothenar, Interossei, Daumenballen), die bei Reizung von C_8 schon früher Chipault verzeichnet hatte, ist in manchen Fällen deutlich zu fühlen und zu sehen. Ihre Wirkung kommt aber infolge der maximalen Kontraktion der langen Finger- und Daumenbeuger nicht zur Geltung. Die Kontraktion der kleinen Handmuskeln kann aber auch ausbleiben. Ich vermißte jegliche Wirkung derselben mit Ausnahme einer schwachen Adduktion des Daumens z. B. in einem Falle, in dem infolge von spinaler Kernaffektion eine Lähmung des Flexor digitorum sublimis und profundus und des Flexor pollicis longus bestand. In einem anderen derartigen Falle aber trat gerade infolge der Lähmung der langen Finger- und Daumenbeuger die Wirkung der Interossei, des Hypothenar, Adductor pollicis und zum Teil auch die der Muskeln des Daumenballens ausgezeichnet zutage.

Bei Reizung von Th_1 fand ich wiederholt Kontraktion des Pectoralis major, sie war aber stets nur schwach und betraf nur die untersten Abschnitte der sternalen Portion. Nach anatomischen Untersuchungen Schuhmachers soll auch der Pectoralis minor gelegentlich Bezüge aus Th_1 erhalten. Ich habe bei elektrischer Reizung von Th_1 niemals eine Kontraktion des freigelegten Muskels beobachtet. In Übereinstimmung mit Ballance stellte ich aber wiederholt deutliche Wirkung des Trizeps fest, die Kontraktion schien sich aber im wesentlichen auf den Anconaeus quartus und die unteren Abschnitte des Caput mediale tricipitis zu beschränken. Mehrfach sah ich ebenso wie Borchardt deutliche Pronation der Hand, die auf Wirkung des Pronator quadratus zurückzuführen ist. Die ebenfalls bei Reizung von Th_1 von Kraus und Ingham, Borchardt und mir beobachtete Handbeugung war stets, wie ich feststellen konnte, auf alleinige Wirkung des Palmaris longus zurückzuführen. Ballance gibt an, in einem Falle eine Wirkung des Flexor carpi ulnaris bei Reizung von Th_1 beobachtet zu haben. Das dürfte nach meinen Feststellungen aber zu den Ausnahmen gehören. Die Kontraktion der langen Finger- und Daumenflexoren ist bei Reizung von Th_1 lange nicht so kräftig als bei Reizung von C_8; sie kann auch ganz fehlen. Im letzteren Falle tritt die Wirkung der kleinen Handmuskeln in erster Linie in Erscheinung (Adductor pollicis, Interossei, Hypothenar, Muskeln des Daumenballens). Diese kommt auch bei Anwendung schwacher Ströme dann sehr gut zur Geltung, wenn bei stärkeren Strömen eine Kontraktion der langen Finger- und Daumenflexoren erfolgt. Bei intraduraler Reizung von Th_1 tritt stets maximale Dilatation der Pupille und heftiger Schweißausbruch im Gesichte auf.

Nur selten konnte ich bei Reizung von Th_2 Kontraktion der kleinen Handmuskeln beobachten. In einem Falle kam es zu einer isolierten Oppositionsbewegung des Daumens. Andere Muskeln als die kleinen Handmuskeln habe ich von Th_2 niemals zur Kontraktion bringen können.

Wir sehen also, daß die meisten Muskeln von zwei, drei, einzelne sogar von vier oder fünf Wurzeln versorgt werden. Das steht in Übereinstimmung mit den Reizergebnissen Sherringtons am Affen und wird ergänzt durch die Feststellungen von Sherrington und Forgue-Lannegrace, daß Durchschneidung einer einzelnen Wurzel niemals eine Lähmung eines bestimmten Muskels, sondern nur eine vorübergehende Schwäche desselben bedingt. Die anderen an der Innervation des betreffenden Muskels beteiligten Wurzeln gewährleisten zumeist eine genügende Innervation und Kraftentfaltung. Damit stehen die Erfahrungen der menschlichen Pathologie völlig im Einklang, nach Durchschneidung einer einzelnen Wurzel habe ich, soweit die obere Extremität in Betracht kommt, mit einer einzigen Ausnahme niemals die völlige Lähmung eines Muskels beobachtet, allerdings aber manchmal eine immerhin bemerkbare Parese. Die Ausnahme betrifft den Abductor pollicis brevis, den ich wiederholt nach isolierter Durchtrennung von Th_1 dauernd ganz oder fast ganz gelähmt fand.

Ferner möchte ich darauf hinweisen, daß bei Reizung einer einzelnen derjenigen Wurzeln, welche einen bestimmten Muskel versorgen, zumeist der gesamte Muskel in Kontraktion gerät, von der einen Wurzel aus kräftiger, von der anderen aus schwächer. Das steht in Einklang mit den Experimentalergebnissen Agduhrs, der nachgewiesen hat, daß in einer einzelnen Muskelfaser Fasern mehrerer oder aller diesen Muskel versorgenden Wurzeln endigen. Andererseits aber kann man beim Menschen am freigelegten Muskel manchmal feststellen, daß bei Reizung einer bestimmten Wurzel unter Umständen eine ausschließliche oder doch ganz überwiegende Kontraktion eines bestimmten Muskelabschnittes erfolgt, die übrigen Partien des Muskels aber ganz schlaff bleiben. Bei Reizung von C_5 habe ich immer nur partielle Kontraktion der klavikularen Portion des Pectoralis major beobachtet; in einem Falle von isolierter operativer Durchtrennung von C_5 folgte der letzteren eine völlige Atrophie der klavikulären Portion des Pectoralis major mit totaler E.R. Bei Reizung von Th_1 kontrahiert sich umgekehrt nur der untere Abschnitt der sternokostalen Portion des Pectoralis major. Vom Triceps brachii kontrahiert sich, wenn er überhaupt, was sehr selten ist, von C_6 aus in Kontraktion versetzt werden kann, nur das Caput longum, bei Reizung von Th_1 beobachtete ich mehrere Male nur eine Zusammenziehung des Anconeus quartus und des unteren Abschnittes des Caput mediale.

Danach kann zwar an der plurisegmentalen Innervation fast aller Muskeln der oberen Extremität nicht gezweifelt werden; es scheint aber, daß die metamerale Myotomie und Neurotomie in einzelnen Muskeln auch beim Erwachsenen in der oben angegebenen Weise zum Ausdruck kommen können.

Die Angaben der einzelnen Autoren über die spinalen Segmentbezüge der einzelnen Muskeln variieren untereinander enorm. Zum Teil sind daran die soeben geschilderten durch die prä- oder postfixierte Plexusanlage bedingten differenten individuellen Verhältnisse schuld. Zum Teil müssen aber auch fehlerhafte Beobachtungen zugrunde liegen. Zumeist ist auch nicht ersichtlich, auf Grund welcher Methoden überhaupt diese Aufstellungen gewonnen worden sind. Ich gebe in der Tabelle 4 S. 947 eine vergleichende Übersicht über die Angaben einer Anzahl von Autoren.

Ich kann natürlich nicht auf alle diese Angaben näher eingehen. Ich möchte nur diejenigen Angaben besonders hervorheben, welche nach meinen Untersuchungen als unhaltbar anzusehen sind. Dahin gehört die Angabe, daß die Außenrotatoren des Oberarms, Supraspinatus, Infraspinatus und Teres minor aus C_7 oder gar aus C_8 Segmentbezüge erhalten. Irrtümlich sind auch die Angaben, daß Bizeps und Brachialis internus und Coracobrachialis aus C_4 innerviert werden, ebenso die Angaben, daß an der Innervation des Bizeps C_7 Anteil nehmc. Für irrig halte ich ferner die Angaben, daß der Supinator longus und brevis aus C_7 oder gar aus C_8, der Serratus anticus aus C_4, der Teres major aus C_8, der Pectoralis minor aus D_1, der Pronator teres aus C_5, der Extensor carpi radialis longus und brevis aus C_5 einerseits, aus C_8 andererseits, der Trizeps aus C_5, der Flexor carpi radialis aus D_1, der Flexor carpi ulnaris aus C_6 bzw. D_1, der Extensor digitorum V proprius aus C_6 bzw. D_1, der Extensor carpi ulnaris aus C_6 bzw. D_1, der Extensor pollicis longus aus C_6 bzw. D_1, der Abductor pollicis longus aus C_6 bzw. D_1, der Extensor indicis proprius aus C_6, der Pronator quadratus aus C_6 (ich halte sogar seine Innervation aus C_7 nicht für erwiesen), der Flexor digitorum sublimis aus C_6, der Palmaris longus aus C_6 oder C_7, der Flexor digitorum profundus aus C_6 oder C_7, der Flexor pollicis longus aus C_6 oder C_7, der Extensor pollicis brevis aus C_6 oder C_7, der Adductor pollicis aus C_7, der Flexor pollicis brevis aus C_6 oder C_7, der Opponens pollicis aus C_6 oder C_7, die Interossei und Lumbricales aus C_7 oder gar aus C_6 jemals Innervationsbezüge erhalten. Auch bezüglich des Abductor pollicis brevis, dem von vielen Autoren ein hoher Ursprung aus C_6 und C_7 zugeschrieben wird, stehe ich unbedingt auf dem Standpunkt, daß er eine ganz tiefe spinale Vertretung hat. Er wird fast stets ausschließlich von Th_1 innerviert. Bei isolierter Durchtrennung dieser Wurzel sah ich wiederholt eine isolierte Lähmung dieses Muskels als einzigen permanenten Ausfall.

Besonders hinweisen möchte ich auf die beiden letzten Kolonnen der Tabelle 3, welche die Segmentbezüge der einzelnen Muskeln bei präfixierter bzw. postfixierter Plexusanlage nach Harris enthält. Wenn ich auch in vielen Einzelheiten diesen Angaben nicht folgen kann, so stellen sie doch die einzige bisher vorliegende systematische Untersuchung mit Bezug auf die verschiedene Innervation der einzelnen Muskeln bei den beiden verschiedenen Plexustypen dar.

In der Abb. 91 können wir die Bahnen für jeden einzelnen Muskel aus seinem spinalen Kern durch den Plexus hindurch bis in den peripheren Nerven verfolgen. Der Übersicht halber sind die in den Nervus axillaris führenden Bahnen rot, die in den Radialis führenden grün, die zum Muskulokutaneus führenden gelb, die zum Medianus führenden blau, die zum Ulnaris führenden rot, die zu den übrigen Plexusnerven führenden schwarz gehalten. Wir sehen, daß die zum

Tabelle 4.

	Bruns	Lazarus	Flatau	Edinger	Bing	Oppenheim	Veraguth	Villiger	Pitres Testut	Harris pr. f.	Harris post. f.
Diaphragma	—	—	—	C₃—C₅	—	—	—	C₃—C₅	C₃—C₅	—	—
Levator scapulae	—	—	—	C₂—C₅	—	—	—	C₂—C₅	C₃—C₅	—	—
Rhomboideus	—	—	—	C₃—C₅	—	—	—	C₃—C₅	C₅	C₅	C₅
Supraspinatus	C₄—C₆	C₄—C₆	C₅	C₄—C₇	C₄—C₅	C₄—C₅	C₅	C₄—C₅	C₅—C₆	C₄—C₅	C₅
Infraspinatus	C₄—C₆	C₄—C₆	—	C₄—C₇	C₄—C₆	C₄—C₅	C₅—C₆	C₄—C₆	C₅—C₆	C₄—C₅	C₅
Teres minor	C₅—C₆	C₄—C₆	C₅	C₅—C₈	C₄—C₅	—	C₅	C₄—C₆	C₅—C₆	C₄—C₅	C₅
Deltoideus	C₄—C₆	C₄—C₆	C₅—C₆	C₄—C₆	C₅—C₆	C₅—C₆	C₅—C₆	C₄—C₆	C₅—C₆	C₄—C₅	C₅
Bizeps	C₄—C₆	C₅—C₇	C₅—C₆	C₅—C₆	C₅—C₆	C₅—C₆	C₅—C₆	C₅—C₆	C₅—C₆	C₅	C₅—C₆
Brachialis internus	C₄—C₆	C₅—C₆	C₅—C₆	C₅—C₆	C₅—C₆	C₅—C₆	C₅—C₆	C₅—C₆	C₅—C₆	C₅	C₅—C₆
Coracobrachialis	C₄—C₅	—	C₆—C₇	C₆—C₈	C₅—C₇	—	C₅—C₆	C₅—C₇	C₇	C₆—C₇	C₇—C₈
Supinator longus	C₅—C₆	C₄—C₆	C₅—C₆	C₅—C₈	C₅—C₆	C₅—C₆	C₅—C₆	C₅—C₆	C₆	C₅	C₅—C₆
Supinator brevis	C₅—C₆	C₅—C₇	C₅—C₇	C₅—C₈	C₅—C₇	C₇	C₅—C₆	C₅—C₆	C₆	C₅	C₅—C₆
Serratus anticus	C₅—C₆	C₄—C₆	C₅—C₇	C₅—C₇	—	C₄—C₅	—	C₅—C₇	C₅—C₇	C₅—C₇	C₅—C₇
Subclavius	—	—	—	C₄—C₆	—	—	—	—	C₅—C₆	C₅	C₅
Subscapularis	C₆—C₇	C₅—C₇	C₅—C₆	C₅—C₇	C₅—C₆	—	C₅—C₆	C₅—C₆	C₅—C₆	C₅—C₆	C₅—C₇
Pectoralis major	C₅—C₇	C₅—C₇	C₅—C₆	C₅—D₁	—	C₅—D₁	C₅—D₁	C₅—D₁	C₅—D₁	C₅—C₈	C₅—C₈
Latissimus dorsi	C₇	C₅—C₈	C₆—C₈	—	—	C₇	C₅—C₈	C₆—C₈	C₇—C₈	C₆—C₈	C₆—C₈
Teres major	C₆—C₇	C₅—C₇	C₆	C₅—C₈	C₅—C₇	C₇	C₅—C₇	C₆—C₇	C₅—C₇	C₆—C₇	C₆—C₇
Pectoralis minor	—	C₆—C₈	C₇—C₈	C₇—D₁	—	C₆—C₇	C₅—C₇	C₇—D₁	C₇—D₁	C₇—C₈	C₆—C₈
Pronator teres	C₆	C₆—C₇	C₆—C₇	C₆—C₈	C₆—C₇	C₇	C₆—C₇	C₆—C₇	C₆	C₅	C₅—C₆
Extensor carpi rad. longus	C₆—C₈	C₆—C₇	C₆—C₇	—	C₅—C₇	C₅—C₇	C₆—C₇	C₆—C₇	C₆—C₇	C₅	C₅—C₆
Extensor carpi radialis brevis	C₆—C₈	C₆—C₇	C₆—C₇	—	C₅—C₇	C₆—C₇	C₆—C₇	—	C₆—C₇	C₅	C₅—C₆
Extensor digitorum comm.	C₆—C₇	C₆—C₈	C₆—C₈	—	C₆—C₈	C₇	C₆—C₈	C₈—C₈	C₇	C₇—C₈	C₇—C₈
Triceps brachii	C₇—C₈	C₅—C₈	C₆—C₇	C₅—C₆	C₆—C₈	C₇—C₈	C₆—C₈	C₆—C₈	C₇—C₈	C₇—C₈	C₇—C₈
Flexor carpi radialis	C₆—C₈	C₆—D₁	C₆—C₇	—	C₆—C₇	C₆—C₇	C₆—C₇	C₆—C₇	—	C₆—C₈	C₆—C₈
Flexor carpi ulnaris	C₈	C₇—D₁	C₇—D₁	C₆—D₁	C₆—D₁	C₈	C₇—D₁	C₇—C₈	C₈—D₁	C₇—C₈	C₈—D₁
Extensor digiti V proprius	—	—	—	—	C₆—C₈	—	—	C₆—C₈	—	C₈—D₁	C₈—D₁
Extensor carpi ulnaris	C₆—C₈	C₆—C₈	C₆—C₈	—	C₆—C₈	C₈—D₁	C₆—C₈	C₇—C₈	C₇	C₆—C₈	C₇—C₈
Extensor pollicis longus	—	C₆—C₈	C₇—D₁	—	C₆—C₈	C₈	C₆—C₈	C₇—C₈	—	C₈—D₁	C₈—D₁
Abductor pollicis longus	—	C₆—D₁	C₆—C₇	—	C₆—C₈	—	C₆—C₇	C₇—C₈	—	C₇—C₈	C₈—D₁
Extensor indicis proprius	—	—	—	—	C₆—C₈	—	C₆—C₈	C₆—C₈	—	C₈—D₁	C₈—D₁
Pronator quadratus	—	—	—	—	C₆—D₁	—	C₆—C₇	C₈—D₁	C₈—D₁	C₈—D₁	C₈—D₁
Flexor digitorum sublimis	C₇—D₁	C₇—D₁	C₇—D₁	—	C₆—D₁	C₈	C₇—D₁	C₇—D₁	C₇—D₁	C₈—D₁	C₈—D₁
Palmaris longus	C₆—C₈	C₆—D₁	C₇—D₁	—	C₇—D₁	C₇	C₆—C₇	C₇—C₈	C₆	D₁	C₈—D₁
Flexor digitorum profundus	C₇—D₁	C₇—D₁	C₇—D₁	—	C₆—D₁	C₈	C₇—D₁	C₇—D₁	C₇—D₁	D₁	C₈—D₁
Flexor pollicis longus	—	C₆—C₇	C₆—C₇	—	C₆—C₈	—	C₆—C₇	C₇—C₈	C₇	D₁	C₈—D₁
Extensor pollicis brevis	—	C₆—C₈	C₆—C₇	—	C₇—D₁	C₈	C₆—C₇	C₇—D₁	—	D₁	C₈—D₁
Adductor pollicis	D₁	C₇—D₁	C₆—C₇	—	C₈—D₁	D₁	C₈—D₁	C₈—D₁	—	D₁	D₁—D₂
Flexor pollicis brevis	D₁	C₆—C₇	C₆—C₇	—	C₇—D₁	D₁	C₆—C₇	C₇—C₈	C₆—C₇	D₁	D₁—D₂
Opponens pollicis	—	—	—	—	C₆—C₇	—	C₆—C₇	C₆—C₇	C₆—C₇	D₁	D₁—D₂
Interossei	C₈—D₁	C₇—D₁	C₇—D₁	C₆—D₁	C₈—D₁	C₈—D₁	C₈—D₁	C₈—D₁	C₈—D₁	D₁	D₁—D₂
Lumbricales	—	—	—	C₆—D₁	C₈—D₁	C₈—D₁	C₈—D₁	C₈—D₁	—	D₁	D₁—D₂
Abductor pollicis brevis	D₁	C₆—C₇	C₆—C₇	—	C₇—D₁	D₁	C₈—D₁	C₇—C₈	—	D₁	D₁—D₂

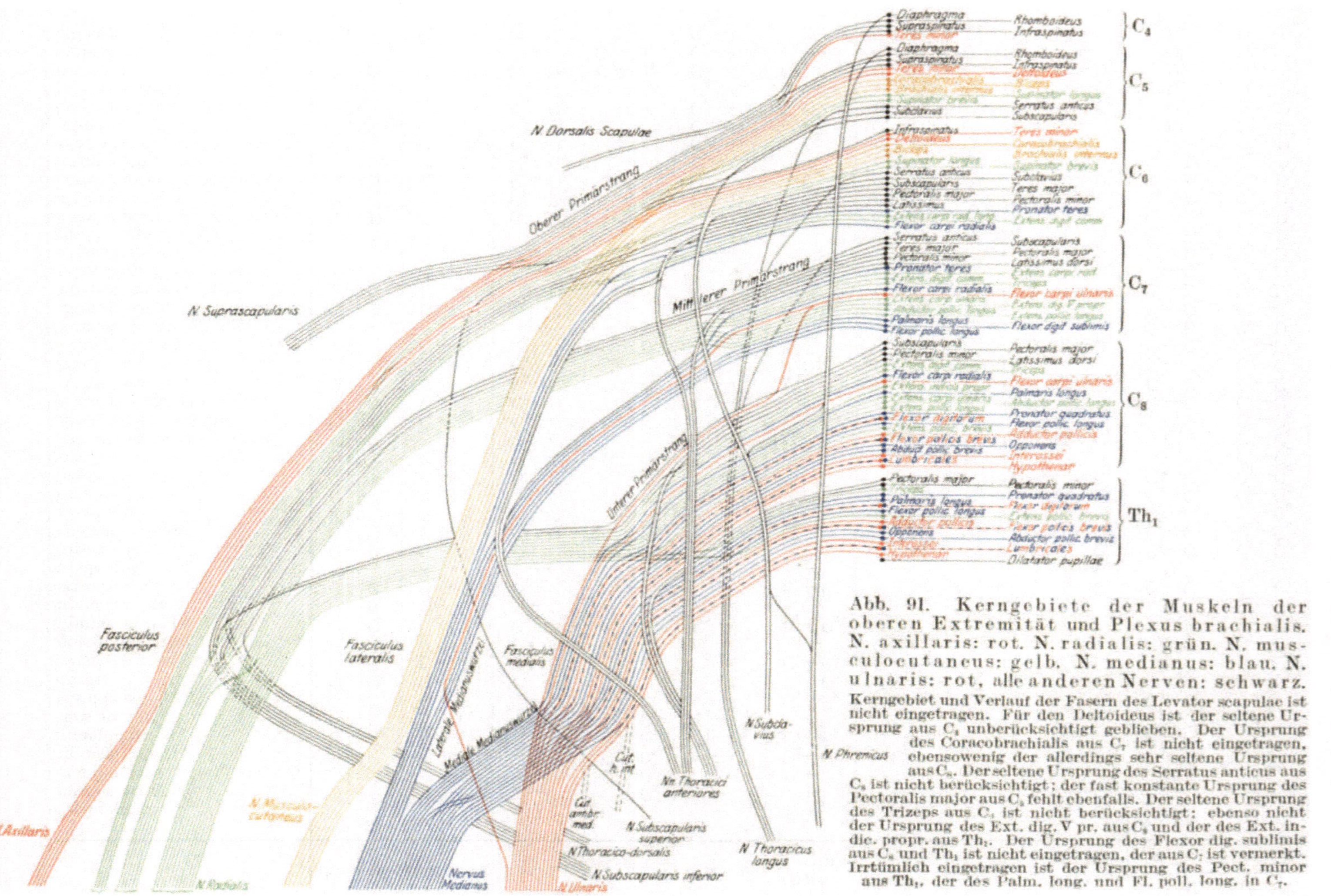

Abb. 91. Kerngebiete der Muskeln der oberen Extremität und Plexus brachialis. N. axillaris: rot. N. radialis: grün. N. musculocutaneus: gelb. N. medianus: blau. N. ulnaris: rot, alle anderen Nerven: schwarz. Kerngebiet und Verlauf der Fasern des Levator scapulae ist nicht eingetragen. Für den Deltoideus ist der seltene Ursprung aus C4 unberücksichtigt geblieben. Der Ursprung des Coracobrachialis aus C7 ist nicht eingetragen, ebensowenig der allerdings sehr seltene Ursprung aus C8. Der seltene Ursprung des Serratus anticus aus C8 ist nicht berücksichtigt; der fast konstante Ursprung des Pectoralis major aus C8 fehlt ebenfalls. Der seltene Ursprung des Trizeps aus C8 ist nicht berücksichtigt; ebenso nicht der Ursprung des Ext. dig. V pr. aus C8 und der des Ext. indic. propr. aus Th1. Der Ursprung des Flexor dig. sublimis aus C8 und Th1 ist nicht eingetragen, der aus C7 ist vermerkt. Irrtümlich eingetragen ist der Ursprung des Pect. minor aus Th1, der des Palm. long. und Fl. poll. long. in C7.

Axillaris führenden Bahnen aus C_4—C_6, die zum Radialis führenden aus C_5 bis Th_1, die zum Muskulokutaneus führenden aus C_5 bis C_7 stammen. Ranschburg und andere Autoren (Thomas, Schuhmacher) nehmen an, daß in den Axillaris Bahnen auch aus C_7 gelangen, indem der Teres minor auch aus dem siebenten Zervikalsegement (nach Edinger sogar aus dem achten) Bezüge erhalten soll. Es ist nicht ersichtlich, auf welche Beweisdokumente sich diese Angaben stützen. Die zum Medianus führenden Bahnen stammen aus C_6 bis $Th_{1(2)}$. Nach Schuhmacher sollen gelegentlich auch aus C_5 Bahnen in den Medianus gelangen, nach Harris soll dies sogar die Regel sein, nicht nur bei präfixierter Plexusanlage, sondern auch bei postfixierter Anlage. Ich habe niemals eine Feststellung treffen können, die für diese Annahme spräche. Die zum Ulnaris ziehenden Bahnen stammen aus C_7—$Th_{1(2)}$. Manche Autoren nehmen an, daß er auch aus C_6 Ursprungsfasern erhalte, was ich als irrig zurückweisen muß. Andere geben als höchstes Ursprungssegment des Ulnaris C_8 an; das kann bei postfixierter Plexusanlage zutreffen, ist aber nach meinen Erfahrungen selten. Wenn dies gelegentlich wirklich vorkommt, dürfte es eine große Seltenheit sein. Die zum Medianus führenden Bahnen stammen aus C_6 bis Th_1, die zum Ulnaris führenden aus C_7 bis Th_1.

Über die Reizung der einzelnen Teile des Übergangsgebietes und der Hauptstränge des Plexus brachialis ist folgendes zu sagen. Bei Reizung des oberen Primärstranges sah ich ebenso wie Borchardt ausgesprochene Wirkung des Deltoideus, Bizeps und Brachialis internus. Die Wirkung der Außenrotatoren (Supraspinatus, Infraspinatus und Teres minor) kommt unter normalen Verhältnissen nicht zur Geltung, eher überwiegt die Wirkung der ja ebenfalls im oberen Primärstrang verlaufenden Bahnen der Subskapularis und es kommt zur Innenrotation. Aber bei Unterbrechung des Fasciculus posterior kommt die Wirkung der Außenrotatoren sofort stark zum Ausdruck. Ähnliches gilt für das Verhältnis von Supinator brevis und Pronator teres, deren Bahnen beide im oberen Primärstrang vereint sind. Bei schwachen Strömen sah ich Überwiegen des Supinator brevis, bei starken ausgesprochene Pronation, aber bei Unterbrechung des Fasciculus lateralis tritt die uneingeschränkte Wirkung des Supinator brevis zutage, umgekehrt ist bei Unterbrechung des Fasciculus posterior vom oberen Primärstrang aus nur Pronation zu erzielen. Der Serratus anticus spricht naturgemäß vom oberen Primärstrang aus nicht mehr an, da er bereits von den Plexuswurzeln entspringt. Die Wirkung des Pectoralis major ist stets ziemlich kräftig, wird aber unter normalen Verhältnissen meist von der starken Deltawirkung überwunden. Ist der Fasciculus posterior durchtrennt, so kommt die Adduktionswirkung des Pectoralis major uneingeschränkt zutage. Die Kontraktion des Teres major und Latissimus ist meist deutlich fühlbar. Mehreremal erzielte ich vom oberen Primärstrang aus ausgesprochene Wirkung des Extensor carpi radialis longus, einmal auch schwache Wirkung des Extensor digitorum communis.

Bei Reizung des vom oberen Primärstrang zum Fasciculus posterior ziehenden Teilstranges steht die Deltawirkung im Vordergrund, sie wird nur etwas durch die gleichzeitig erfolgende Kontraktion des Latissimus und Teres major, aber nicht durch die des Pectoralis major eingeschränkt. Ist der Nervus suprascapularis bereits vom oberen Primärstrang aus abgegangen, so tritt bei Reizung des hinteren Teilstranges uneingeschränkte Wirkung des Subskapularis auf, verläßt aber der Nervus suprascapularis den Plexus erst tiefer, vom Fasciculus posterior aus, so gilt bezüglich der Wechselbeziehung vom Innenrotatoren (Subskapularis) und Außenrotatoren (Supraspinatus, Infraspinatus und Teres minor) dasselbe was schon bei Besprechung der Ergebnisse der Reizung des oberen Primärstranges selbst gesagt wurde. Bei

Reizung des hinteren Teilstranges des oberen Primärstranges zum Fasciculus posterior tritt ferner stets eine uneingeschränkte Supination zutage, da die Pronatorbahn in diesem Teilstrange nicht enthalten ist. Sehr demonstrativ ist auch die isolierte Wirkung des Supinator longus, der von den Beugern des Vorderarms allein anspricht, da Bizeps und Brachialis in diesem Teilstrange nicht vertreten sind. Sehr deutlich ausgesprochen war auch in mehreren Fällen die Wirkung des Extensor carpi radialis longus. Bei Reizung des vom oberen Primärstrange zum Fasciculus lateralis ziehenden vorderen Teilstranges steht die Wirkung des Bizeps und Brachialis im Vordergrund, der Supinator longus fällt hierbei aus. Ebenso ist die Wirkung des Pronator teres uneingeschränkt, da die Bahnen des Supinator brevis in diesem vorderen Teilstrange nicht enthalten sind. Der Pectoralis major spricht von diesem Teilstrange aus sehr kräftig an (cf. Borchardt). Einmal beobachtete ich deutliche Wirkung des Flexor carpi radialis.

Bei Reizung des mittleren Primärstranges treten dieselben Effekte auf wie bei Reizung der siebenten Zervikalwurzel. Bei Reizung der von der siebenten zur achten zervikalen Plexuswurzel bzw. der vom mittleren zum unteren Primärstrange hinziehenden Anastomose beobachtete ich isolierte Wirkung des Flexor carpi ulnaris. Bei Reizung des hinteren, vom mittleren Primärstrange zum Fasciculus posterior hinziehenden Teilstranges kommt es zu starker Innenrotation des Oberarms (Subskapularis), Adduktion des Oberarms (Teres major, Latissimus), starker Handstreckung (Extensor carpi radialis longus und brevis, der Extensor carpi ulnaris wirkt nicht oder kaum mit), starker Streckung der Finger (Extensor digitorum communis, Extensor digitorum V proprius) und zu deutlicher Trizepswirkung. Die Daumenstrecker und den Extensor indicis proprius sah ich niemals partizipieren. Der Effekt der Reizung dieses Teilstranges ist ein sehr charakteristischer. Die Reizung des vom mittleren Primärstrange zum Fasciculus lateralis hinziehenden Teilstranges bewirkt starke Adduktion des Armes (Pectoralis major), starke Pronation der Hand (Pronator teres) und starke Handbeugung (Flexor carpi radialis); der Flexor carpi ulnaris spricht von diesem Teilstrange aus nur dann an, wenn seine Bahn nicht bereits durch die oben erwähnte Anastomose von C_7 zu C_8 bzw. vom mittleren zum unteren Primärstrange in letzteren übergetreten ist, sondern noch in dem Teilstrange des mittleren Primärstranges zum Fasciculus lateralis enthalten ist und erst weiter distal durch die Anastomosen vom Fasciculus lateralis zum Fasciculus medialis bzw. von der lateralen Medianuswurzel zum Nervus ulnaris in letzteren übertritt. Wiederholt erfolgte bei Reizung des vom mittleren Primärstrange zum Fasciculus lateralis ziehenden Teilstranges deutliche Wirkung des Flexor digitorum sublimis. Eine Vorderarmbeugung (Bizeps, Brachialis internus) habe ich bei Reizung dieses Teilstranges niemals gesehen, ein Hinweis darauf, daß die genannten Muskeln keine Bezüge mehr aus C_7 erhalten. Dagegen sah ich bei Reizung dieses Teilstranges wiederholt deutliche Kontraktion des freigelegten Coracobrachialis.

Bei Reizung des unteren Primärstranges sah ich deutliche Pectoralis major-Wirkung mehrmals auch Wirkung des Subskapularis, ferner Latissimuskontraktion. Sehr ausgesprochen ist die Trizepswirkung. Im Vordergrunde steht aber die maximale Kontraktion der Flexor digitorum sublimis und profundus und des Flexor pollicis longus, sowie des Palmaris longus; der Flexor carpi ulnaris partizipiert meist auch deutlich an der Handbeugung, dagegen der Flexor carpi radialis wenig oder gar nicht. Die Wirkung der Extensoren des Daumens, des Extensor indicis proprius, und des Extensor carpi ulnaris, deren Bahnen auch im unteren Primärstrang enthalten sind, wird ganz durch die kräftige Finger- und Handbeugung verdeckt. Durch die Fingerbeugung wird auch die Wirkung der kleinen Handmuskeln (Adductor pollicis, Hypothenar, Interossei und Muskeln des Daumenballens) mehr oder weniger kaschiert; doch fühlt und sieht man deren Kontraktion zum Teil sehr deutlich.

Sehr charakterisiert ist wieder der Reizeffekt des vom unteren Primärstrange zum Fasciculus posterior hinziehenden Teilstranges. Neben der Wirkung des Subskapularis, Latissimus und des Triceps brachii steht ganz im Vordergrunde des Bildes die Wirkung des Extensor carpi ulnaris, Extensor pollicis longus, Abductor pollicis longus, Extensor indicis proprius und Extensor pollicis brevis. Der Extensor digitorum communis partizipiert gar nicht oder ganz wenig, ebenso der Extensor carpi radialis longus und brevis gar nicht. Es wird also unter der Wirkung dieser Muskeln die Hand etwa bis zur geraden Verlängerung des Vorderarmes gestreckt und stark ulnarwärts geneigt (Extensor carpi ulnaris), der Zeigefinger wird extendiert und dabei ulnarwärts geneigt (Extensor indicis proprius), der Daumen wird im Metakarpale I und beiden Phalangen kräftig gestreckt und unter der Wirkung des Extensor pollicis longus auch etwas adduziert. Höchst interessant ist die Tatsache, daß ich bei der Unterbrechung dieses Teilstranges vom unteren Primärstrang zum Fasciculus posterior gerade alle diese Muskeln völlig oder fast völlig gelähmt fand, weil sie aus C_7 und C_6 keine oder höchstens geringe Bezüge erhalten. Umgekehrt bleiben gerade alle diese Muskeln des Radialisgebietes erhalten, wenn der obere und mittlere Primärstrang oder die von ihm zum Fasciculus posterior hinziehenden beiden hinteren Teilstränge unterbrochen sind. Dann fallen vom Radialisgebiet Supinator longus und brevis, Extensor carpi radialis longus und brevis, Extensor digitorum communis und Extensor digitorum V proprius aus, dagegen sind Extensor carpi ulnaris, Extensor indicis proprius, Extensor pollicis longus, Abductor pollicis longus und Extensor pollicis brevis intakt.

Bei Reizung des Fasciculus posterior steht im Vordergrunde die Wirkung des Deltoideus und die Kontraktion aller vom Radialis versorgten Muskeln. Die Deltawirkung überwiegt gleichzeitig die vorhandene Kontraktion des Teres major und Latissimus; letztere kommt aber sehr stark zum Ausdruck; wenn der Axillaris gelähmt ist. Die Subskapulariswirkung ist bei der Reizung des Fasciculus posterior fast stets sehr ausgesprochen, nur wenn der Nervus suprascapularis sehr tief, vom Fasciculus posterior, entspringt, macht sich bei Reizung des letzteren oberhalb des Abganges des Nervus suprascapularis, die Kontraktion der Außenrotatoren (Supraspinatus, Infraspinatus und Teres minor) bemerkbar, ich fand aber nicht, daß sie die Wirkung des Subskapularis völlig kompensieren konnte, es kam doch zu einer leichten Innenrotation des Humerus.

Bei Reizung des Fasciculus lateralis steht die Kontraktion des Bizeps und Brachialis internus im Vordergrunde. Der Pectoralis major spricht dann kräftig mit an, wenn die Nervi thoracici anteriores nicht schon weiter oberhalb abgegangen sind, sondern teilweise erst aus dem Fasciculus lateralis entspringen. Vom Medianusgebiet sprechen konstant und sehr kräftig Pronator teres und Flexor carpi radialis und meist auch Flexor digitorum sublimis, letzterer in einem individuell recht verschiedenen Grade an. Wiederholt trat auch deutliche Kontraktion des Flexor carpi ulnaris ein, wenn die aus C_7 stammenden Fasern dieses Muskels durch den Fasciculus lateralis verliefen und erst weiter distal durch eine Anastomose von Fasciculus lateralis zum Fasciculus medialis, bzw. von der lateralen Medianuswurzel zum Nervus ulnaris in letzteren gelangten.

Bei Reizung des Fasciculus medialis erfolgt von seiten des Medianusgebietes Kontraktion des Flexor digitorum sublimis und profundus, Flexor pollicis longus, Palmaris longus, Pronator quadratus, Opponens pollicis, Flexor pollicis brevis caput radiale und Abductor pollicis brevis, von seiten des

Ulnarisgebietes Kontraktion des Flexor digitorum profundus, Adductor pollicis, Flexor pollicis brevis caput ulnare, Hypothenar, Interossei. Der Flexor carpi ulnaris spricht in verschieden starkem Grade an, je nachdem, ob seine aus C_7 stammende Faserquote durch die von C_7 nach C_8 oder vom mittleren zum unteren Primärstrang hinziehende Anastomose in den Fasciculus medialis gelangt, oder ob sie beim Fehlen der genannten Anastomosen zunächst im Fasciculus lateralis verläuft und erst von diesen aus dem Ulnaris zugeführt wird. Bei der Reizung des Fasciculus medialis beherrscht, wie dies schon bei der Reizung der achten Zervikalis und des unteren Primärstranges ausgeführt wurde, die Kontraktion der Flexores digitorum sublimis und profundus und des Flexor pollicis longus das Bild gegenüber der Wirkung der kleinen Handmuskeln; die Kontraktion der letzteren läßt sich aber gleichwohl fühlen und zum Teil auch sehen.

Bei Reizung der lateralen Medianuswurzel sah ich in Übereinstimmung mit Borchardt und Wjasmenski, Kraus und Ingham, Marie Meige und Gosset Wirkung des Pronator teres und Flexor carpi radialis; ich fand aber auch wiederholt leichte Wirkung des Flexor digitorum sublimis; letztere kann aber auch vermißt werden. Ich habe niemals irgendeinen anderen Muskel des Medianusgebietes bei Reizung der lateralen Medianuswurzel ansprechen gesehen. Bei Reizung der medialen Medianuswurzel beobachtete ich ebenso wie Borchardt und Wjasmenski Pronation der Hand; ich führe diese nicht wie Borchardt und Wjasmenski auf Kontraktion des Pronator teres, sondern des Pronator quadratus zurück. Kontraktion des Flexor carpi radialis habe ich bei Reizung der medialen Medianuswurzel niemals einwandfrei beobachtet; Kraus und Ingham sowie Marie Meige und Gosset wollen sie dabei festgestellt haben; ausgeschlossen ist das keineswegs, da ja der Flexor carpi radialis auch aus C_8 Bezüge erhalten kann. Im Vordergrunde steht bei der Reizung der medialen Medianuswurzel unbedingt die Kontraktion des Palmaris longus, Flexor digitorum sublimis und profundus und des Flexor pollicis longus. Die Kontraktion der Muskeln des Daumenballens wird durch sie verdeckt, kann aber durch Betasten des Daumenballens sehr gut festgestellt werden. In einem Falle, in dem die achte zervikale Plexuswurzel schwer lädiert war und infolgedessen die langen Fingerbeuger hochgradig paretisch waren, trat bei Reizung der medialen Medianuswurzel die Opposition des Daumens in vollem Ausmaße zutage.

Mit den angeführten Reizergebnissen steht nun die Verteilung der Lähmung bei der Unterbrechung der einzelnen Plexuswurzeln, der Stränge des Übergangsgebietes und der drei Hauptstränge, Fasciculus posterior, Fasciculus lateralis und Fasciculus medialis in vollem Einklang.

Bei einer isolierten (operativ vorgenommenen) Durchschneidung der fünften Zervikalis, distal vom Eintritt der ihr von C_4 zugehenden Anastomose, beobachtete ich vollkommene Lähmung des Rhomboideus und Levator scapulae (letzterer wurde also in diesem Falle allein vom N. dorsalis scapulae innerviert, die ihm gelegentlich direkt aus C_3 und C_4 zugehende Hilfsinnervation (vgl. 1. Kap.) fehlte), fast völlige Lähmung der Außenrotatoren (Supraspinatus, Infraspinatus und Teres minor), an deren Innervation also C_6 in diesem Falle keinen nennenswerten Anteil hatte, ferner eine hochgradige Parese und Atrophie der vorderen Portion des Deltoideus und eine geringe aber noch merkbare Parese der mittleren Deltoideusportion; dagegen zeigten weder die hintere Deltaportion noch Bizeps, Brachialis internus, Coracobrachialis, Supinator longus et brevis, Serratus anticus und Subskapularis eine irgendwie greifbare Schwäche, noch soweit dies feststellbar, irgendeine Atrophie oder Störungen der elektrischen

Erregbarkeit. Nur die klavikulare Portion des Pectoralis major wies, von den medialen, dem Manubrium sterni benachbarten, Faserbündeln abgesehen, eine totale Atrophie und totale ER. auf. Das weist darauf hin, daß die vordere Portion des Deltoideus und die klavikulare Portion des Pectoralis major, in diesem Falle wenigstens eine fast monosegmentale Innervation (C_5) besaßen, während die mittlere und hintere Deltaportion, Biceps brachialis internus, Coracobrachialis, Supinator longus und brevis, Serratus und Subskapularis auch durch C_6 bzw. noch tiefere Wurzeln so ausreichend innerviert waren, daß der Ausfall von C_5 keinen greifbaren Funktionsdefekt im Gefolge hatte.

Bei der isolierten operativen Durchschneidung von C_6 habe ich in einem Falle eine sehr ausgesprochene dauernde Parese des Serratus anticus beobachtet. Offenbar bezog letzterer in diesem Falle keine nennenswerten Innervationen aus C_5 und C_7. Doch muß ich betonen, daß in dieser Beziehung sicher große individuelle Variationen bestehen; denn ich habe wiederholt in Fällen von Totaltrennung von C_5 und C_6 nur eine Parese, aber keine völlige Lähmung des Serratus beobachtet. Der Rhomboideus, die Außenrotatoren (Supraspinatus, Infraspinatus, Teres minor) zeigten in dem Falle von Durchtrennung von C_6 gar keine Parese, ein erneuter Beweis, daß sie vorwiegend aus C_4 und C_5 innerviert werden. Der Deltoideus war besonders in seiner Portio posterior atrophisch und deutlich paretisch ein Hinweis darauf, daß die hintere Portion dieses Muskels vorwiegend aus C_6 innerviert wird, während die Portio anterior, wie wir sahen, vornehmlich aus C_5 ihre Innervation bezieht. Die mittlere Portion erwies sich bei der Durchtrennung von C_6 ebenso wie bei der von C_5 nur ganz leicht paretisch; sie wird also wohl annähernd zu gleichen Teilen aus C_5 und C_6 gespeist. Bizeps und Brachialis internus zeigten bei der Durchtrennung von C_6 eine leichte Atrophie und eine merkbare Parese, aber nichts weniger als eine Lähmung, sie erhalten von C_6 offenbar mehr Fasern als aus C_5. Ähnliches gilt für Supinator longus et brevis. Über den Coracobrachialis vermag ich nichts Bestimmtes auszusagen, da seine Funktion nicht direkt prüfbar ist und er in diesem Falle nicht operativ freigelegt wurde. Der Subskapularis ließ nicht die geringste Funktionsherabsetzung erkennen. Am Pectoralis major war der mediale Abschnitt der Portio clavicularis atrophisch und zeigte totale ER., er war Sitz ausgesprochener fibrillärer Zuckungen. Latissimus und Teres major sowie der Pronator teres zeigten keine greifbare Parese, auch keine deutliche Atrophie. Dagegen war der Extensor carpi radialis longus merklich paretisch. Sobald der Kranke die Hand gegen Widerstand strecken sollte, trat infolge des Überwiegens des Ext. c. ulnaris die Abweichung nach der ulnaren Seite zutage. Diese starke Parese des Ext. c. rad. long. bei isolierter Durchtrennung von C_6 ist auffallend; offenbar war in dem betreffenden Fall der Bezug aus C_7 abnorm klein. Extensor digitorum com. und Flexor carpi radialis zeigten keine Spur von Funktionsbeeinträchtigung.

Bei der Unterbrechung von C_5 und C_6 schwankt das Bild, je nachdem die Läsion von C_5 vor dem Eintritt der von C_4 kommenden Anastomose oder distal davon sitzt. Im ersteren Falle zeigen Rhomboideus und die Außenrotatoren (Supraspinatus bei Infraspinatus und Teres minor) nur eine geringe Parese, weil sie aus C_4 beträchtliche Bezüge erhalten. Im letzteren Falle fand ich sie stets völlig gelähmt. Nennenswerte Innervationen können ihnen also aus C_7 nicht zugehen. Ferner fand ich bei der Totaltrennung von C_5 und C_6 Deltoideus, Bizeps, Brachialis internus, Supinator longus und Supinator brevis stets vollkommen gelähmt, einerlei ob die Unterbrechung von C_5 zentral oder distal von der aus C_4 in C_5 eintretenden Anastomose gelegen war, ein Beweis, daß in der Regel keiner dieser Muskeln aus C_4 oder aus C_7 nennenswerte Bezüge erhält. Die besonders von Ranschburg vertretene Ansicht, daß Bizeps und

Brachialis internus auch aus C_7 innerviert werden können, halte ich vorläufig für unbewiesen. Das von Ranschburg herangezogene Beweismaterial hat meines Erachtens gar keine Beweiskraft, da in den von ihm angegebenen Fällen keine anatomische Totaltrennung von C_5 und C_6 vorlag. Der Coracobrachialis sprach in meinen Fällen von Unterbrechung von C_5 und C_6, in welchen er bei der Operation freigelegt wurde, bei elektrischer Reizung vom Nerven aus deutlich an; er erhält also sicher Fasern aus C_7. Der Serratus ist bei der Totaltrennung von C_5 und C_6 manchmal völlig gelähmt, manchmal sind deutliche Funktionsreste nachweisbar, offenbar, weil er manchmal beträchtliche Bezüge aus C_7 erhält. Ich fand aber auch bei der Totaltrennung von C_5 und C_6 den Serratus manchmal absolut intakt; das kann nicht gut allein auf die Integrität von C_7 bezogen werden, sondern lag in meinen einschlägigen Fällen daran, daß die Unterbrechung von C_6 und C_7 distal von dem Abgang der aus C_6 und C_7 stammenden Wurzeln des N. thoracicus longus gelegen war. Der Pectoralis major zeigte bei der Totaltrennung von C_5 und C_6 in meinen Fällen stets eine starke Atrophie und totale ER. in der gesamten klavikulären Portion. Der Subklavius erwies sich in den Fällen, in welchen er bei der Operation freigelegt wurde, vom Nerven aus völlig unerregbar. Hingegen wiesen Subskapularis, Latissimus dorsi, Teres major und Pronator teres in keinem Falle eine nennenswerte Parese auf. Mehrfach stellte ich aber bei der Totaltrennung von C_5 und C_6 eine starke Parese des Extensor carpi radialis longus fest, in einem Falle sogar eine völlige Lähmung. Dieser Muskel wird also manchmal ganz allein oder vornehmlich durch C_6 gespeist. Extensor digitor. com. und Flexor carpi radialis zeigten niemals eine Spur von Funktionsbeeinträchtigung.

Bei der isolierten Unterbrechung von C_7, die ich 2 mal beobachtet habe, fand ich gar keine Parese des Serratus, keine greifbare des Subskapularis, Pectoralis major, Latissimus, Teres major und Pronator teres. Der Extensor carpi radialis longus war in beiden Fällen paretisch, Extensor carpi radialis brevis, Extensor digitorum communis und Extensor digitorum V propr. waren hochgradig paretisch und boten schwere Störungen der elektrischen Erregbarkeit, ein Hinweis, daß sie vorzugsweise aus C_7 innerviert werden. Der Trizeps zeigte keine faßbare Parese. Extensor carpi ulnaris, Extensor pollicis longus, Abductor pollicis longus und Extensor pollicis brevis, die vornehmlich aus C_8 und Th_1 innerviert werden oder wenn überhaupt, so nur geringe Bezüge aus C_7 erhalten, waren völlig normal. Der Flexor carpi radialis war merklich paretisch, der Flexor carpi ulnaris weniger; letzterer erhält offenbar aus C_8 mehr Fasern als der Flexor radialis.

Bei der Totaltrennung von C_5 und C_6 und C_7 erwiesen sich Rhomboideus, Supraspinatus, Infraspinatus, Teres minor, Deltoideus, Bizeps, Brachialis internus, Supinator longus und brevis, Serratus anticus, Pronator teres, Extensor carpi radialis longus völlig gelähmt; auch Extensor carpi radialis brevis, Extensor digitorum communis und Extensor digitorum V proprius zeigten in dem einen Falle meiner Beobachtung eine vollständige, im anderen eine nahezu vollständige Lähmung. Im Gegensatz dazu stand wieder die völlige Integrität des Extensor carpi ulnaris, Extensor pollicis longus, Abductor pollicis longus und Extensor pollicis brevis. Dieses Bild der dissoziierten Radialislähmung hat etwas ungemein Charakteristisches. Die Hand kann bis etwa zur geraden Verlängerung des Vorderarmes gestreckt werden, weicht aber dabei stark nach ulnarwärts ab (Extensor carpi ulnaris); von den Fingern wird nur der Zeigefinger gestreckt, er weicht dabei stark ulnarwärts ab (Extensor indicis proprius), die Daumenstreckung und Abduktion ist unbeeinträchtigt (Extensor pollicis longus, Abductor pollicis longus, Extensor pollicis brevis). Der Subskapularis der Latissimus dorsi, der Trizeps zeigten bei der Totaltrennung von $C_5 + C_6 + C_7$

alle eine merkliche Parese und Atrophie. Der Teres major wies totale ER. auf. Der Pectoralis major war in seiner klavikularen Portion völlig atrophisch und bot totale ER., die sterno-kostale Portion war paretisch und in ihren oberen Abschnitten atrophisch. Der freigelegte Subklavius war vom Nerven her völlig unerregbar; der freigelegte Pectoralis minor sprach vom Nerven her noch etwas an, er erhält also noch aus C_8 einige Bezüge. Der Flexor carpi radialis war fast völlig gelähmt, der Flexor carpi ulnaris hingegen noch relativ gut erhalten, auch er erhält beträchtliche Bezüge aus C_8.

Die isolierte Totaltrennung von C_8 habe ich nie beobachtet; wohl aber habe ich 2 mal selbst operativ eine Totaltrennung von Th_1 vornehmen müssen. Der einzige Muskel, welcher danach dauernd völlig ausfiel, war der Abductor pollicis brevis; er wird also ganz vorzugsweise von Th_1 aus innerviert. Die übrigen kleinen Handmuskeln (Adductor pollicis, Hypothenar, Interossei, Lumbricales, Flexor pollicis brevis, Opponens pollicis) zeigten zwar anfangs auch eine merkbare Parese, diese glich sich aber recht rasch fast vollkommen wieder aus; relativ am längsten blieb der Interosseus adductor digiti V geschädigt. Flexor digitorum profundus et sublimis, Flexor pollicis longus, Extensor pollicis brevis, Palmaris longus, die alle auch aus Th_1 innerviert werden, zeigten von Anfang an keine faßbare Parese, offenbar weil sie ihre Hauptinnervation aus C_8 erhalten.

Bei der Unterbrechung von $C_8 + Th_1$ fand ich totale Lähmung aller kleinen Handmuskeln (Adductor pollicis, Hypothenar, Interossei, Lumbrikales, Flexor pollicis brevis, Opponens pollicis, Abductor pollicis brevis), Lähmung des Extensor pollicis brevis, ein Beweis, daß er aus C_7 keine Bezüge erhält und Lähmung des Flexor pollicis longus, Flexor digitorum profundus und Palmaris longus, die auch nicht aus C_7 gespeist werden. Dagegen zeigte der Flexor digitorum sublimis ganz leidliche Funktionsreste, ein Beweis mehr, daß er sehr oft aus C_7 nicht unerhebliche Fasermengen erhält. Extensor pollicis longus, Abductor pollicis longus und Extensor carpi ulnaris zeigten nur geringe Funktionsreste, ihre Innervation aus C_7 ist sicher erheblich geringer als aus C_8. Der Flexor carpi ulnaris war kaum paretisch, ein Hinweis, daß er genügend Fasern von C_7 erhält; der Flexor carpi radialis war ganz normal. Der Trizeps wies entsprechend seiner Innervation aus Th_1, C_8 und C_7 eine recht beträchtliche Parese auf, am besten war noch das Caput longum erhalten. Am Latissimus dorsi und Subskapularis vermochte ich keinen Ausfall nachzuweisen. Am Pectoralis major war die untere Partie der Portio sterno-costalis hochgradig atrophisch und zeigte totale ER.

Bei der Unterbrechung von $C_7 + C_8 + Th_1$ fand ich Integrität der von C_4, C_5 und C_6 innervierten Muskeln: Rhomboideus, Supraspinatus, Infraspinatus, Teres minor, Deltoideus, Bizeps, Brachialis internus, Supinator longus und Supinator brevis. Auch der Serratus ließ keine Funktionsschwäche erkennen, der Ausfall von C_7 wurde offenbar völlig durch die erhaltene C_5 und C_6 gedeckt. Ebenso war der Extensor carpi radialis longus nur wenig geschädigt, er bezog also auch in diesem Falle wieder einen beträchtlichen Teil seiner Innervation aus C_6. Der Pronator teres wies eine merkliche Parese auf, er wurde also in diesem Falle von C_6 nur wenig versorgt. Der Pectoralis major war nur in seiner klavikularen Portion erhalten, die sterno-kostale Portion war völlig atrophisch und zeigte totale ER. Subskapularis und Latissimus zeigten gleichfalls eine beträchtliche Parese. Flexor carpi radialis und Extensor digitorum communis, die gelegentlich in geringem Grade auch von C_6 innerviert werden können, waren in diesem Falle ganz gelähmt; ebenso waren der Extensor carpi radialis brevis, Trizeps, Flexor carpi ulnaris, Extensor carpi ulnaris, Extensor digiti V proprius, Extensor indicis proprius, Extensor pollicis longus, Abductor pollicis longus, Extensor pollicis brevis, Flexor digitorum sublimis, Flexor digitorum profundus, Flexor pollicis longus, Palmaris longus, Pronator quadratus und alle kleinen Handmuskeln völlig gelähmt.

Bei einer Totaltrennung von C_5, C_6, C_7, C_8 mit alleiniger Integrität von Th_1 fand ich völlige Lähmung des Deltoideus, Bizeps, Brachialis internus, Coracobrachialis, Supinator longus, Supinator brevis, Subklavius, Subskapularis, Latissimus, Teres major, Pectoralis minor, Pronator teres, Extensor carpi radialis longus et brevis, Flexor carpi radialis, Extensor digitorum communis, Flexor carpi ulnaris, Extensor digiti V proprius, Extensor carpi ulnaris, Extensor pollicis longus, Abductor pollicis longus, Flexor digitorum sublimis, Flexor digitorum profundum, Flexor pollicis longus, Palmaris longus und Pronator quadratus. Der Trizeps und die unterste Partie der sterno-kostalen Portion des Pektoralis zeigten Reste von Funktion, dank ihrer teilweisen Innervation durch Th_1. Fast völlig intakt erweisen sich alle kleinen Handmuskeln (Adductor pollicis, Hypothenar, Interossei, Lumbrikalis, Flexor pollicis brevis, Opponens pollicis und Abductor pollicis brevis) sowie der Extensor pollicis brevis, der in diesem Falle also auch vorzugsweise aus Th_1 innerviert wurde. Daß die langen Fingerbeuger, der Palmaris longus und der Pronator quadratus, welche für gewöhnlich doch auch recht beträchtliche Bezüge aus Th_1 erhalten, in diesem Falle völlig gelähmt waren, hatte seine Ursache offenbar in der ausgesprochen präfixierten Plexusanlage. Daß Rhomboideus und die Außenrotatoren, Supraspinatus und Infraspinatus, hier ganz intakt waren hing damit zusammen, daß sowohl der N. dorsalis scapulae wie der N. suprascapularis in diesem Falle bereits ganz proximal, zentral von der Unterbrechungsstelle von C_5 aus letzterer entsprangen.

Wir sehen also, daß sich die Verteilung der Lähmung auf die einzelnen Muskeln, welche wir bei der Unterbrechung der einzelnen Plexuswurzeln beobachten, in weitgehender Übereinstimmung mit den Ergebnissen der elektrischen Reizung der einzelnen Plexuswurzeln befindet, so daß das von mir entworfene Schema der Segmentinnervation der einzelnen Muskeln der oberen Extremität von geringen individuellen Variabilitäten und von gewissen vielleicht durch spätere reichlichere Erfahrungen eventuell notwendig werdenden Ergänzungen abgesehen, den tatsächlichen Verhältnissen, wie sie bei Menschen bestehen, ziemlich nahe kommen dürfte.

Ich wende mich jetzt zu den Lähmungstypen, welche wir bei Läsion der einzelnen Stränge des Übergangsgebietes beobachten. Bei Unterbrechung des oberen Primärstranges sind im großen ganzen dieselben Muskeln wie bei der kombinierten Unterbrechung von $C_5 + C_6$ gelähmt. Der Serratus ist allerdings dabei erhalten, da der Thoracicus longus stets aus den Plexuswurzeln selbst entspringt. Ist er mitbeteiligt, so liegt eine gleichzeitige Schädigung der Ursprungszacken des N. thoracicus longus vor. Der Rhomboideus und die Außenrotatoren (Supraspinatus, Infraspinatus) sind mitgelähmt, wenn die Läsion zentral vom Abgang des N. dorsalis scapulae bzw. des N. suprascapularis liegt. Besonders letzterer weist, wie schon eingangs bemerkt, ungeheuer große individuelle Verschiedenheiten mit Bezug auf die Höhe seines Abganges auf. Im übrigen besteht bei Unterbrechung des oberen Primärstranges völlige Lähmung des Deltoideus, Bizeps, Brachialis internus, Supinator longus und Supinator brevis, und wenn bioptisch feststellbar auch das Subklavius; die klavikuläre Portion des Pectoralis major weist hochgradige Atrophie und ER. auf. Einmal fand ich auch wieder wie bei der isolierten Durchtrennung von C_6 bzw. bei der kombinierten Unterbrechung von $C_5 + C_6$ den Extensor carpi radialis longus fast ganz gelähmt. Hingegen habe ich am Subskapularis, Latissimus,

Teres major, Pronator teres und Flexor carpi radialis und Extensor digitorum communis niemals eine greifbare Parese oder Atrophie bemerkt.

Bei Unterbrechung des vom oberen Primärstrange zum Fasciculus posterior hinziehenden Teilstranges fand ich Lähmung des Deltoideus, Supinator longus et brevis und eine leichte Schwäche des Extensor carpi radialis longus, bei Unterbrechung des vom oberen Primärstrange zum Fasciculus lateralis hinziehenden Teilstranges Lähmung des Bizeps und Brachialis internus und starke Atrophie der klavikulären Portion des Pectoralis major mit ER.

Die isolierte Unterbrechung des mittleren Primärstranges muß der isolierten Unterbrechung der C_7 gleichkommen. Ich habe aber keine direkte derartige Beobachtung gemacht.

Bei Unterbrechung des aus dem mittleren Primärstrange zum Fasciculus posterior hinziehenden Teilstranges fand ich fast völlige Lähmung des Extensor carpi radialis brevis, Extensor digitorum communis und Extensor digiti V proprius, wieder ein Hinweis, daß. diese Muskeln keine erhebliche Innervation aus C_6 bzw. C_8 erhalten. Bei der Unterbrechung des aus dem mittleren Primärstrange zum Fasciculus lateralis hinziehenden Teilstranges war der Flexor carpi radialis gelähmt, der Pronator teres erheblich paretisch.

In einem Falle fand ich sowohl den aus dem oberen wie aus dem mittleren Primärstrang zum Fasciculus posterior ziehenden Teilstrang unterbrochen; hier bestand Lähmung des Deltoideus, Supinator longus et brevis, Extensor carpi radialis longus, Extensor carpi radialis brevis, Extensor digitorum communis und Extensor digiti V proprius, während die im wesentlichen durch den unteren Primärstrang in den Fasciculus posterior geleiteten Bahnen des Extensor carpi ulnaris, Extensor pollicis longus, Abductor pollicis longus und Extensor pollicis brevis ganz intakt waren. Auch der Trizeps zeigte entsprechend seiner vornehmlichen Innervation aus C_8 und Th_1 so gut wie keine Parese. Subskapularis und Latissimus dagegen waren merklich abgeschwächt.

Bei gleichzeitiger Unterbrechung des oberen und mittleren Primärstranges nach Abgang des N. suprascapularis fand ich Lähmung des Deltoideus, Bizeps, Brachialis internus, Supinator longus et brevis, des Subclavius, Pronator teres, Extensor carpi radialis longus et brevis, Extensor digitalis communis und Extensor digiti V proprius, der klavikularen Portion des Pectoralis major, des Teres major. Subskapularis und Latissimus sowie Flexor carpi radialis zeigten eine starke Parese, der Trizeps war wieder kaum beeinträchtigt. Aber der Flexor carpi ulnaris war in diesem Falle auch deutlich paretisch, er erhielt also offenbar hier weniger Fasern aus C_8 als in anderen Fällen.

Bei der Unterbrechung des unteren Primärstranges fand ich im Radialisgebiet Lähmung des Extensor carpi ulnaris, Extensor indicis proprius, Extensor pollicis longus, Abductor pollicis longus und Extensor pollicis brevis. Der Trizeps war stark paretisch. Vom Pectoralis major war die unterste Portion der Portio sterno-costalis vollkommen atrophisch. Gelähmt war das gesamte Ulnaris- und Medianusgebiet mit Ausnahme des Flexor carpi ulnaris, der deutlich paretisch war, des Flexor carpi radialis und Pronator teres, die beide völlig intakt waren.

Bei der Unterbrechung des aus dem unteren Primärstrang zum Fasciculus posterior hinziehenden Teilstranges fand ich völlige Lähmung des Extensor carpi ulnaris, Extensor indicis proprius, Extensor pollicis longus, Abductor pollicis brevis und Extensor pollicis brevis, sowie Schwäche des Trizeps; Latissimus dorsi und Subskapularis waren nicht nennenswert beeinträchtigt.

Bei einer kombinierten Unterbrechung des aus dem mittleren und dem unteren Primärstrange zum Fasciculus posterior hinziehenden Teilstranges mit Integrität des vom oberen Primärstrange stammenden Teilstranges zum Fasciculus posterior war das gesamte Radialisgebiet mit Ausnahme des Supinator longus und brevis gelähmt; Latissimus und Subskapularis waren auch stark paretisch. Der Teres major bot totale ER. Und bei einer Läsion aller 3 vom oberen, mittleren und unteren Primärstrange zum Fasciculus posterior konvergierenden Teilstränge war das gesamte Radialisgebiet völlig gelähmt. Daneben waren auch der Deltoideus sowie Latissimus dorsi, Teres major und Subskapularis gelähmt. Diese Teilstrangläsion kommt also der Unterbrechung des Fasciculus posterior gleich.

Unterbrechung des Fasciculus posterior erzeugt das Bild der totalen Axillaris und -Radialislähmung. Der N. suprascapularis kann mitgelähmt sein, wenn er erst unterhalb von der Läsionsstelle aus dem Fasciculus posterior entspringt. Der N. thoracodorsalis ist fast stets mitgelähmt, da er meist tief aus dem Fasciculus posterior entspringt. Hingegen weist der Musculus subscapularis ein recht verschiedenes Verhalten auf, je nachdem die Nn. subscapulares teilweise weiter oberhalb aus dem Übergangsgebiete des Plexus entspringen oder alle tief aus dem Fasciculus posterior hervorgehen. Letzteres ist jedenfalls seltener. Ein Teil der Nn. subscapulares entspringt fast regelmäßig schon aus dem Übergangsgebiet.

Unterbrechung des Fasciculus lateralis hat eine totale Lähmung des Muskulokutaneus, des Pronator teres und zumeist auch des Flexor carpi radialis im Gefolge. Der Flexor carpi ulnaris kann auch mehr oder weniger stark paretisch sein, ersteres ist der Fall, wenn er beträchtliche Teile seiner Innervation aus C_7 erhält und die entsprechenden Fasern nicht durch eine Anastomose von C_7 nach C_8 oder vom mittleren Primärstrang zum unteren verlaufen, sondern ihren Weg vom mittleren Primärstrang in den Fasciculus lateralis nehmen und aus diesem bzw. aus der lateralen Medianuswurzel durch eine Anastomose, welche manchmal die mediale Medianuswurzel durchsetzt, in den Ulnaris nehmen. Nehmen die aus C_7 stammenden Fasern des Flexor carpi ulnaris ihren Weg direkt von C_7 nach C_8 oder vom mittleren in den unteren Primärstrang oder liefert C_7 keine nennenswerte Faserquote für den Flexor carpi ulnaris, so ist bei Unterbrechung des Fasciculus lateralis der Flexor carpi ulnaris an der Lähmung überhaupt nicht beteiligt. Ich habe bei Totaltrennung des Fasciculus lateralis vom Medianusgebiet immer nur den Pronator teres und Flexor carpi radialis gelähmt gefunden. Es passieren allerdings auch Fasern für den Flexor digitorum sublimis durch den Fasciculus lateralis, aber deren Ausfall fällt angesichts der beträchtlichen aus C_8 und Th_1 stammenden Fasermasse für den Flexor sublimis nicht in die Wagschale.

Bei Unterbrechung des Fasciculus medialis besteht Lähmung der vom Ulnaris versorgten Muskeln und der dem N. medianus durch die mediale Medianuswurzel zugeführten Bahnen für den Palmaris longus, Flexor digitorum profundus, Flexor pollicis longus, Pronator quadratus und die Muskeln des Daumenballens. Der Flexor digitorum sublimis ist meist mehr oder weniger erhalten, weil ein Teil seiner Fasern durch die laterale Medianuswurzel passiert. Der Flexor carpi ulnaris kann auch zum Teil erhalten sein, dann nämlich, wenn die aus C_7 stammenden Fasern ihren Weg durch den mittleren Primärstrang und den Fasciculus lateralis nehmen und erst durch eine Anastomose von der lateralen Medianuswurzel direkt in den N. ulnaris gelangen.

Die Unterbrechung der lateralen Medianuswurzel hat nach meinen Erfahrungen immer nur eine Lähmung des Pronator teres und Flexor carpi radialis zur Folge; der Flexor carpi ulnaris kann teilweise an der Lähmung partizipieren, wenn er durch Vermittlung der lateralen Medianuswurzel einen nennenswerten Teil seiner Innervation erhält.

Die Unterbrechung der medialen Medianuswurzel hat im Gegenteil eine Lähmung des Flexor digitorum profundus (soweit er vom Medianus versorgt wird), des Flexor pollicis longus, des Pronator quadratus und der Muskeln des Daumenballens im Gefolge. Der Flexor sublimis ist ebenso wie bei der Unterbrechung des Fasciculus medialis mehr oder weniger gut erhalten, je nach der Zahl der Fasern, welche er aus C_7 erhält.

Wir sehen also, daß sich die Verteilung der Lähmung auf die einzelnen Muskeln der oberen Extremität auch bei der Läsion der Stränge des Übergangsgebietes und der 3 Hauptstränge in das von mir entworfene Schema des Ursprungs und Verlaufes der einzelnen Muskelbahnen einfügt.

Nun muß aber noch ein Punkt hervorgehoben werden, dessen Kenntnis für das Verständnis der Lähmungsverteilung bei der Läsion der einzelnen Plexusstränge erforderlich ist. Wir haben gesehen, daß innerhalb jeder Plexuswurzel, jedes Primärstranges, jedes Teilstranges und jedes Hauptstranges Bahnen für Muskeln der verschiedensten peripheren Nerven zusammenliegen, bis allmählich die Sammlung aller für einen bestimmten Nerven destinierten Fasern an der Ursprungsstelle desselben aus dem Plexus vollzogen ist. Aber diese Gruppierung vollzieht sich manchmal schon etwas weiter zentral. So bilden innerhalb des Fasciculus lateralis die Bahnen des Muskulokutaneus nicht selten ein relativ geschlossenes laterales Bündel, während die für den Medianus bestimmten Bahnen des Pronator teres, Flexor carpi radialis und Flexor digitorum sublimis die mediale Hälfte einnehmen. Partielle Unterbrechung des Fasciculus lateralis, sei es der lateralen, sei es der medialen Hälfte allein kann daher eine isolierte Muskulokutaneuslähmung oder eine isolierte Lähmung des Pronator teres und Flexor carpi radialis im Gefolge haben.

Ebenso können im Fasciculus medialis die für den Ulnaris bestimmten Fasern die mediale, die zur medialen Medianuswurzel ziehenden Fasern die laterale Partie einnehmen. Isolierte Durchtrennung der medialen Hälfte des Fasciculus medialis kann daher eine isolierte Ulnarislähmung im Gefolge haben, und isolierte Durchtrennung der lateralen Hälfte eine isolierte Lähmung der von der medialen Medianuswurzel innervierten Muskeln des Medianusgebietes.

Im Fasciculus posterior scheint die Axillarisbahn von der Radialisbahn sehr oft völlig isoliert zu verlaufen. Denn isolierte Axillarislähmung einerseits, isolierte Radialislähmung andererseits habe ich bei partieller Läsion des Fasciculus posterior, die das eine Mal die laterale, das andere Mal die mediale Hälfte betraf, mehrfach beobachtet. Die Trennung der Axillarisbahnen von den in den Radialis gelangenden Bahnen ist sogar manchmal schon in dem vom oberen Primärstrang zum Fasciculus posterior hinziehenden Teilstrange vorhanden. Ich habe einen Fall von isolierter Lähmung des N. radialis beobachtet, dessen Ursache eine Totaltrennung der aus dem unteren und mittleren Primärstrange in den Fasciculus posterior übergehenden Teilstränge war, während von dem aus dem oberen Primärstrange zum Fasciculus posterior hinziehenden Teilstrange nur die mediale, die Bahnen des Supinator longus und Supinator brevis führende Hälfte durchtrennt war, die die Axillarisbahnen führende laterale Hälfte aber intakt war.

Aber die isolierte Lage der einzelnen Muskelbahnen innerhalb der Plexusstränge kann noch weiter gehen. Es können innerhalb des Fasciculus posterior nicht nur die Bahnen des Radialis gesondert von denen des Axillaris gelagert sein, sondern innerhalb des dem Radialis entsprechenden Areals können die Bahnen des Supinator longus und Supinator brevis, welche aus C_5 und C_6 stammen, gesondert von denen des Extensor carpi radialis longus, Extensor carpi radialis brevis und Extensor digitor. commun., welche aus C_6 und C_7 (zum geringen Teil manchmal auch aus C_8) stammen, und diese wieder gesondert von den Bahnen des Extensor carpi ulnaris, Extensor pollicis longus, Abductor pollicis longus und Extensor pollicis brevis, welche vornehmlich aus C_8 und Th_1 stammen, gelagert sein, so daß es bei partiellen Läsionen des Fasciculus posterior bald zur isolierten Lähmung der einen, bald zur isolierten Lähmung einer andern der 3 Gruppen kommen kann. Diese gesonderte Lage der Bahnen der 3 Muskelgruppen kann, wie schon im 5. Kap. erwähnt, auch noch im proximalen Abschnitt des N. radialis selbst bestehen und bei zirkumskripten Läsionen des obersten Stammes des N. radialis zu entsprechenden dissoziierten Radialislähmungen Anlaß geben. Auf eine gelegentliche entsprechend gesonderte Lagerung der Bahnen der Muskeln des Daumenballens im obersten Abschnitte des Medianusstammes und der Bahnen des Adductor pollicis, der Interossei und der Muskeln des Hypothenar im obersten Abschnitte des Ulnarisstammes ist in dem 5. Kap. gleichfalls bereits hingewiesen worden.

2. Der Plexus lumbo-sacralis.

Wenn unsere Kenntnisse über den feineren Aufbau des Plexus lumbosacralis auch nicht in dem Maße gefördert worden sind, wie über den des Plexus brachialis, so sind wir doch auch auf diesem Gebiete zu wesentlichen Feststellungen gelangt. Hierzu haben aber weniger die traumatischen Läsionen des Plexus lumbosacralis selbst beigetragen, die ja operativ nicht gut angegangen werden können, als vielmehr die zahlreichen Verletzungen der Cauda equina, bei denen wir ganz bestimmte Lähmungstypen, die ganz von der Höhe der Verletzung, von der Extensität der radikulären Läsion abhängen, immer wieder gefunden haben. Diese konstanten Lähmungstypen im Verein mit zahlreichen elektrischen Reizversuchen an den einzelnen lumbosakralen Wurzeln haben uns zu ganz bestimmten Vorstellungen über die Vertretung der einzelnen Muskeln in den verschiedenen spinalen Segmenten und vorderen Wurzeln geführt, und diese Kenntnisse gestatten uns auch zu verfolgen, auf welchen Wegen die Bahnen dieser Muskeln durch die einzelnen Abteilungen des Plexus hindurch zu den einzelnen motorischen Nerven gelangen.

Ich gebe zunächst wieder eine Übersichtstabelle (Tabelle 5 u. 6), in welcher die Ursprünge der einzelnen Muskeln aus den verschiedenen spinalen Segmenten eingetragen sind.

Diese Tabelle ist in erster Linie durch elektrische Reizversuche an vorderen Wurzeln gewonnen. Sodann sind die anatomisch nachgewiesenen Ursprünge der einzelnen Nerven aus den verschiedenen Plexuswurzeln herangezogen worden, die bekanntlich Eisler auf das sorgfältigste studiert hat. Sehr genau hat auch Selig die Ursprünge der motorischen Bahnen der einzelnen vom N. obturatorius versorgten Muskeln durch weitgehende Auffaserung bis in die Plexuswurzeln verfolgt. Sodann sind die bei Kaudaläsionen und Lumbosakralmarkläsionen beobachteten Lähmungstypen verwertet worden.

Die Ursprünge des Plexus lumbosacralis sind bezüglich ihrer Höhe sehr beträchtlichen Schwankungen unterworfen. Eisler fand Abweichungen vom Grundtypus in ungefähr $^1/_5$ der untersuchten Fälle. Bei präfixierter Plexusanlage soll der elfte Thorakalnerv, bei postfixierter Anlage der zweite bzw. dritte Lumbalnerv die oralste Ursprungswurzel des Plexus bilden. Ich habe sowohl bei meinen Reizversuchen an den einzelnen Wurzeln als auch bei den

Tabelle 5. Kernsäulen des Lumbo-Sakralmarkes.

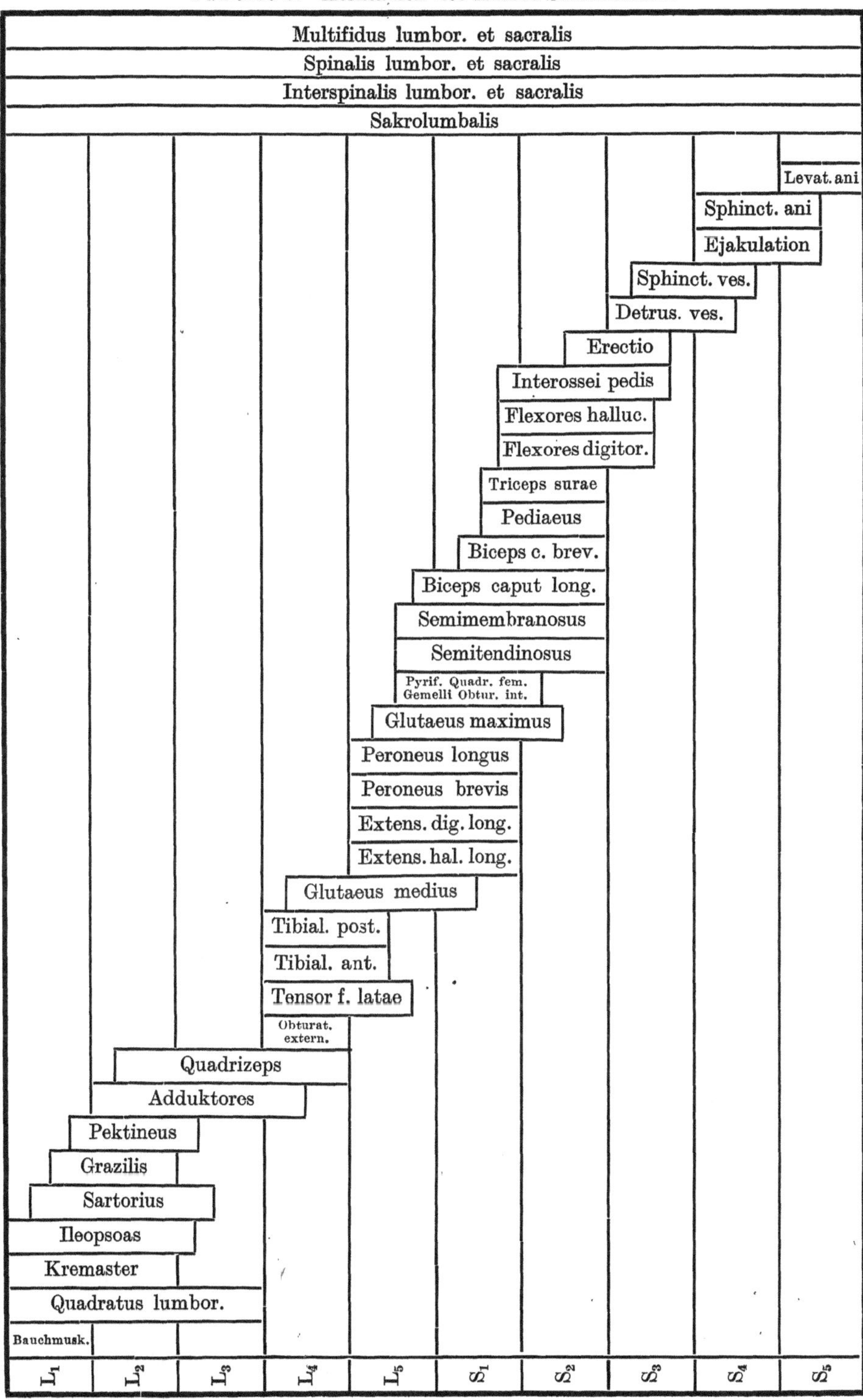

Tabelle 6.

L_1	Obliquus abdominis (unterer Teil) Transversus abdominis (unterer Teil) Quadratus lumborum Cremaster Ileopsoas Sartorius (Gracilis) (Pectineus)	
L_2	Quadratus lumborum Cremaster Ileopsoas Sartorius Gracilis Pectineus Adductores Quadriceps	
L_3	Quadratus lumborum Ileopsoas Sartorius Adductores Quadriceps	
L_4	Adductores Quadriceps Obturator externus Tensor fasciae latae Tibialis anticus Tibialis posticus Glutaeus medius et minimus	
L_5	(Obturator externus) Tensor fasciae latae (Tibialis anticus) (Tibialis posticus) Glutaeus medius et minimus Extensor hallucis longus Extensor digitorum longus Peroneus brevis Peroneus longus Glutaeus maximus Quadratus femoris Pyriformis Obturator internus, Gemelli Semitendinosus Semimembranosus (Biceps cap. longum)	
S_1	(Glutaeus medius et minimus) Extensor hallucis longus Extensor digitorum longus Peroneus brevis Peroneus longus Glutaeus maximus Quadratus femoris Pyriformis Obturator internus, Gemelli Semitendinosus Semimembranosus Biceps caput longum et breve Extensor digitorum et hallucis brevis Triceps surae (Flexor digitorum et hallucis longus et brevis) (Interossei pedis)	
S_2	(Glutaeus medius et minimus) Glutaeus maximus Quadratus femoris Pyriformis Obturator internus, Gemelli Semitendinosus Semimembranosus Biceps, besonders caput breve Extensor digitorum et hallucis brevis Triceps surae Flexor digitorum et hallucis longus Interossei pedis Erectio	
S_3	Flexor digitorum et hallucis brevis Interossei pedis Erectio	
S_4	Erectio Detrusor vesicae Sphincter vesicae Ischio cavernosus } Bulbuso cavernosus } Ejaculatio Sphincter ani	
S_5	Ejaculatio Sphincter ani Levator ani	

Totaltrennungen der Cauda equina in bestimmten Höhen, als auch bei der Unterbrechung einer oder mehrerer benachbarter lumbosakraler Wurzeln in bezug auf die Verteilung der Lähmung auffallend konstante Verhältnisse angetroffen. Ich habe niemals bei Reizung der elften oder zwölften Thorakalis einen Effekt seitens irgendeines Muskels der unteren Extremität beobachtet.

Nach Eisler soll z. B. der N. cruralis bei präfixierter Plexusanlage Fasern aus Th_{12} erhalten. Auch der Kremaster sprach in allen meinen einschlägigen Fällen stets nur von der ersten und zweiten Lumbalis aus an, niemals aber von Th_{11} oder Th_{12}. Die präfixierte Plexusanlage kann also nach meinen Erfahrungen kein häufiges Vorkommnis darstellen. Ich habe auch bei Totaltrennungen in der Höhe von L_1, diese Wurzel einbegriffen, stets eine völlige Lähmung aller Muskeln der unteren Extremität und des Kremasters festgestellt.

Bei Reizung von L_1 habe ich ausgesprochene Kontraktion des Ileopsoas und Sartorius beobachtet, ferner des Kremaster und des untersten Teiles der Bauchmuskeln (Obliquus und Transversus abdominis). Bei Kaudadurchtrennungen in der Höhe von L_2, bei denen also nur L_1 erhalten blieb, fand ich alle Muskeln gelähmt bis auf Ileopsoas, Sartorius und Kremaster; doch waren sowohl Ileopsoas wie Sartorius stark paretisch, ein Hinweis, daß sie zum großen Teil noch von tieferen Wurzeln innerviert werden; einmal allerdings fand ich bei der Totaltrennung der Kauda in der Höhe von L_2 auch den Grazilis und Pektineus spurenweise erhalten, so daß sie manchmal wohl auch von L_1 mit innerviert werden.

Bei Reizung von L_2 erfolgt Kontraktion des Kremaster, Ileopsoas, Sartorius, Grazilis, der Adduktoren und des Quadrizeps. Den Ursprung des Grazilis, Adductor brevis, magnus, minimus und longus aus L_2 hat Selig durch Auffaserung des Obturatorius bis in die Plexuswurzeln erwiesen. Bei Reizung von L_2 ist die Wirkung des Ileopsoas nicht so gut erkennbar wie bei der Reizung von L_1, weil die Quadrizepskontraktion so stark ist, daß die Wirkung des Ileopsoas nicht ausreicht, um das im Knie gestreckte Bein der Schwere entgegen zu erheben; doch konnte ich mehrmals die Ileopsoaswirkung (Erheben des Beines in außenrotierter Stellung) einwandfrei feststellen. Auch die Wirkung des Sartorius ist bei Reizung von L_2 infolge der gleichzeitigen Kontraktion des Quadrizeps manchmal schwer nachweisbar; ich konnte sie aber in einzelnen Fällen ganz einwandfrei feststellen. Beim Transversalsyndrom der Cauda equina in der Höhe von L_3, bei dem also nur L_1 und L_2 intakt sind, fand ich Ileopsoas Sartorius, Grazilis und Pektineus vollkommen erhalten, die übrigen Adduktoren zeigten eine deutliche Parese, die ihnen aus L_2 zugehende Innervation reicht für eine volle Funktionsleistung bei Unterbrechung von L_3 und L_4 nicht aus. In noch viel höherem Grade gilt dies für den Quadrizeps, den ich bei der Totaltrennung der Kauda in der Höhe von L_3 hochgradig paretisch fand. Relativ am wenigsten war der Rectus femoris geschädigt.

Bei Reizung von L_3 sah ich niemals Wirkung des Ileopsoas. Seine Versorgung aus L_3 dürfte aber aus den anatomisch festgestellten kurzen Plexusästen für den Psoas major und minor aus L_3 hervorgehen. Kontraktion des Sartorius konnte ich bei Reizung von L_3 mehrfach erzielen. Am stärksten sprechen bei Reizung von L_3 stets die Adduktoren und der Quadrizeps an. Der Ursprung des Adductor magnus und minimus aus L_3 ist durch Selig festgestellt. Bei präfixierter Plexusanlage sollen nach Eisler auch der N. tibialis und der N. peroneus aus L_3 Ursprungsfasern erhalten. Ich habe niemals eine dahingehende Beobachtung gemacht. Bei Unterbrechung der Cauda equina in der Höhe von L_4, bei der also L_1, L_2 und L_3 erhalten sind, fand ich Ileopsoas, Sartorius, Grazilis und Pektineus ganz intakt. Die übrigen Adduktoren zeigten nur eine sehr geringe Parese, der Quadrizeps hingegen wies noch eine deutliche Schwäche auf, ein Hinweis darauf, daß er in stärkerem Maße als die Adduktoren von L_4 abhängt. Die Außenrotatoren fand ich stets völlig gelähmt; der Obturator externus kann also aus L_3 keine Bezüge erhalten.

Bei Reizung von L_4 fand ich niemals Kontraktion des Ileopsoas und Grazilis. Stets erfolgte Adduktion und stets sehr starke Quadrizepswirkung, manchmal

Außenrotation (Obturator externus) und immer starke Kontraktion des Tensor fasciae latae, des Tibialis anticus und posticus und des Glutaeus medius. Niemals habe ich bei Reizung von L_4 eine Andeutung einer Wirkung des Extensor digitorum longus oder Extensor hallucis longus oder der Peronei gesehen, ebensowenig solche des Glutaeus maximus oder des Triceps surae. Die Versorgung des Adductor minimus und Obturator externus aus L_4 ist anatomisch durch Selig sichergestellt. Daß der Tibialis anticus und posticus aus L_4 innerviert werden, geht ferner daraus hervor, daß Totaltrennung der Kauda in der Höhe von L_5, also bei Integrität von L_1, L_2, L_3, L_4, diese Muskeln meist völlig intakt läßt. Umgekehrt fand ich wiederholt bei isolierter Trennung von L_4 totale Lähmung des Tibialis anticus und posticus. Der Glutaeus medius, der zum Teil auch aus tieferen Wurzeln entspringt, zeigte bei der isolierten Durchtrennung von L_4 eine deutliche Parese, der Tensor fasciae war nur in geringem Grade abgeschwächt. Bei Reizung von L_4 habe ich ausnahmsweise auch gelegentlich Kniebeugung gefunden; es ist möglich, daß der Sartorius zum Teil auch noch aus L_4 innerviert wird, aber es könnte auch ausnahmsweise der Semitendinosus von L_4 her innerviert werden. Dieser früher schon von mir als fraglich bezeichnete Punkt bleibt nach wie vor unentschieden. Bei der Totaltrennung der Cauda equina in der Höhe von L_5, bei der also L_1, L_2, L_3, L_4 intakt bleiben, fand ich Ileopsoas, Sartorius, Grazilis, Pektineus, die übrigen Adduktoren, den Quadrizeps und, wie schon bemerkt, auch den Tibialis anticus und posticus vollkommen intakt; nur einmal zeigten die letzteren beiden Muskeln eine leichte Parese, so daß sie wohl gelegentlich auch aus L_5 einen beträchtlichen Teil ihrer Innervation erhalten können. Der Tensor fasciae war in allen von mir beobachteten Fällen von Totaltrennung der Kauda in der Höhe von L_5 ganz erhalten oder er zeigte nur eine geringfügige Parese; dagegen wiesen Glutaeus medius und minimus stets eine merkliche Schwäche auf, andererseits waren sie in keinem Falle ganz gelähmt. Niemals habe ich bei der Totaltrennung der Kauda in der Höhe von L_5 auch nur einen Rest von Funktion des Extensor digitorum longus oder Extensor hallucis longus oder der Mm. peronei gesehen. Diese Muskeln waren stets völlig gelähmt, desgleichen der Glutaeus maximus, Semitendinosus, Semimembranosus, Bizeps und Triceps surae, um nur die Muskeln zu nennen, denen zahlreiche Autoren einen Ursprung aus L_4 zuweisen.

Bei Reizung von L_5 erfolgt zumeist starke Abduktion (Glutaeus medius); und kräftige Kontraktion des Tensor fasciae latae. Wiederholt sah ich auch Außenrotation des Oberschenkels, die auf die Wirkung des Quadratus femoris, Pyriformis, Obturator internus und der Gemelli zurückzuführen ist. In anderen Fällen erfolgt statt der Außenrotation eine Innenrotation, welche auf die Wirkung des Glutaeus medius und Tensor fasciae zu beziehen ist. Kontraktion des Tibialis anticus und posticus sah ich nur einmal spurenweise bei Reizung von L_5. Im Vordergrunde steht bei letzterer die Kontraktion des Extensor hallucis longus, Extensor digitorum longus, Peroneus brevis und longus. Meist erfolgt auch eine Kontraktion des Glutaeus maximus und eine Kontraktion des Semitendinosus und Semimembranosus. Der lange Kopf des Bizeps sprach einmal in geringem Grade an. Der Ursprung des N. glutaeus superior (Glutaeus medius und minimus, Tensor fasciae latae) aus L_5 ist anatomisch erwiesen; ebenso der des N. glutaeus inferior (Glutaeus maximus) und der Zweige für die Auswärtsroller. Bei Totaltrennung der Cauda equina in der Höhe der ersten Sakralwurzel, bei der also L_1, L_2, L_3, L_4 und L_5 erhalten sind, sind Iliopsoas, Sartorius, Grazilis, Pektineus die übrigen Adduktoren, der Quadrizeps, Obturator externus, Tensor fasciae, Tibialis anticus und posticus vollkommen intakt. Auch seitens des Glutaeus medius konnte ich keine Parese feststellen, obzwar derselbe auch Bezüge aus S_1 und eventuell sogar aus S_2 erhalten kann. Extensor digitorum longus, Extensor hallucis longus, Peroneus brevis und Peroneus longus erwiesen sich in den von mir beobachteten Fällen gar nicht oder nur wenig paretisch. L_5 ist also für sie die wichtigste Ursprungswurzel. Der Glutaeus maximus war nicht gelähmt, aber deutlich paretisch, da er seine Bezüge in der Hauptsache aus S_1 und S_2 erhält. Die Tatsache, daß Quadratus femoris, Pyriformis, Obturator internus und die Gemelli zum Teil aus L_5 innerviert werden, kommt dadurch zum Ausdruck, daß die Außenrotation bei der Totaltrennung der Kauda in der Höhe vor S_1, bei der also auch L_5 erhalten ist, entschieden kräftiger ist, als bei der Totaltrennung von L_5, bei der nur der aus L_4 stammende Anteil des Obturator externus für die Außenrotation zur Verfügung steht. Obwohl Semitendinosus, Semimembranosus und manchmal auch Biceps caput longum zum Teil aus L_5 innerviert werden, weisen diese Muskeln doch bei der Totaltrennung der Kauda in der Höhe von S_1 eine recht beträchtliche Parese auf, da sie ihre wichtigste Innervationsquelle in S_1 und S_2 haben. Den langen Bizepskopf fand ich einige Male ganz gelähmt; er erhält also durchaus nicht immer Fasern aus L_5. Völlig gelähmt fand ich bei der Totaltrennung der Kauda in der Höhe von S_1 stets Biceps caput breve, Extensor digitorum et hallucis brevis, Triceps surae, Flexor digitorum et hallucis longus und alle Muskeln der Fußsohle sowie die Erektion, Ejakulation, Sphincter vesicae externus, Sphincter ani externus und Levator ani. Über die Blasen-, Mastdarm- und Potenzstörungen bei den Kaudaläsionen wird in einem späteren Kapitel Näheres mitgeteilt werden.

Bei Reizung von S_1 habe ich niemals Kontraktion des Glutaeus medius beobachtet. Doch scheint nach anatomischen Untersuchungen der N. glutaeus superior zum Teil auch aus S_1 hervorzugehen. Ich beobachtete bei Reizung von S_1 Kontraktion des Extensor hallucis et digitorum longus, der Peronei, kräftige Kontraktion des Glutaeus maximus, Semitendinosus, Semimembranosus, Biceps caput longum et breve, des Triceps surae, Wirkung der Außenrotatoren (Quadratus femoris, Obturator internus, Gemelli, Pyriformis) und einige Male auch der Flexores digitorum et hallucis. Bei Totaltrennung der Kauda in der Höhe von S_2, bei der also L_1, L_2, L_3, L_4, L_5 und S_1 erhalten sind, fand ich völlige Integrität des Ileopsoas, Sartorius, Grazilis, Pektineus, der übrigen Adduktoren, des Quadrizeps, Obturator externus, Tensor fasciae, Tibialis anticus et posticus, Glutaeus medius, Extensor digitorum et hallucis longus, Peroneus longus et brevis, Glutaeus maximus (dessen partieller Ursprung aus S_2 also so geringfügig ist, daß bei Erhaltensein von L_5 und S_1 kein greifbarer Funktionsdefekt resultiert), des Quadratus femoris, Pyriformis, Obturator internus und der Gemelli, des Semitendinosus, Semimembranosus und Bizeps, für deren Funktionsleistung also die Integrität von L_5 und S_1 vollkommen auszureichen scheint. Der Extensor digitorum et hallucis brevis (Pediaeus) zeigte bei der Totaltrennung in der Höhe von S_2 in einem Falle völlige E.R., im anderen Falle partielle E.R., er erhält also wohl in einem individuell wechselnden Grade das eine Mal keine Fasern aus S_1, sondern nur aus tieferen Wurzeln, das andere Mal ist S_1 an seiner Innervation mitbeteiligt. In einem Falle von Totaltrennung in der Höhe von S_2 fand ich den Pediaeus sogar ganz intakt. Der Trizeps zeigte in keinem meiner Fälle von Totaltrennung der Kauda in der Höhe von S_2 eine völlige Lähmung, sondern höchstens eine mehr oder weniger merkbare Parese. In mehreren Fällen war er sogar vollkommen intakt und zeigte auch keine Spur von Atrophie. Ähnliches gilt für den Flexor digitorum et hallucis longus; derselbe zeigt bei der Totaltrennung von S_2 manchmal eine vollkommene Lähmung dann, wenn er aus S_1 keine Fasern erhält; manchmal zeigt er eine mehr oder weniger ausgesprochene Parese; aber ich habe auch seine völlige Integrität bei der Totaltrennung von S_2 beobachtet. Dagegen habe

Tabelle 7.

	Bruns	Lazarus	Flatau	Edinger	Bing	Oppenheim	Villiger	Veraguth	Pitres-Testut
Kremaster	L_1—L_2	—	—	—	—	—	L_1—L_3	—	L_1—L_2
Ileopsoas	L_1—L_3	D_{12}—L_4	L_2—L_4	L_1—L_3	D_{12}—L_3	L_1—L_3	L_1—L_4	D_{12}—L_5	L_2—L_4
Sartorius	L_1—L_3	L_1—L_3	L_2—L_3	L_3—L_5	L_2—L_3	L_2—L_3	L_2—L_3	L_2—L_3	L_2—L_3
Grazilis	—	L_2—L_4	L_2—L_4	—	L_2—L_4	—	L_2—L_4	L_2—L_4	—
Pektineus	—	—	—	L_3—L_5	L_2—L_3	—	L_2—L_3	L_2—L_3	L_2—L_3
Adduktores	L_3—L_4	L_2—L_5	L_2—L_4	L_3—L_5	L_2—L_4	L_2—L_4	L_2—L_4	L_2—L_4	L_2—S_1
Quadrizeps	L_2—L_4	L_2—L_4	L_2—L_4	L_3—S_1	L_2—L_4	L_2—L_4	L_2—L_4	L_2—L_4	L_2—L_5
Obturator externus	—	L_4	L_3—L_4	L_4—L_5	L_3—L_4	—	L_3—L_4	L_3—L_4	L_3—L_4
Tensor fasciae	—	L_4—L_5	L_4—L_5	L_5—S_1	L_4—L_5	—	L_4—L_5	L_4—L_5	L_4—L_5
Tibialis anticus	L_4—L_5	L_5—S_1	L_4	S_1—S_4	L_4—L_5	S_1	L_4—L_5	L_4—L_5	L_4—S_2
Tibialis posticus	—	—	—	—	L_5—S_2	—	L_5—S_2	L_5—S_2	—
Glutaeus medius	L_5—S_2	L_5	L_4—S_1	L_5—S_1	L_4—S_1	L_4—L_5	L_4—S_1	L_4—S_2	L_4—S_2
Extensor hallucis longus	L_5	L_4—S_1	L_4—S_1	S_1—S_4	L_4—S_1	—	L_4—S_1	L_4—S_1	L_4—S_2
Extensor digitorum longus	L_5	L_4—S_1	L_4—S_1	S_1—S_4	L_4—S_1	—	L_4—S_1	L_4—S_1	L_4—S_2
Peroneus brevis	S_1—S_2	L_4—S_2	L_5—S_1	S_1—S_4	L_5—S_1	—	L_5—S_1	L_5—S_1	L_4—S_2
Peroneus longus	S_1—S_2	L_4—S_2	L_5—S_1	S_1—S_4	L_5—S_1	—	L_5—S_1	L_5—S_1	L_4—S_2
Glutaeus maximus	L_5—S_2	L_5—S_1	L_5—S_1	L_5—S_1	L_4—S_2	L_5—S_1	L_4—S_1	L_4—S_2	L_5—S_2
Quadratus femoris	L_5—S_2	L_5—S_1	L_4—S_2	—	L_4—S_1		L_4—S_1	L_4—S_1	L_4—S_1
Pyriformis					L_5—S_1	L_5—S_1	L_5—S_1	S_1—S_2	S_1—S_3
Obturator internus	L_5—S_2	L_5—S_1	L_4—S_2	—	L_5—S_1	L_5—S_1	L_5—S_1	L_5—S_2	L_4—S_2
Gemelli					L_4—S_1	L_5—S_1	L_4—S_1	L_4—S_2	
Semitendinosus	L_5—S_2	L_4—S_1	L_4—S_2	L_5—S_3	L_4—S_1	L_5—S_1	L_4—S_1	L_4—S_2	L_4—S_2
Semimembranosus	L_5—S_2	L_4—S_1	L_4—S_2	L_5—S_3	L_4—S_1	L_5—S_1	L_4—S_2	L_4—S_2	L_4—S_2
Biceps cap. longum	L_5—S_2	L_4—S_1	L_4—S_2	L_5—S_3	L_4—S_2	L_5—S_1	L_4—S_2	L_4—S_2	L_4—S_3
Biceps cap. brevis	L_5—S_2	L_4—S_1	L_4—S_2	L_5—S_3	L_4—S_2	L_5—S_1	L_4—S_2	L_4—S_2	L_4—S_3
Pediaeus	—	—	—	—	L_4—S_1	—	L_4—S_1	L_4—S_1	L_4—L_5
Triceps surae	L_5—S_2	L_4—S_2	L_5—S_2	L_5—S_3	L_4—S_2	L_5—S_1	L_4—S_2	L_4—S_2	S_2—S_3
Flexor digitorum longus	L_5—S_2	L_5—S_2	L_5—S_2	—	L_5—S_3	S_1—S_2	L_5—S_3	L_5—S_2	S_2—S_3
Flexor hallucis longus	L_5—S_2	L_5—S_2	L_5—S_2	—	L_5—S_3	S_1—S_2	L_5—S_2	L_5—S_2	S_2—S_3
Sohlenmuskeln	L_5—S_2	L_5—S_2	L_5—S_2	S_1—S_5	L_5—S_2	S_1—S_2	L_5—S_2	L_5—S_2	L_5—S_3

ich die Integrität der Sohlenmuskulatur, insbesondere der Interossei pedis
und der Muskeln des Großzehen- und Kleinzehenballens nur in einem einzigen
Falle von Totaltrennung der Kauda in der Höhe von S_2 angetroffen. In der
Regel ist die Sohlenmuskulatur dabei völlig gelähmt und wenn die langen Zehenbeuger dabei erhalten sind, so besteht das typische Bild des Hohlklauenfußes;
sind die langen Flexoren aber auch mitgelähmt, so werden die Zehen zwar in der
Grundphalange durch den Zug des Extensor digitorum et hallucis longus gestreckt gehalten, aber die charakteristische Flexion der Mittel- und Endphalange
fehlt oder ist nur infolge passiver Dehnung der Zehenbeuger angedeutet. In
der Regel erhalten also die Sohlenmuskeln aus S_1 keine nennenswerten Bezüge
und nur selten dürfte ihre Innervation durch S_1 so ausgiebig sein, daß bei Totaltrennung von S_2 und Integrität von S_1 keine Funktionsstörung seitens der
Sohlenmuskulatur feststellbar ist.

Bei Reizung von S_2 sah ich niemals Kontraktion des Glutaeus medius,
obwohl der Ursprung des N. glutaeus superior aus S_2 anatomisch erwiesen
ist. Dagegen habe ich Kontraktion der Außenrotatoren, Quadratus femoris,
Pyriformis, Obturator internus und Gemelli, Kontraktion des Semitendinosus, Semimembranosus und Bizeps und des Glutaeus maximus, des öfteren
festgestellt; ferner konstant starke Wirkung des Triceps surae und des
Flexor digitorum et hallucis. Auch die Interossei pedis und die Sohlenmuskulatur erhalten ihre Hauptinnervation aus S_2, nur tritt ihre Wirkung wegen
der gleichzeitigen Wirkung des Flexor digitorum bei elektrischer Reizung
von S_2 nicht zutage. Es geht aber aus der totalen Lähmung der Interossei
pedis und dem daraus entstehenden Hohlklauenfuß bei Kaudatrennung in der
Höhe von S_2 deutlich hervor, daß vornehmlich das zweite Sakralsegment ihren
Ursprungskern birgt. Bei Totaltrennung unterhalb von S_2 sind sie nach meiner
Erfahrung immer erhalten, obwohl ich bei elektrischer Reizung von S_3 wiederholt Kontraktion der Interossei, manchmal auch des Flexor digitorum et hallucis brevis feststellen konnte.

Auf die Beziehungen der Blasen-, Mastdarm- und Genitalfunktion zu den
untersten Sakralwurzeln soll hier nicht eingegangen werden. Wir werden
darauf in dem Kapitel der Rückenmarksverletzungen ausführlich zurückkommen.

Die Angaben der einzelnen Autoren über die radikuläre Versorgung der
einzelnen Muskeln der unteren Extremität schwanken ebenso wie die über die
Muskeln der oberen Extremität erheblich. Ich habe sie wieder in einer Tabelle (7)
zusammengestellt. Ich gehe auf Einzelheiten nicht besonders ein, um so mehr
als gar nicht ersichtlich ist durch welche Methoden eigentlich die Unterlagen
für diese Angaben gewonnen sind. Ich bemerke nur, daß ein großer Teil dieser
Angaben unhaltbar erscheint.

An der Hand der Abb. 91, welche das Eislersche Schema des Plexus lumbo-
sacralis wiedergibt, können wir nun verfolgen, wie die Bahnen der einzelnen
Muskeln der unteren Extremität aus ihren spinalen Segmenten durch den
Plexus hindurch zur Peripherie gelangen.

Die unteren Abschnitte des Obliquus und Transversus abdominis werden durch
den Ileohypogastrikus und Ileoinguinalis, die zum Teil direkt aus L_1 hervorgehen, mitinnerviert. Der Quadratus lumborum wird durch direkte kurze Äste
aus L_1, L_2 und L_3 innerviert. Der Kremaster wird durch den N. spermaticus
externus versorgt, der als Ast des Genitofemoralis aus L_2, aber durch die Anastomose von L_1 zu L_2 auch aus L_1 entspringt. Psoas major et minor erhalten
direkte Äste aus dem zweiten und dritten Lendennerven; da aber Reizung
von L_1 starke Kontraktion des Ileopsoas bewirkt, stammen die Fasern dieser
kurzen Äste wenigstens teilweise aus L_1 und gelangen durch die Anastomose

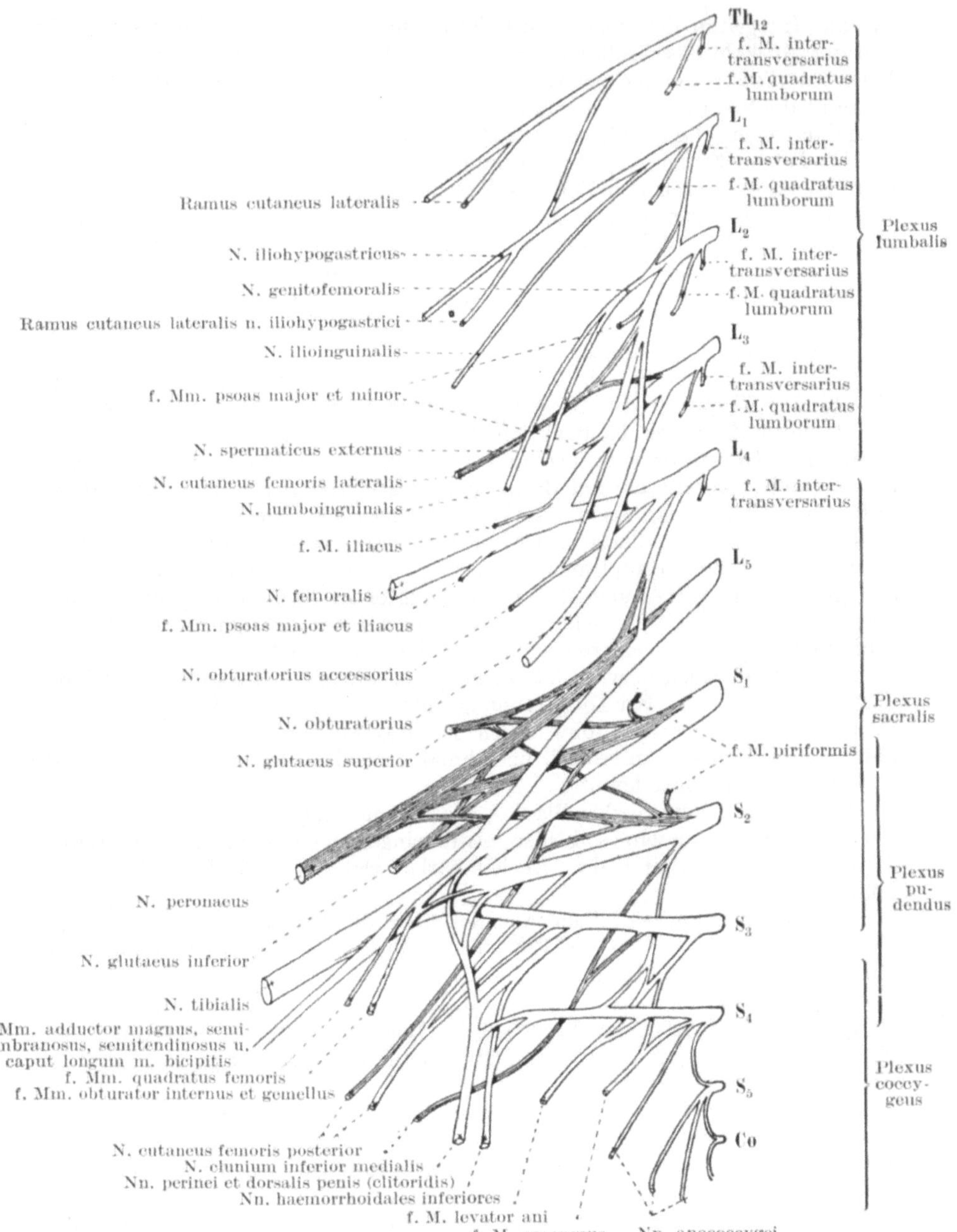

Abb. 91. Rechter Plexus lumbosacralis, schematisch, von vorne. (Nach P. Eisler.)
(Die dunkel schraffierten Stämme sind Derivate der dorsalen Plexushälfte.)

von L₁ zu L₂ in den zweiten Lendennerven. Der Iliakus und der untere Teil des Psoas major werden durch Äste des N. cruralis versorgt, der aus L₂, L₃ und L₄ seinen Ursprung nimmt; diese Iliakus- und Psoasäste stammen aber im wesentlichen aus L₂; denn der Ileopsoas ist bei Läsionen, bei denen von L₃ abwärts alle Wurzeln getrennt, L_1 und L_2 aber unversehrt sind, vollkommen intakt, was beweist, daß L_3 und L_4 keine nennenswerten Fasern zu ihm senden können; auch bei Reizung von L_3 und L_4 konnte niemals Ileopsoaskontraktion erzielt werden.

Der Sartorius stammt aus L_1, L_2, L_3, seine Bahnen gelangen durch die Anastomose von L_1 zu L_2 in den zweiten Lumbalnerven und von diesem aus in den N. cruralis; die Fasern aus L_2 und L_3 gelangen direkt in den N. cruralis. Die Grazilisbahn stammt aus L_1 und L_2 und gelangt durch den zweiten Lendennerven direkt in den N. obturatorius.

Die Bahnen des Quadrizeps stammen aus L_2, L_3 und L_4 und gelangen direkt in den aus dem zweiten bis vierten Lendennerven hervorgehenden N. cruralis.

Die Bahnen der Adduktoren stammen ebenfalls aus L_2, L_3, L_4 und gehen direkt in den aus dem zweiten, dritten und vierten Lendennerven hervorgehenden N. obturatorius über. Aus dem dritten und vierten Lendennerven entspringt manchmal auch der ebenfalls zu den Adduktoren gehende N. obturatorius accessorius. Der Obturator externus hat seinen Ursprung in L_4 und seine Bahn geht durch den vierten Lendennerven direkt in den N. obturatorius. Der Tensor fasciae latae hat seinen Ursprung in L_4 und L_5; die aus L_4 stammende Bahn gelangt durch die starke Anastomose von L_4 zu L_5 in den fünften Lendennerven und damit in den aus diesem hervorgehenden N. glutaeus superior. Diese Anastomose führt dem N. glutaeus superior auch einen wesentlichen Teil der Bahn des Glutaeus medius zu. Da der N. glutaeus superior auch aus S_1 und S_2 mit entspringt, so dürften diese vielleicht auch an der Innervation des Glutaeus medius beteiligt sein, obwohl ich bei Reizung von S_1 und S_2 niemals eine Wirkung des Glutaeus medius beobachten konnte. Die Anastomose von L_4 zu L_5 führt auch die aus L_4 stammenden Bahnen des Tibialis anticus und posticus in den fünften Lendennerven und weiterhin in den teilweise aus diesem hervorgehenden N. peroneus und N. tibialis. Die Bahnen der übrigen vom N. peroneus versorgten Muskeln (Biceps caput breve, Extensor hallucis longus, Extensor digitorum longus, Peroneus brevis et longus, Extensor digitorum et hallucis brevis) gelangen durch die Ursprünge des Peroneus aus dem fünften Lendennerven und ersten und zweiten Sakralnerven in den N. peroneus. Der Nervus glutaeus inferior, der den Glutaeus maximus versorgt, entspringt mit drei Wurzeln aus L_5 und S_1 und S_2. Der Nervus tibialis nimmt durch seine aus L_5, S_1, S_2 und S_3 entspringenden Wurzeln die Bahnen für den Semitendinosus, Semimembranosus, Biceps caput longum, Triceps surae, Flexor digitorum longus, Flexor hallucis longus, Flexor digitorum et hallucis brevis und die übrigen Sohlenmuskeln auf. Von den Außenrotatoren erhält der Pyriformis direkte kurze Äste aus S_1 und S_2, der Quadratus femoris, Obturator internus und die Gemelli erhalten ihre Zweige aus den zu einem Stamm vereinigten Wurzeln des N. tibialis, die aus L_5, S_1 und S_2 hervorgehen.

Gegenüber der sehr großen Zahl von Verletzungen des Plexus brachialis, durch die wir wertvolle Auskunft über den Verlauf der einzelnen Muskelbahnen innerhalb der einzelnen Plexusstränge erlangt haben, sind Verletzungen des Plexus lumbosacralis mit bioptischer Verifikation eine sehr große Seltenheit. Das liegt an der schweren operativen Zugänglichkeit des Plexus lumbosacralis. Ich habe aber in einem Falle von Verletzung des Plexus lumbalis durch die Autopsie Auskunft über die durchtrennten Stränge erlangt. In dem Falle bestand eine völlige Lähmung des Kremaster, Ileopsoas, Sartorius, Grazilis, Pektineus, der übrigen Adduktoren, des Quadrizeps, Tibialis anticus et posticus. Der Glutaeus medius und Tensor fasciae latae waren paretisch aber nicht völlig gelähmt. Alle anderen Muskeln des Beines waren intakt. Es handelte sich um eine Zerreißung der ersten bis vierten Lendenwurzel gleich nach ihrem

Austritt aus den Foramina intervertebralia. Die Verteilung der Lähmung steht in vollem Einklang mit den Ergebnissen der elektrischen Reizung der Wurzeln und der Verteilung der Lähmung in den Fällen von Totaltrennung der Cauda equina in der Höhe von L_5, bei denen ich gerade die Muskeln erhalten gefunden habe, welche in dem eben mitgeteilten Falle von Plexuszerreißung gelähmt waren. Insbesondere weise ich auf die völlige Lähmung des Tibialis anticus et posticus im letzteren Falle hin, ein Beweis, daß diese Muskeln ganz aus L_4 versorgt werden, während Tensor fasciae und Glutaeus medius, die auch aus L_5 bzw. aus L_5 und S_1 inneviert werden, nur paretisch waren. Weitere Bestätigungen liefern nur noch einzelne Fälle von umschriebenen Wurzeldurchtrennungen innerhalb des Duralsackes bzw. innerhalb des Wirbelkanals. So habe ich schon erwähnt, daß ich mehrmals bei isolierter Durchtrennung von L_4 eine völlige Lähmung des Tibialis anticus et posticus und eine Schwäche des Glutaeus medius et minimus beobachtet habe. Die Lähmung des ebenfalls durch L_4 innervierten Obturator externus entzieht sich dem Nachweis. In einem Falle von einseitiger Durchtrennung von L_4 und L_5 waren Tibialis anticus, Tibialis posticus, Tensor fasciae, Glutaeus medius ganz gelähmt. Die Innervation des letzteren aus S_1 kann also keine Rolle gespielt haben. Ferner waren der Extensor hallucis longus, Extensor digitorum longus, Peroneus brevis und Peroneus longus stark abgeschwächt, ein Hinweis darauf, daß sie ihre Hauptinnervation aus L_5 erhalten. Dagegen boten der Glutaeus maximus, die Außenroller (Pyriformis, Quadratus femoris, Obturatus internus, Gemelli) und die Kniebeuger, Semitendinosus, Semimembranosus und Bizeps keine nachweisbare Parese oder Atrophie, ein Hinweis darauf, daß sie aus S_1 und S_2 so reichlich versorgt werden, daß der Ausfall von L_5 sich nicht nennenswert bemerkbar machte.

In einem Falle von Durchtrennung von S_1 und S_2 waren Triceps surae, Biceps caput longum et breve, Pediaeus völlig gelähmt. Der Glutaeus medius war ganz intakt; der Extensor hallucis longus, Extensor digitorum longus, Peroneus brevis, Peroneus longus boten nur eine geringe Schwäche, ein Beweis, daß sie ihre Hauptinnervation aus L_5 erhalten. Hingegen waren der Glutaeus maximus, Semitendinosus und Semimembranosus hochgradig geschwächt, ein Beweis, daß sie aus L_5 nur eine unbedeutende Innervation erhalten und ganz vornehmlich von S_1 und S_2 abhängen. Der lange und der kurze Bizepskopf waren, wie schon bemerkt, in diesem Falle ganz gelähmt. Die Flexores digitorum et hallucis longi und die Sohlenmuskulatur waren in diesem Falle geschwächt, aber nicht völlig gelähmt, da sie auch aus S_3 gespeist werden, was ich durch elektrische Reizung der dritten Sakralis direkt nachweisen konnte.

3. Die Thorakalwurzeln.

Es soll hier nur die radikuläre bzw. segmentale Innervation der Bauchmuskeln besprochen werden. Dieselben erhalten ihre Innervation aus D_5 bis L_1 einschließlich. D_5 beteiligt sich allerdings nicht regelmäßig an der Innervation der Bauchmuskeln, denn ich habe bei elektrischer Reizung der fünften Thorakalwurzel keineswegs immer eine Kontraktion der Abdominalmuskulatur beobachtet. Es bestehen in dieser Hinsicht gewiß individuelle Differenzen (präfixierter und postfixierter Typus). Der Effekt, welcher bei der elektrischen Reizung von D_5 auftritt, beschränkt sich, wenn überhaupt ein solcher vorhanden ist, auf eine scharf abgegrenzte Kontraktion des obersten Segmentes des Rectus supraumbilicalis. Bei Totaltrennung des Markes in der Höhe des sechsten Dorsalsegmentes mit Integrität der fünften Dorsalwurzel fand ich wiederholt das oberste Segment des Rectus supraumbilicalis allein erhalten,

Tabelle 8. Kernsäulen des Thorakalmarks.

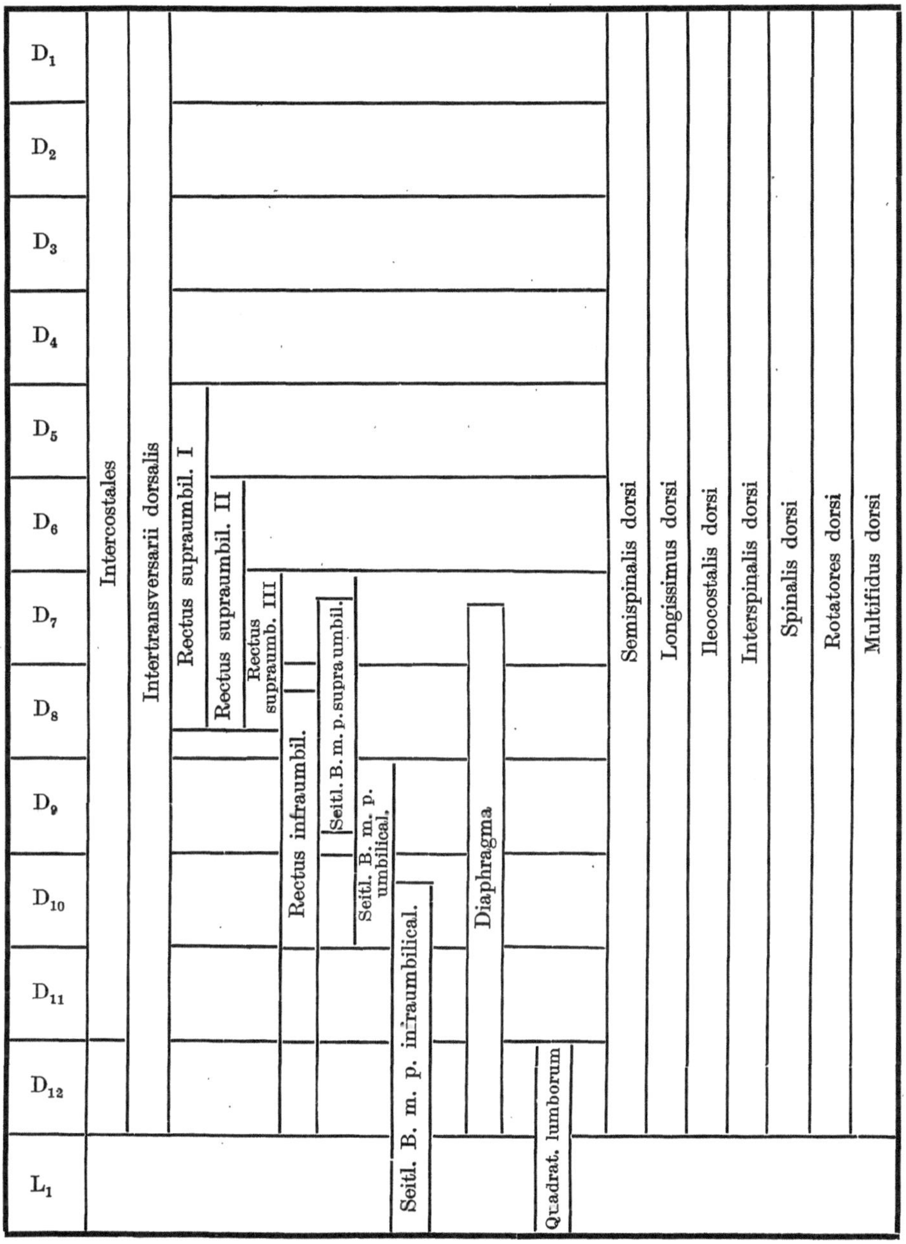

	Intercostales	Intertransversarii dorsalis	Rectus supraumbil. I	Rectus supraumbil. II	Rectus supraumb. III	Rectus infraumbil.	Seitl. B. m. p. supra umbil.	Seitl. B. m. p. umbilical.	Seitl. B. m. p. infraumbilical.	Diaphragma	Quadrat. lumborum	Semispinalis dorsi	Longissimus dorsi	Ileocostalis dorsi	Interspinalis dorsi	Spinalis dorsi	Rotatores dorsi	Multifidus dorsi
D_1																		
D_2																		
D_3																		
D_4																		
D_5																		
D_6																		
D_7																		
D_8																		
D_9																		
D_{10}																		
D_{11}																		
D_{12}																		
L_1																		

während alle anderen Bauchmuskelabschnitte gelähmt waren. Ebenso fand ich bei Durchschneidung der sechsten bis zehnten Dorsalwurzel (hintere und vordere) dieses oberste Segment des Rektus intakt, allerdings in einem Falle auch mit-gelähmt, letztere Tatsache ein Hinweis darauf, daß D_5 nicht konstant an der Innervation der Bauchmuskeln beteiligt ist. Wichtig ist die Tatsache, daß in einem Falle, in dem die elektrische Reizung von D_5 deutlich eine Kontraktion des obersten Segmentes des Rektus ergab, die isolierte Durchschneidung dieser Wurzel keinerlei Störungen der elektrischen Erregbarkeit dieses Muskelabschnittes hinterließ, da derselbe, wie wir sehen werden, auch aus D_6 und D_7 innerviert wird. Niemals fand ich bei Totaltrennung des Markes in der Höhe von D_4 oder bei Wurzeldurchtrennungen die D_5 mit einbezogen das oberste Rektussegment erhalten. D_4 beteiligt sich also wohl niemals an der Innervation der Abdominalmuskulatur.

Reizung der sechsten Thorakalis bewirkt, wie ich in Übereinstimmung mit Söderbergh feststellen konnte, nur Kontraktion der obersten Rektuspartie, wobei sich der Nabel gerade nach oben zieht, und zwar zieht sich sowohl das oberste wie das mittlere Segment des Rectus supraumbilicalis zusammen. Die isolierte Durchtrennung von D_6 hinterließ aber in einem Falle keinerlei nachweisbare Schwäche oder Störungen der elektrischen Erregbarkeit seitens des obersten oder mittleren Segmentes des Rectus supraumbilicalis, weil beide noch aus anderen Wurzeln genügend Bezüge erhalten (das oberste Segment aus D_5 u. D_7 bzw. D_8, das mittlere aus D_6 u. D_7 bzw. D_8). Totaltrennung des Markes in der Höhe des siebenten Dorsalsegmentes, wobei D_5 und D_6 intakt bleiben, läßt die beiden oberen Segmente des Rectus supraumbilicalis unversehrt, während alle anderen Bauchmuskelabschnitte gelähmt sind. Ebenso beobachtete ich bei Durchschneidung der siebenten bis zehnten vorderen und hinteren Dorsalis Integrität der beiden genannten Rektussegmente. Der Nabel bewegt sich bei der Bauchpresse stark nach oben, die beiden oberen Rektussegmente werden prall hart und die Bauchwand zieht sich in ihrem Bereiche kräftig ein, während sie sich in ihrer gesamten übrigen Ausdehnung ballonartig vorwölbt.

Reizung der siebenten Thorakalis bewirkt Kontraktion aller 3 Segmente des Rectus supraumbilicalis und geringfügige Kontraktion der obersten Portion des Obliquus abdominis externus. Der Nabel bewegt sich stark nach oben und etwas nach außen. Bei Totaltrennung des Markes in der Höhe von D_8, bei der also D_5, D_6 und D_7 intakt bleiben, ist der gesamte Rectus supraumbilicalis erhalten; er zieht sich bei der Bauchpresse hart zusammen, wobei sich der Nabel kräftig nach oben bewegt; die übrige Bauchmuskulatur bleibt ganz schlaff und wölbt sich ballonartig vor, nur die oberste Partie der seitlichen Bauchmuskeln zieht sich etwas, aber doch nur unvollkommen zusammen; beherrscht wird das Bild durch die vollkräftige Kontraktion des gesamten Rectus supraumbilicalis. Der Lähmungstypus D_8 ist von dem Bilde bei der Unterbrechung des Markes in der Höhe von D_7 durch Inspektion und Palpation der Bauchwand nicht immer leicht zu unterscheiden. Aber bei elektrischer Reizung der obersten Partien der seitlichen Bauchmuskeln ziehen sich dieselben deutlich zusammen, was beim Transversalsyndrom D_7 nicht der Fall ist. Bei einer isolierten einseitigen Durchtrennung von D_7 fand ich Lähmung und totale ER. des dritten Segmentes des Rectus supraumbilicalis; dasselbe gehört also gelegentlich zu den monosegmental innervierten Muskelabschnitten unseres Körpers.

Bei Reizung der achten Thorakalis sah ich einzelne Male schwache Kontraktion des Rectus supraumbilicalis, manchmal aber im Gegenteil schwache Kontraktion des infraumbilikalen Rektusabschnittes. Im Vordergrunde steht die kräftige Kontraktion der supraumbilikalen Partie der seitlichen Bauchmuskeln, insbesondere des Obliquus externus, so daß der Nabel stark nach oben außen verzogen wird; die unteren Partien des Obliquus externus sind nicht kontrahiert, die Bauchwand bleibt unterhalb des Nabels überall weich. Söderbergh beobachtete eine Verziehung des Nabels mehr nach der Seite als nach oben, was auf eine überwiegende Kontraktion des Transversus abdominis hinweisen dürfte. Bei Totaltrennung des Markes in der Höhe von D_9, wobei D_5,

D_6, D_7 und D_8 intakt bleiben, fand ich den gesamten Rectus supraumbilicalis und auch die supraumbilikalen Abschnitte der seitlichen Bauchmuskeln ganz intakt. Der Nabel zieht sich bei der Bauchpresse stark nach oben und die supraumbilikalen Abschnitte der seitlichen Bauchwand ziehen sich kräftig ein. Der Rectus infraumbilicalis und die infraumbilikalen Partien der seitlichen Bauchmuskeln sind ganz gelähmt. Das Lähmungsbild unterscheidet sich von dem des Transversalsyndroms D_8 vor allem durch die Integrität der gesamten oberen Partie der seitlichen Bauchmuskeln, welche beim Transversalsyndrom D_8 fast ganz gelähmt sind. Die Abdominalwand wölbt sich in ihrer gesamten intraumbilikalen Partie ballonartig vor, wobei die durch den Nabel verlaufende Horizontale eine scharf eingezogene Trennungslinie bildet.

Reizung der neunten Thorakalis ruft Kontraktion des Rektus unterhalb des Nabels und der oberen und mittleren, umbilikalen, Partie der seitlichen Bauchmuskeln hervor, wobei sich der Nabel quer nach außen verzieht. Die abwärtsziehende Wirkung der unteren Rektuspartie wird offenbar durch die nach oben außen gerichtete Wirkung des Obliquus externus und die rein seitwärts gerichtete Wirkung des Transversus überboten. Bei Totaltrennung des Markes in der Höhe von D_{10}, wobei D_5, D_6, D_7, D_8 und D_9 erhalten sind, ist der infraumbilikale Abschnitt des Rektus nicht gelähmt, allerdings auch nicht vollkräftig; besonders die obere Partie desselben zieht sich mangelhaft zusammen. Die seitlichen Bauchmuskeln kontrahieren sich vollkräftig in ihrer supraumbilikalen Partie und auch in ihrem mittleren umbilikalen Abschnitt. Der Nabel bewegt sich bei der Bauchpresse weniger als wie bei den vorangehenden Transversalsyndromen D_9 und D_8, nach oben. Die mittlere, dem Rektus entsprechende Partie der infraumbilikalen Bauchwand zieht sich in ihrem oberen Abschnitte ein, nach der Symphyse zu wölbt sie sich etwas vor. Die seitwärts vom Rectus infraumbilicalis gelegenen Abschnitte der seitlichen Bauchwand wölben sich sehr stark ballonartig vor. Annähernd das umgekehrte Verhalten der Lähmung fand ich in einem Falle von Durchschneidung der sechsten bis neunten Thorakalwurzel (hintere und vordere). In diesem Falle war der gesamte Rectus supraumbilicalis gelähmt, der infraumbilikale Abschnitt funktionierte trotz der Durchtrennung von D_9 gut, da offenbar die Integrität von D_{10} für seine Wirkung ausreichte. Der supraumbilikale Abschnitt der seitlichen Bauchmuskeln bis zur Nabelhöhe abwärts war völlig gelähmt. Bei der Bauchpresse zog sich die Bauchwand unterhalb des Nabels tief ein, oberhalb des Nabels wölbte sie sich ballonartig in toto vor. Die Grenzen bildete eine haarscharf durch den Nabel hindurchgehende Horizontale.

Reizung der zehnten Thorakalis bewirkt kräftige Kontraktion des Rektus unterhalb des Nabels bis zur Symphyse, außerdem Kontraktion der seitlichen Bauchmuskeln in Nabelhöhe und unterhalb des Nabels, der Nabel verzieht sich nicht nur stark nach außen, sondern auch etwas nach unten. Bei der Totaltrennung des Markes in der Höhe der elften Thorakalis, bei der also D_5, D_6, D_7, D_8, D_9 und D_{10} intakt sind, fand ich den gesamten Rectus supra- und infraumbilicalis intakt, ebenso die seitlichen Bauchmuskeln oberhalb des Nabels in Nabelhöhe und etwas unterhalb des Nabels. Gelähmt ist der untere Abschnitt der seitlichen Bauchmuskulatur. Das Bild ist ein sehr charakteristisches, indem sich bei der Bauchpresse die gesamte Bauchwand straff einzieht und nur jederseits vom Rectus infraumbilicalis, dessen lateraler Rand scharf eingezogen ist, die seitliche Bauchwand ballonartig vorwölbt. Das Gegenstück beobachten wir bei Durchschneidung der fünften oder sechsten bis zehnten Thorakalis. Hierbei fand ich den Rektus in toto gelähmt, ebenso die seitlichen Bauchmuskeln oberhalb des Nabels, in Nabelhöhe und etwas unterhalb des Nabels dagegen waren die unteren Abschnitte der seitlichen Bauchmuskeln erhalten, in ihrem Bereiche zog sich die Bauchwand bei der Bauchpresse straff ein.

Bei Reizung der elften Thorakalis habe ich niemals Rektuskontraktion beobachtet, was ich im Gegensatz zu Davidenkoff betonen möchte. Wohl aber tritt starke Kontraktion der Obliqui und des Transversus unterhalb des Nabels auf. Der Nabel wird stark nach unten außen verzogen. Dasselbe gilt für Reizung der zwölften Thorakalis und Reizung der ersten Lumbalis. Auch hierbei vermißte ich jegliche Kontraktion der unteren Rektuspartie, vielmehr fand ich nur deutliche bandartige Kontraktion des Obliquus internus und des Transversus oberhalb der Leistenbeuge und der Crista iliaca mit Verziehung des Nabels nach unten außen. Bei der Totaltrennung des Markes in der Höhe der zwölften Thorakalis, bei der D_5, D_6, D_7, D_8, D_9, D_{10}, D_{11} intakt sind, und nur noch D_{12} und L_1, soweit die Bauchmuskeln in Betracht kommen, ausfallen, beschränkt sich die Lähmung auf die untersten Partien der seitlichen Bauchmuskeln; bei der Bauchpresse wölbt sich oberhalb der Leistenbeuge ein direkt parallel gerichteter Wulst der Bauchwand vor. Denselben Wulst beobachtete ich auch bei Läsion der zwölften Thorakalis und ersten Lumbalis. Er tritt auch noch hervor bei der isolierten Durchtrennung von L_1, nur fand ich denselben dabei noch schmäler als bei der gleichzeitigen Durchtrennung von D_{12} und L_1.

Wir können also sagen, daß der Rektus von D_5 bis D_{10}, der Obliquus externus von D_7 bis L_1, der Transversus von D_7 bis L_1, der Obliquus internus von D_7 (eventuell D_9) bis L_1 innerviert wird.

Literatur.

Abbe: Boston med. a. surg. Journ. Oct. 1896.
Ballance: The Lancet. 8 July. 1911.
Borchardt: Gehirn- und Nervenschüsse. Bruns Beitr. z. klin. Chirurg. Bd. 100, S. 82 ff. 1916.
Borchardt und **Wjasmenski:** Der Nervus medianus. Bruns Beitr. z. klin. Chirurg. Bd. 107. 1917.
Chipault: L'état actuel de la chirurgie nerveuse. Paris 1902.
Foerster, O.: Neurolog. Zentralbl. 1913.
Foerster, O.: Handbuch der ärztlichen Erfahrungen im Weltkriege, herausgegeben von O. v. Schjerning. Bd. 4.
Foerster, O.: Dtsch. Zeitschr. f. Nervenheilk. Bd. 59. 1918.
Kraus und **Ingham:** Arch. of neurol. a. psychiatry. Vol. 4. Sept. 1920.
Marie, Meige et **Gosset:** Bull. de l'acad. de méd.. Par. 74 : 798. (Déc. 28. 1915.)
Oppenheim: Lehrbuch der Nervenkrankheiten.
Ranschburg: Heilerfolge der Nervennaht. Berlin: S. Karger 1918.
Rauber-Kopsch: Lehrbuch der Anatomie des Menschen. Abteil. V.
Selig: Dtsch. Zeitschr. f. Chirurg. Bd. 137.
Söderbergh: Zeitschr. f. d. ges. Neurol. u. Psychiatr., **Orig.** Bd. 81.
Spalteholz: Handatlas der Anatomie des Menschen. Bd. 3.
Toldt: Anatomischer Atlas. Lieferung VI.